宋代伤寒学术与文献考论

逯铭昕　著

U0272461

科学出版社

北京

内 容 简 介

　　本书从学术史与文献考证两个方面对宋代伤寒学的发展进行考述。全书分为上、下两编。上编讨论《伤寒论》在宋代的经典化过程，历史地还原与展现《伤寒论》传播与经典化的整个过程，考察促成这一过程的各种因素，意欲发掘具有士人身份的医者在其中扮演的角色，探究他们的士人身份怎样促进伤寒学术的发展，揭示士人习医与经典阅读对于中医发展的意义；下编研究宋代伤寒著述的版本及相关情况，考察了作者生平、刊刻源流、版本优劣，以及著述的内容体例、引书情况，继而在此基础上揭示宋代伤寒著述的意义价值。

　　本书可供中医医史文献研究及爱好者参阅。

图书在版编目（CIP）数据

宋代伤寒学术与文献考论/逯铭昕著. —北京：科学出版社，2016.12
　ISBN 978-7-03-051229-1

　Ⅰ.①宋…　Ⅱ.①逯…　Ⅲ.①伤寒（中医）-研究-中国-宋代
Ⅳ.①R254.1

　　中国版本图书馆 CIP 数据核字(2016)第 313591 号

责任编辑：王洪秀/责任校对：张凤琴
责任印制：徐晓晨/封面设计：铭轩堂

科 学 出 版 社 出版
北京东黄城根北街 16 号
邮政编码：100717
http://www.sciencep.com

北京建宏印刷有限公司 印刷
科学出版社发行　各地新华书店经销
*

2016 年 12 月第 一 版　开本：720×1000　1/16
2018 年 5 月第二次印刷　印张：20
字数：330 000
定价：78.00 元
（如有印装质量问题，我社负责调换）

本书由山东师范大学青年教师学术专著（人文社科类）出版基金资助出版

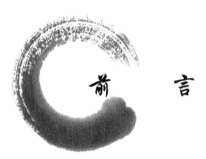

前　言

　　台湾医史研究学者李建民在他的几部著作中反复追问，企图现代化的中医为什么仍然依赖公元 3 世纪左右成书的《黄帝内经》（以下简称《内经》）、《伤寒论》等典籍（李建民，2005：2；2007：i；2008：15）。他特别关注古代医学"正典"（canon）的形成史。所谓正典，是一门学科的范例性文本（exemplary texts）。中医文献浩若烟海，但核心的必读典籍不过数种。这些核心典籍的"经典性"（canonicity）地位如何确立，在长期的历史中又如何被复制、阅读与重授，对经典医书的解读又是怎样促进了医学的发展，弄清这些问题，对理解中医理论的发展过程无疑有着重要意义。

　　《伤寒论》是汉末张仲景勤求古训、博采众方，并结合自身临床经验写成的一部治疗以伤寒为主的外感热病的著作，是学习中医的必读核心经典之一。在《内经》《难经》《神农本草经》《脉经》《针灸甲乙经》这些中医经典中，《伤寒论》是唯一一部在名称上不以"经"字作结的经典。与其他医学经典不同，《伤寒论》自其成书之后鲜有医者称引，诸家书目亦不见著录，一直"藏于书府，亦阙于雠校"（刘渡舟，1991：17），直到宋代才渐渐受到医者重视。民国著名医家谢观在《中国医学源流论》中说："自宋而后，论伤寒之书亦独多，成氏《明理论》而外，其著称者，有若庞安时之《伤寒总病论》，许叔微之《伤寒发微论》《百证歌》朱肱之《南阳活人书》，韩祗和之《伤寒微旨》，杨士瀛之《伤寒活人总论》，郭雍之《伤寒补亡论》，或阐其义，或补其方。"（谢观，2004：51）从

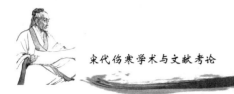
而形成了研究《伤寒论》的热潮。北宋末年，医家在引用《伤寒论》时渐渐开始以"经曰"代称其名，与此同时，张仲景也开始被尊称为"圣人"。政和五年（1115），《伤寒论》成为太医学方脉科学生的必修科目，从此它被正式纳入国家医学教育体制中，成为修习医学的必读经典之一。可以说，《伤寒论》是一部晚成的中医经典。而有宋一代，正是《伤寒论》经典化的重要时期。

宋代伤寒学突飞猛进式的发展得益于宋代独有的发展环境与物质条件。其中最为重要的是官方对医学的重视与印刷术的广泛使用。宋代官方对医学的发展非常重视，国家设立校正医书局整理古代医籍，开设惠民药局发售药品，改革与普及医学教育，加强医药人才的培养。所有这些，相比前代都有了较大的进步。（李经纬，1989：3-30；李成文等，2005：26-2）《伤寒论》的经典化完成于宋代，离不开官方对医学的重视。医书的大量刊刻是宋代医学发展的重要条件。随着印刷术的普及，官方主持整理、刊印了大量的医书，并通过多种途径推动医书广泛传播。民间的书坊也刊刻了许多医书，使得医书流通的途径更加多样。书籍的广泛刊印一方面使得越来越多的士人可以通过阅读医书进而学习医学知识，改变了之前师徒相传的医学传授方式；另一方面也使最新的医学研究成果能够迅速传播，推动了医者之间的对话与交流。这样一个文本开放的时代是《伤寒论》经典化的重要背景。

士人习医是宋代医学的一大特色，谢观在《中国医学源流论》中有一个重要的论断："自宋以后，医乃一变为士大夫之业。"（谢观，2004：101）这里所谓的士大夫，也有学者称之为士人或儒者，是指接受过儒学教育，具有一定知识素养的读书人[1]。在宋代医学的发展中，士人身份的医者发挥了重要作用。宋代多次诏令儒臣参与医籍的整理与校勘，儒臣以其自身的知识素养考订版本、校勘文字，为后世提供了可靠的经典医书文本，凸显了儒者长于文献搜辑考校的本色。事实上，士大夫在伤寒一科发展中所起的作用更为重要。宋代在伤寒学上有较深造诣的绝大多数都是士大夫，如高若讷、孙兆、宋迪、刘元宾、王实、朱肱、许叔微、李柽、钱闻礼、

---

① 有关士大夫与士人的详细界定参见高桥芳郎，2015：120-145。

程迥等。这些士大夫多数并无医学上的家学渊源，他们对于伤寒的理解全部来自文本的阅读，他们的士人身份使得宋代的伤寒研究一开始就与文本紧密相连。仲景之论"其言雅，恐浅识者未易晓"（许叔微《伤寒发微论》卷下）。面对一部久未传世的医书，他们如何理解陌生的理论，究竟什么是太阳证、阳明证？它们与《黄帝内经·素问》"热论"中的六经有什么关系？为什么相同的症状却用不同的方剂治疗，而同一个方剂又可以治疗看起来完全不相干的几个病症？士人身份的医者怎样运用自己的知识积累去解读文本，这是考察宋代伤寒学术不能忽视的问题。谢观在评述唐宋医学之异时说："唐以前之医家，所重者术而已，虽亦言理，理实非其所重也。宋以后之医家，乃以术为不可恃，而必推求其理，此自宋以后医家之长。"（谢观，2004：46）"理学"是产生于宋代的儒家学术体系，宋代士人往往长于对"理"的推求，这一风气又为伤寒理论带来了哪些不同于以往的研究思路？这些问题也值得注意。

从馆阁秘藏到广为流传，从疑惑不解到造诣精深，从位列方书到医林经典，文献流传、医学理论、历史变迁、士人身份交织在一起，共同构成了宋代伤寒学术发展的历史。本书聚焦于《伤寒论》的经典化这一论题，揭示宋代伤寒学术发生的背景，梳理伤寒理论的嬗变，讨论促成这一变化的各种因素，尝试以此为中心透视宋代伤寒学术。

与此密切相关的，是以士人为主要撰者的一系列伤寒著述。据初步的统计，宋代伤寒著述可考者共五十余种①，这些著述按存佚情况可分三类。第一类是全书皆存的，如庞安时的《伤寒总病论》、朱肱的《活人书》等，共计十四种。其中仅有一些著名医家的著作已经点校出版，其他大部分著作鲜有学者研究。这些医书有哪些重要的版本存世，它们之间的源流关系如何，这是我们首先要弄清的问题。第二类是存有部分佚文的，如韩祗和的《伤寒微旨论》、王实的《伤寒证治》等，共计八种。这些医书除韩祗和的《伤寒微旨论》有《四库全书》的辑本外皆无辑本，并且鲜有研究者涉及。这些医书在《永乐大典》《医方类聚》等类书中尚有引录，对这些有佚文存世的医书进行辑佚是全面研究宋代伤寒文献的题中应有之义。第

---

① 由于有同书异名的情况，具体书目当参看下编考论。

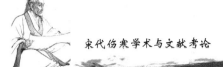

三类见于记载而已经亡佚的医书。对于此类著作，从作者生平交游与其他医书记载入手，可以从一个侧面揭示著作的相关情况。文献研究是理论研究与历史研究的基础，但从目前的研究状况来看，似嫌不足。本书运用传统版本目录学方法，尽量占有第一手资料，访求版本，比较异同，考察宋代伤寒著述的作者生平、成书时代、刊刻源流、版本优劣。在厘清各个版本之间承续关系的基础上，辨章学术，考镜源流，尝试从医籍版本中发掘理论与思想的变化。

有关宋代伤寒学术史与伤寒文献，现有的研究成果为本书的考察提供了方便。这些成果大致可分为三类，以下简要地对前人的研究做一回顾。

第一，目录版本类。

宋代伤寒著述的目录提要类著作以日本人丹波元简、丹波元胤父子的《医籍考》与冈西为人的《宋以前医籍考》最为详尽。《医籍考》成书于1831年，它仿照《经义考》之体例，根据各种相关文献收录中国历代医籍近3000种；其以纂辑书录序跋为主，所附考论文字深见丹波父子文献考订之功。《宋以前医籍考》较前书收罗更为详尽，每书的考订分为出典、考证、刊本、序跋四部分，间有按语对其中的问题进行细致考辨与阐发，体例严谨，资料丰富。其中"刊本"一部分汇录中日两国各家书目的著录情况，并简要考释版本源流，为我们的进一步研究提供了方便。郭蔼春主编的《中国分省医籍考》从地方志中钩稽史料，可补史志书目之遗，在医家书目中别有创获。严世芸主编的《中国医籍通考》仿《医籍考》的体例，汇辑诸家书录及主要版本，在著录数量上远超《医籍考》，惜考证不多，并且版本著录不甚全面。王瑞祥主编的《中国古医籍书目提要》抄录各家书目提要编为一书，每书条目下分出典、提要、主要版本三部分，其中版本部分主要依据《全国中医图书联合目录》，提要部分则补入《万卷精华楼藏书记》《中国医学大成总目提要》《续修四库全书总目提要》《四库提要辨证》等书目，较之前诸书收录更为全面。李茂如主编的《历代史志书目著录医籍汇考》汇辑历代史志书目所著录医书，并在每部书目前冠以著者生平及每书医籍著录之概况，具有较大参考价值。李茂如又有《医籍叙录集》，所录书目以内经、难经、伤寒、金匮为主，每书撮其旨要，附以按语，简录版本，然详于提要而略于考证。薛清录主编的《中国中医古籍总目》在《全

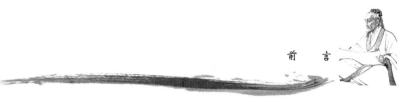

国中医图书联合目录》基础上修订而成，并附入台湾地区所藏中医书目，是查考医书版本的主要依据。钱超尘的《伤寒论文献通考》详细考证了《伤寒论》一书的各种版本，是目前研究《伤寒论》版本最为全面的著作。马继兴的《中医文献学》等中医文献类著作也提及了数种宋代伤寒著作的版本。此外，有关宋代伤寒文献的研究亦见于人民卫生出版社出版的"中医古籍整理丛书"中各医书的"校后记"，主要有庞安时的《伤寒总病论》、朱肱的《活人书》、许叔微的《许叔微伤寒论著三种》、郭雍的《伤寒补亡论》。其中对版本的考证还存在许多问题，需要进一步考察。其他从版本目录学角度研究宋代伤寒学著作的文章尚不多见。

第二，医学通史类。

目前医学史的研究有所谓内史研究与外史研究两种进路，内史研究以中医基础理论或医史文献专业的研究者为主，着眼于古代医家医学理论的概括与阐释。内史研究的成果以各种医学通史、中医各家学说与医家个人思想的研究为主。一部分医学通史的写作大致延续着医史先驱陈邦贤《中国医学史》的路数，以医事制度、医学流派、医家学说、医学著作、中外医学交流、历代疾病等为中心进行叙述，故有关伤寒学术的研究情况或按疾病分类法归入"传染病"类（范行准，1985），或按著述直接归入"研究《伤寒论》的著作"（孔健民，1988），或按人物归入"名医传略"（刘伯骥，1974）。叶发正的《伤寒学术史》一书作为第一部伤寒学术专史，对于宋代伤寒学术在理论、实践与方法上的成就，伤寒兴盛的因素及重要的伤寒学著作都做了纲要性的论述。其后的《中国医学史》（甄志亚，1991）、《宋代医学学术思想研究》（严世芸，1993）、《中国医学通史》（李经纬和林昭庚，2000）、《中医学思想史》（李经纬和张志斌，2006）等通史性著作，以及《伤寒学术发展史略》（万晓刚，2001）、《〈伤寒论〉方剂的文献研究》（窦迎春，2002）等博士论文在细节的论述上更加详细，基本没有突破叶发正的《伤寒学术史》的框架。此外，廖育群等所著的《中国科学技术史·医学卷》对宋代伤寒学术的发展也有一定的关注。

有关宋代医家个人伤寒学术的研究成果主要以中医各家学说这一学科的教材及相关论文为主。中医各家学说这一学科自创设以来，任应秋先后主编了四版教材，成为中医药院校的必修课程。第一版、第二版教材中有

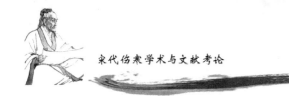
关宋代伤寒学术仅选取许叔微与朱肱二人的思想进行介绍，第三版教材则
将历代研究《伤寒论》的学者汇为"伤寒学派"（任应秋，1980），在宋
代有成无己、朱肱、庞安时、许叔微、郭雍五人。由于此书后又有"基础
理论各家学说"与"临床各科各家学说"二编，所以在"医学流派"这一
编中以引录原文为主，对于宋代伤寒医家观点的归纳较第二版教材简略。
第四版教材在框架上大致延续了第三版教材七个流派的分类（任应秋，
1984），并且在伤寒学派分节介绍的五人中，宋代有庞安时、朱肱、成无
己三人，对于每一位医家的具体介绍也更加详细。此外，研究宋代伤寒医
家及其著述的论文也较为丰富，这些论文对了解各个医家的伤寒思想皆有
帮助。

第三，医学与社会文化类。

从外史角度对宋代医学的研究以科技哲学或历史学背景的研究者为
主，他们更关注医学与政治权力、社会发展、文化心态之间的关系，尝试
以医学史的视角透视中国历史。其中较为突出的专著有陈元朋的《两宋的
"尚医士人"与"儒医"——兼论其在金元的流变》（1997年）、郭志松的
《中国医学在宋代的演进（960—1200）》（2009年），以及两篇博士论文，
即艾媞捷的《"医"风易俗——宋代对于南方的统治（960—1279）》（2003
年)与安春平的《文本开放时代的医学嬗变——宋代医学与社会研究》（2004
年）。陈元朋的《两宋的"尚医士人"与"儒医"——兼论其在金元的流
变》对宋代"尚医士人"大量出现并最终催生出"儒医"这一称谓的历史
进行考论，对这一现象产生的原因、士人对医学知识的掌握程度、儒医的
产生及其内涵的转变等问题做了详细的阐述，是近年来讨论儒医问题较为
全面的著作。郭志松的《中国医学在宋代的演进（960—1200）》分为上下
两编，上编探讨皇帝、士大夫与疫疾怎样影响了宋代医学制度、医学教育
及医学地位；下编以本草与伤寒为例，讨论宋代官方刊刻的医书如何将古
典医学理论与医疗实践相融合。他将北宋伤寒学术的发展过程描述为三个
阶段，首先是士大夫对伤寒文献的重视；之后越来越多的医者进入此领域，
伤寒理论渐渐与临床相结合；最后以成无己的《注解伤寒论》为标志，实
现了古典医学理论与伤寒的整合。尽管郭志松的有些结论仍有商榷的余地
（范家伟，2010：328-336；陈昊，2010：360-362），但他的研究为深入探

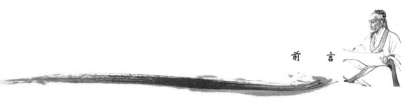

讨宋代伤寒学术的发展开拓了有益的思路。艾媞捷以宋代政府通过教以医药的方式来改变南方风俗的现象为中心，考察了国家政策、医学知识传播、疠瘴疫疾、医学理论之间的相互关系，启示我们重新思考医学与各种外部因素的关系。安春平的论文考察了一个图书广泛刊行与传播的"文本开放"时代对于医学发展的影响，分别从医学传承方式的改变、士大夫习医、张仲景地位的变迁、理论医学的形成四个方面进行论述，第四章"晚成的圣人——张仲景的命运"对于宋代伤寒学术的演进及张仲景地位变迁等问题进行了探讨，可惜稍失简略。此外，张哲嘉的会议论文《官方医学分科与医学发展：以北宋疾病分类与伤寒研究为线索》讨论了宋代伤寒学术兴盛却不见于官方医学分科的问题（张哲嘉，2000）。他认为诸家方论不一、经方适用性的地域差别是官方未设科的主要原因，然而也正因为官方的未能设科，避免了理论发展的僵化，反而成为促使其蓬勃发展的动力。他的这一研究为了解宋代伤寒学术提供了别样的视角。

这些丰硕的研究成果为了解宋代伤寒学著述及伤寒学术的发展奠定了基础，但从细节上来看，仍有进一步考察的余地。不同专业背景的研究者进入这一领域的着眼点不同，有所见自然有所蔽。内史的研究者在理解医家思想时习惯于从临床经验出发做出解读。中医各家学说、各种医学史的研究都集中在少数几位大家上，而对其他医家的研究相对较少，无法顾及那些散佚的医书与边缘的医家。对医家思想的研究上，更多的是对医家理论的静态呈现，而对他们各自医学理论的渊源、形成与传播关照较少。古人的理论被现代与应用的有色眼镜所过滤，这就无法反映宋代伤寒学术的全貌，无法认清医家在伤寒学术发展过程中的历史意义。另外，外史的研究者缺少专业的医学知识，不能深入医理的核心探讨问题，正如廖育群所说："由于研究'儒医'问题的大多数为社会学学者，因而他们往往只能注意到'儒医'均有良好的文化素养、道德风范等外在的特点，很难发现'儒医'对医学体系自身产生了怎样的影响。"（廖育群，2006：218）虽然一些学者已经开始关注外部因素对医学理论的影响，但对许多学理的讨论仍然不能深入。

在文献研究上，《宋以前医籍考》《中国中医古籍总目》等书对伤寒著作的版本有详细的著录，但其中存在着许多问题，比如误断版本年代，

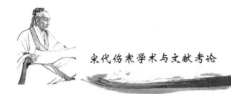

将递修本、重修本误作原刊本，同一部书命名各异、视为不同版本等。研究宋代伤寒文献版本的论著对资料的占有不够全面，一些重要著作如《伤寒明理论》的几个早期刊本仅见于目录而无人翻检核对，遑论刊刻源流的考察与版本优劣的辨析。部分研究版本源流的论文仅仅依据目录的著录与卷数的多寡便妄下论断，以流作源，前后颠倒。此外，尚有部分宋代伤寒文献的版本源流仍然不甚明确，需要进一步考察。

鉴于先行研究的这些所见与所蔽，本书力图在文献发掘的广度与理论探讨的深度上有所推进。本书对宋代伤寒学术与文献的研究，分为上、下两编。上编讨论《伤寒论》在宋代的经典化过程，历史地还原与展现《伤寒论》传播与经典化的整个过程，考察促成这一过程的各种因素，发掘具有士人身份的医者在其中扮演的角色，探究他们的士人身份怎样促进伤寒学术的发展，揭示士人习医与经典阅读对于中医发展的意义。下编研究宋代伤寒著述的版本及相关情况，考察作者生平、刊刻源流、版本优劣，以及著述的内容体例、引书情况，继而在此基础上追溯其学术渊源，揭示其意义价值。每一部分虽然各自独立，但在论述中尝试将文献、理论、历史三个维度相结合，力图在历史的脉络中揭示文献的流传与接受，从文献版本的不同中透视理论与思想的变化。

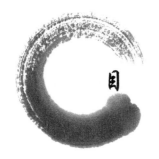

目　录

前言

上编　宋代伤寒学术考论

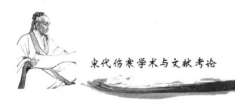

下编　宋代伤寒文献考论

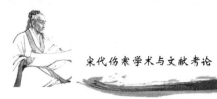

上　编

宋代伤寒学术考论

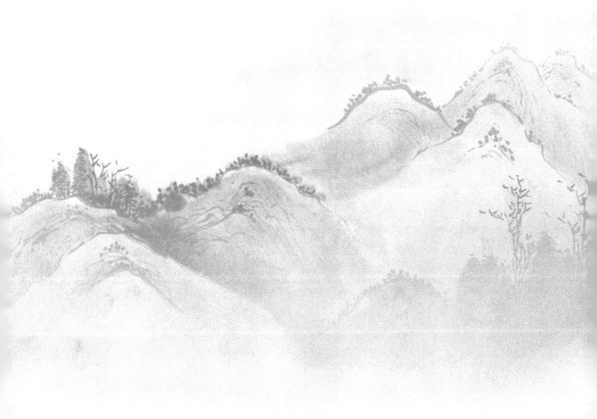

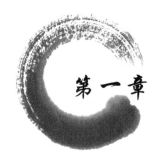

第一章　宋代医学文献的刊刻、传播及影响

与前代的医学发展环境相比，宋代政府对医学更加重视。官方派遣医生防治疾病，广泛征集医药文献、校正医学典籍，改革与普及医学教育，提高医学与医生的社会地位，所有这些都为医学的发展提供了良好的社会环境。印刷术的发明与应用则使得医书的流通更为便易与广泛，成为宋代医学得以迅速发展最重要的物质条件。医书的广泛流通渐渐改变着医学的传授方式，医家对于经典文本的重视相比临床经验逐渐占了上风。本章以伤寒文献为中心，考察医学典籍在宋代刊刻、传播与接受的过程，并发掘这一现象对医学传承方式与医学观念的影响，以期勾勒出宋代伤寒学术发展的重要背景。

一、医学文献的刊刻与传播

自太宗时编定《开宝本草》，到仁宗时设立校正医书局大规模校刻医书；自徽宗时编修《圣济总录》，到南宋时重修《经史证类备急本草》，宋代中央与地方政府、各级学校主持编订、校刻、刊印了大量医学典籍[①]。《黄帝内经·素问》（以下简称《素问》）、《灵枢》、《伤寒论》、《金

---

① 论及宋代中央政府刊印医书的专著主要有：魏隐儒，1988；张秀民，1988 和 1989；李致忠，1990；罗树宝，1993；宿白，1999；刘时觉，2005；李更，2006；李经纬和张志斌，2006。论及宋代中央政府刊印医书的文章主要有：李林，1997：148-152；梁峻，1999：25-27；汝企和，2006：141-144。

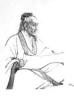
匮要略》、《备急千金要方》等医学书籍皆经由北宋时期的整理而形成
定本。

具体到《伤寒论》来说，《伤寒论》在宋代的校订与刊行，始于校正
医书局的设立。仁宗嘉祐二年（1057）八月庚戌，韩琦言："医书如《灵
枢》、《太素》、《甲乙经》、《广济》、《千金》、《外台秘要》之类，
本多讹舛。《神农本草》虽开宝中尝命官校定，然其编载尚有所遗，请择
知医书儒臣与太医参定颁行。"（李焘，《续资治通鉴长编》卷一百八十
六）随后诏置校正医书局于编修院，以直集贤院崇文院检讨掌禹锡、秘阁
校理林亿、张洞、馆阁校勘苏颂、太子中舍陈检并为校正医书官。《伤寒
论》是校正医书局成立后较早校订的医书。孙奇所作《伤寒论序》谓："《伤
寒论》一书，开宝中，节度使高继冲曾编录进上，其文理舛错，未尝考正。
历代虽藏之书府，亦阙于雠校，是使治病之流，举天下无或知者。国家诏
儒臣校正医书，臣奇续被其选。以为百病之急，无急于伤寒，今先校定张
仲景《伤寒论》十卷，总二十二篇，证外合三百九十七法，除复重，定有
一百一十二方。今请颁行。"据宋版《伤寒论》所附牒文，是书校订后于
治平二年（1065）二月四日进呈。除《补注本草》与《本草图经》外，《伤
寒论》是较早校订完成的医学典籍。

宋代医书的整理与刊刻过程学者研究已夥，医书校订完成之后的流通
与传播情况却鲜有学者讨论，而这一问题对于了解医学知识在社会中的传
播过程有着更为重要的意义。《伤寒论》等官刊医书在宋代的流通方式较
为多样，概括起来主要有以下几种。

（一）馆阁的典藏与借阅

馆阁的典藏与借阅是医书在上层知识分子间流通与传播的重要途
径。宋代文馆上承唐制，以昭文馆、集贤院、史馆为三馆，总称崇文院，
后又增设秘阁，通称馆阁。馆阁是宋代国家图书收藏与管理机构，主要
负责整理校勘图书与编修国史。元丰改制后，崇文院并入秘书省，但其
职能与性质未变。宋代医书的校理多与馆阁相关，同时，作为图书典藏
机构，馆阁必然会将这些经过整理颁行的医书纳入收藏。哲宗元祐元年
（1086）四月二日，"秘书省言：'三馆、秘阁内有系国子监印本书籍，

乞今后有阙卷蠹坏者，并令补印。及有新印书籍，亦牒本送逐馆收藏。'从之"（徐松，《宋会要辑稿》职官一八之六）。《崇文总目》是以北宋三馆与秘阁藏书为基础编定的一部国家图书目录。在今辑本《崇文总目》中，宋代官方主持编纂与整理的医籍多有著录，如《太平圣惠方》《神医普救方》《开宝重订神农本草》《新详定本草》《铜人俞穴针灸图经》等。成书于淳熙五年（1178）的南宋馆阁藏书目录《中兴馆阁书目》中亦著录有《圣济经》十卷、《本草图经》二十卷。《崇文总目》《中兴馆阁书目》均已散佚，今为辑本，《伤寒论》这样重要的官刊医书也应位列其中。

三馆秘阁皆有书库，太宗太平兴国三年（977）二月丙辰，诏"以东廊为昭文书库，南廊为集贤书库，西廊分经、史、子、集四部，为史馆书库，凡六库书籍正、副本仅八万卷"（《宋会要辑稿》职官一八之五〇）。端拱元年（988）五月辛酉，于史馆建秘阁，仍选三馆书万余卷以实其中（程俱，《麟台故事》卷二）。元祐二年（1087），诏令集贤院为专门的"外借书库"，其余三馆不得借出，并逐渐制定了相关借阅制度。据潘天祯的考察，利用馆阁藏书的读者大致有四种，即皇帝及近臣、馆阁官员、经皇帝特许在馆阁读书之人、各中央政府机关和高级官僚。（潘天祯，2002：3-22）三馆秘阁中收藏的医籍，为皇帝与朝臣提供了了解医学知识的途径。孙兆、胡勉、沈括、许叔微等在伤寒学术上有所建树的馆阁官员在很大程度上应该依托了馆阁丰富的藏书资源。

（二）分卖出售

分卖出售也是宋代官刻医书流通方式之一。叶德辉《书林清话》卷六谓："宋时国子监板，例许人纳纸墨钱自印。凡官刻书，亦有定价出售。"国子监刻书出卖自太宗始，"（雍熙）四年十月，诏国子监，应卖书价钱，依旧置帐，本监支用，三司不得管系"（《宋会要辑稿》职官二八之一）。《伤寒论》所附宋代国子监牒文谓："准朝旨，雕印小字《伤寒论》等医书出卖，契勘工钱，约用五千余贯，未委于是何官钱支给，应副使用。本监比欲依雕四子等体例，于书库卖书钱内借支。又缘所降朝旨，候雕造了日，令只收官纸工墨本价，即别不收息，虑日后难以拨还，欲乞朝廷特赐，

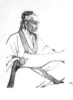

应副上件钱数支使，候指挥尚书省勘当，欲用本监见在卖书钱，候将来成书出卖，每部只收息一分，余依元降指挥。"监本图书一般"纸墨价高，民间难以买置"，其原因除了书籍本身"册数重大"，也因为监本图书的刊印费用略高。元祐三年（1088）刊刻《伤寒论》时诏谓"只收官纸工墨本价"，正是广欲流传之需。此后雕印小字《伤寒论》等几部医书，也是出于便于民间购买的考虑。

国子监所刊医书不仅在京城出售，也按州县之大小降付出卖。《脉经》所附绍圣三年（1096）牒文谓："伏睹本监先准朝旨开雕小字《圣惠方》等五部出卖，并每节镇各十部，余州各五部，本处出卖。今有《千金翼方》、《金匮要略》、《王氏脉经》、《补注本草》、《图经本草》等五件医书，日用而不可缺，欲乞开作小字，重行校对出卖，及降外州军施行，本部看详，欲依国子监申请事理施行，伏候指挥。"虽每州所得数目不多，但在一定程度上促进了包括《伤寒论》在内的官刻医书在民间的传播。

（三）颁赐州郡

颁赐州郡是宋代官方整理医籍流通的另一个较为重要的途径。宋代中央政府以医书颁赐诸郡，最早的记载似为太宗开宝八年（975）赐琼州方书。开宝八年十一月己巳朔，"琼州言俗无医，民疾病但求巫祝，诏以方书本草给之"（《续资治通鉴长编》卷十六）。针对琼州"俗无医"的情况而给之方书，这也是国家对远边地区的医疗政策之一。严惩巫医与教以医药是宋代中央政府清理淫祠与巫术的两种重要方式，自太宗开宝年间始，这两种方式贯穿了整个宋代，涉及两浙、江南、川陕、岭南等地区（安春平，2004）。在宋代向边远地区普及医学知识的过程中，颁赐医书起到了举足轻重的作用。

宋代颁赐诸郡的医书多为方书，其中最常见的是《太平圣惠方》。淳化三年（993）五月己亥《行圣惠方诏》云："《圣惠方》并目录共一百一卷，应诸道州府各赐一本，仍本州岛选医术优长、治疾有效者一人，给牒补充医博士，令专掌之。吏民愿传写者并听。先已有医博士即掌之，勿更收补。"（《宋大诏令集》卷二百十九）"医博士"为医职名，北魏时太医署中始置太医博士，唐代在地方设医学博士，负责辖区内的医疗卫生。北宋时上州（户满四万以上）置医博士一人，正九品下。中州（户满两万以上）、下州（户不满二万）置医博士一人，从九品下（《职官分纪》卷四十）。徽宗崇宁二年（1103）设立"医学"后，因医学学生亦称"医学博士"，政和六年（1116）诏改诸州医博士为职医（《宋会要辑稿》崇儒三之二五）。"医博士"的职责，除救治民疾外，还掌管州县的医药方书并据方书合药济民。《乾道令》云："诸州县医药方书，州职医、县医生掌之，置印历，听借人传录。"（程迥，《医经正本书》）既然"百病之急，无急于伤寒"（孙奇，《伤寒论序》），那么官方校正的《伤寒论》也应在诸州县博士掌管的医书名单中。

《伤寒论》等医学经典多由中央政府刊行，其他个人撰写的医书则多由地方政府、学校或坊间刻印。以伤寒类医书为例，《活人书》成书后不久就有京师、成都、湖南、福建、两浙，凡五处印行。政和八年（1118），朱肱重新校证后，又于杭州大隐坊镂板（朱肱，《重校正活人书自序》）。南宋时不仅建州、饶州民间各刊旧本，池州公库亦有刊校正本（程迥，《医经正本书》）。杨士瀛的《伤寒活人书括》刻于环溪书院（杨士瀛，《伤寒活人书括》卷末），李柽的《伤寒要旨》刻于姑熟郡斋（李柽，《伤寒要旨》卷末）。其他如王实的《伤寒治要》（叶梦得，《建康集》卷三《书〈伤寒治要〉后》）、王作肃的《增释南阳活人书》（楼钥，《攻媿集》卷五十三《增释南阳活人书序》）等也皆于坊间镂版刊行。

地方与民间刊刻的医书一般通过地方学校、私人借阅传抄、书坊印卖等方式流通传播（李瑞良，2000：288-293），其影响也不容忽视，据陈元朋的考察，"两宋民间的刻书与鬻书事业，可能在医学知识的流传上，扮演着较官方更为吃重的角色。虽然从目前的史料中，我们很难确知医书在当日的贩售价格，但民间刊行贩卖自不比官方，市场消费所形成的盈亏，当是书贾们所刻意计较的，所刊医书之'盛行于世'，才是他们所乐见的景况"（陈元朋，1997：75）。

宋代私人修撰目录中医书的著录情况也是医书在民间广泛流传的表现。在现存的宋代私修目录中，尤袤的《遂初堂书目》著录医书共54种，其中伤寒类九种。衢本《郡斋读书志》著录医书共49种，其中伤寒类6种。

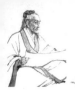

陈振孙的《直斋书录解题》著录医书共 89 种，其中伤寒类 8 种。由此可管窥医书传播的大致情况。

无论是官刻还是坊刻，无论通过怎样的途径获得，至少在北宋中晚期，医家与有志于医的士人已经能够看到大部分的医学经典及同时人的医学撰著。以《伤寒论》为例，宋代伤寒著述的作者无疑见过《伤寒论》的传本，其中较为明确地提及官刻本的如庞安时、许叔微与郭雍。庞安时在《上苏子瞻端明辨伤寒论书》提及"国家考正医书，无不详备"（庞安时，《伤寒总病论》卷六）。张耒在《庞安时墓志铭》中谈到庞安时所读书籍的来源："性喜读书，闻人有异书，购之若饥渴，书工日夜传录。君寒暑疾病未尝置卷，其藏书至万余卷。"以此可见，官刻《伤寒论》自然在庞安时的插架之中。许叔微在《伤寒九十论》中对林亿在校正《伤寒论》过程中出现的错误提出了批评——"国朝林亿校正，谓仲景此法必表里字差矣，是大不然"云云。郭雍在《伤寒补亡论》中提及"官本"共两次，卷五《太阳经证治下》："病发于阴，而反下之。"下有小注曰："官本及《脉经》'汗之'皆作'下之'。"《伤寒补亡论》卷十《不可下四十七条》："病发于阳而反下之，热入，因作结胸病。发于阴而反下之。"注曰："一作'汗之'，官本及《脉经》皆作'下之'。"此二条实为一条，此处"官本"引文与林亿校正本同。书中又有引用"校正者""校正曰"云云三处，与林亿校文大致相同，当亦据官刻《伤寒论》所出。

医籍的流通也使得人们有机会对同时代的医学著述有所了解并加以继承与发展。大观五年（1111），张蒇为朱肱的《活人书》作序时将之前的伤寒著作与朱肱的《活人书》相对比："昔枢密使高若讷作《伤寒纂类》，翰林学士沈括作《别次伤寒》，直秘阁胡勉作《伤寒类例》，殿中丞孙兆作《伤寒脉诀》，蕲水道人庞安常作《伤寒总病论》，虽互相发明，难于检阅，比之此书，天地辽落。"朱肱在自己的著作中也暗用庞安常之说，郭雍的《伤寒补亡论》卷二十谓："朱氏作《活人书》，亦多取蕲水庞安常之说。"许叔微在著作中除引用《内经》《难经》《备急千金要方》等医学经典外，对于本朝人的伤寒著述也非常关注，孙兆、刘元宾、宋迪、王实、朱肱等的著作皆被他纳入自己的伤寒理论中，甚至成书不久的成无己《注解伤寒论》也为其所征引并提出了不同意见[①]。一些现在已经散佚的医书正是由于许叔微的采录才得以保留。程迥在《医经正本书》中对本朝医家与士人的医学著述多有轩轾。郭雍的《伤寒补亡论》则是宋代伤寒学的集大成之作，对之前庞安时、朱肱、王实、常器之等的著作皆有征引与评论，以补充仲景论说的缺漏。宋代的伤寒研究者对于同朝医者著述的征引与议论，也反映了当时医籍流通的便易与广泛。

二、医学传授方式的改变与医家宗尚医经的风气

经由多种流通渠道，医学文献在上层士人与下层民众中间逐渐传播，这也促使医学传承的型态渐渐发生变化。据陈元朋的研究，"传统中国医学的知识传承形态，最初是统于'王官之一守'，而在脱离'王官'的束缚后，则是以'师徒''世业'与'豪势家藏'这三种型态来维系知识的传递。"（陈元朋，1997：55）但无论哪种方式，其传承都具有封闭性。到了宋代，随着医学教育的推行与医书的广泛传播，这一封闭性被打破。

仁宗庆历四年（1044），"诏国子监于翰林院选能讲说医书三五人为医师，于武成王庙讲说《素问》《难经》等文字，诏京城习学生徒听学"（《宋会要辑稿》职官二二之三五）。这是宋代医学教育的草创。庆历九年（1049），诏中书礼局修太医局式，太医局的基本章程得以确立。其后各项制度日益完善。崇宁二年（1103），徽宗别置太医学，教养上医，隶于国子监。此后太医学在徽宗年间经历了数次罢废，命运昙花一现。南宋时期国力屡弱，医学教育也呈现逐渐衰落之势，较北宋并无太大发展。但总体来说，宋代的医学教育培养了一批具备初步医学素养的医生，他们在一定程度上解决了宋代医疗资源短缺的问题，也为医学知识的传承拓展了新的途径。有关宋代的医学教育，已有较为详尽的研究（王振国，2006；华春

---

① 成无己的《注解伤寒论》成书于两宋之交，许叔微书中仅两见。《伤寒发微论》"论仲景缓迟沉三脉"谓："仲景云：'卫气和，名曰缓；荣气和，名曰迟；缓迟相搏名曰沉。'注云：'缓者四肢不收，迟者身体俱重，沉者腰中直，腹内急痛。'若然则三者皆病脉也，安得谓之和？注者乃以乃以《脉诀》中沉缓论之，不知仲景伤寒脉与杂病脉异。"此处所引即是成无己注文。又，《伤寒九十论》"葛根汤证第二十"谓："何谓几几？如短羽鸟之状，虽屈而强也。谢复古谓病人羸弱，须凭几而起。非是。与成氏解不同。"

勇，2006），故不复赘言。

除官方的医学教育之外，在宋代有相当一部分的士人通过阅读医书自学掌握医学知识，成为名医。阅读医书的重要性有时甚至超过了世业医者的传承，张耒在《庞安时墓志铭》中记述了庞安时学医的过程：

> 君讳安时，字安常，蕲州蕲水人。其在孕时，颇有异。及儿时读书，俊颖绝人，一经目辄终身不忘，乡党奇之。其父讳之庆，号高医，年老且病。君问医于父，父授以脉诀。君曰："是不足为也。"独取黄帝、扁鹊之脉书，治之未久，已能通其说，时出新意，辨诘不可屈。父大惊。君时未冠也。已而病聋，君曰："天使我隐于医欤。"乃益读《灵枢》、《太素》、《甲乙》诸秘书，凡经传百家之涉其道者，靡不贯通。时时为人治病有奇功，率十愈八九。

庞之庆欲传医道于子安时，但庞安时认为此法不足为，执意从阅读经典医书入手学习医学知识。这也从一个侧面透露出阅读医书与世业家传这两种医学授受方式在医书普及之后的消长变化。宋道方也是自学成医的例子，许翰《修职郎宋侯墓志铭》云：

> 宋侯讳道方，字义叔，世河东人。父曰可德，有隐操，好五行、三式、星历、丹经神奇奥衍之学，从方外士客游梁宋间，遂家襄陵。义叔年十五，念贫无以为养，则辍其所学诗书而学为医，取神农帝詧以来方术旧闻，昼夜伏而读之。二年，曰："可矣。"始出刀圭以治人病，往往愈，益自信。……义叔非有世业资籍，专用古法以治人，邅张仲景，尊孙思邈。初以年少后起，邑中老医俗学者皆意轻之窃笑，已而见其议论博综群书，药石条理皆有本原，据依不妄，稍复畏而忌之，久而靡然屈服以定，遂为医宗，名号闻四方。缙绅大夫道过邑者必求见之。（许翰，《襄陵集》卷十二）

宋道方并无家世或师徒的医学背景，他之前尚习儒术，后以生活穷困，故转而学医，通过阅读医书的方式，终成一代名医。再比如，精于伤寒的许叔微，他的医学渊源也是来自对医书的留意学习。他在《普济本事方自序》中说："予年十一，连遭家祸，父以时疫，母以气中，百日之间，并失怙恃。痛念里无良医，束手待尽。及长成人，留意方书，誓欲以救物为心。"

关于自学习医的问题，陈元朋通过对一百余部宋代士人医学著作的考察得出结论："大部分士人的医学知识源自于自学。"（陈元朋，1997：149）自学知医，成为宋代医学传承的一种新的方式①。

随着医书的广泛传播与医学教育的实行，宗尚医经渐渐成为越来越多士人与医家的共识，医家诊病与用方的依据更多来自医经而并非临床的经验。究其根源，正如陈元朋所说："当日士人思想脉络中的'尊经'倾向，应该是最主要的原因。"（陈元朋，1997：120）儒学逐渐成为当时士人言行思想的准则，而其余绪所及，也影响到士人对于医学的态度。其所宗尚的医经以校正医书局校订的数部医书为主，其中《素问》《难经》《千金方》最为重要。随着研究的深入，《伤寒论》也逐渐被纳入这一范围内。

在官方的确认之下，医经的合法性得以确立，地位也不断提升。在校正医书局校订的诸多医书的序言中，儒臣将医学经典的谱系上溯至远古的圣贤。林亿《重广补注黄帝内经素问》序云：

> 在昔黄帝之御极也，以理身绪余治天下，坐于明堂之上，临观八极，考建五学。以谓人之生也，负阴而抱阳，食味而被色，外有寒暑之相荡，内有喜怒之交侵，天昏札瘥，国家代有。将欲"敛时五福，以敷锡厥庶民"，乃与歧伯上穷天纪，下极地理，远取诸物，近取诸身，更相问难，垂法以福万世。于是雷公之伦，授业传之，而《内经》作矣。历代宝之，未有失坠。苍周之兴，秦和述六气之论，具明于左史，厥后越人得其一二，演而述《难经》，西汉仓公传其旧学，东汉仲景撰其遗论，晋皇甫谧刺而为《甲乙》，及隋杨上善纂而为《太素》，时则有全元起者，始为之训解，阙第七一通。迨唐宝应中，太仆王冰笃好之，得先师所藏之卷，大为次注，犹是三皇遗文，烂然可观。

该序文不仅将《内经》的源头追溯至黄帝，并且梳理了《内经》一系文本的流传继承过程，这也为《伤寒论》的"经典化"做了铺垫。在宋代校正医书局官员所作《伤寒论》的序文中也突出强调了这一点。

---

① 然而新的途径出现并不意味着之前的传承型态在宋代已经消弭无踪，它们仍旧扮演着一定分量的角色。有关既有传承型态在宋代仍存的个案极多，详见陈元朋，1997：78。

夫《伤寒论》，盖祖述大圣人之意，诸家莫其伦拟。故晋皇甫谧序《甲乙针经》云：伊尹以元圣之才，撰用《神农本草》以为汤液，汉张仲景论广《汤液》为十数卷，用之多验。近世太医令王叔和撰次仲景遗论甚精，皆可施用。是仲景本伊尹之法，伊尹本神农之经，得不谓祖述大圣人之意乎。

儒臣的论述将张仲景归入从神农至伊尹的圣贤序列中，确立了《伤寒论》传承圣贤之道的合法性。此外，宋臣所撰《备急千金要方》序也在追续着圣人的谱系，其云：

> 昔神农遍尝百药，以辨五苦六辛之味，逮伊尹而汤液之剂备；黄帝欲创九针，以治三阴三阳之疾，得岐伯而砭艾之法精。虽大圣人有意于拯民之瘼，必待贤明博通之臣，或为之先，或为之后，然后圣人之所为，得行于永久也。医家之务，经是二圣二贤而能事毕矣。后之留意于方术者，苟知药而不知灸，未足以尽治疗之体；知灸而不知针，未足以极表里之变，如能兼是圣贤之蕴者，其名医之良乎！

这些经典医书的谱系与意义经由官方的阐释更加明朗，这无疑凸显了经典的作用，也推动了经典医书进入当下的医学实践。

在医学经典合法性得以确认的同时，官方对士人在医学领域的合法性也有所论说。林亿在《重广补注黄帝内经素问》序中梳理了自黄帝以来《内经》的传承后说道：

> 惜乎唐令列之医学，付之执技之流，而荐绅先生罕言之。去圣已远，其术晻昧，是以文注纷错，义理混淆。殊不知三坟之余，帝王之高致，圣贤之能事。唐尧之授四时，虞舜之齐七政，神禹修六府以兴帝功，文王推六子以叙卦气，伊尹调五味以致君，箕子陈五行以佐世，其致一也。奈何以至精至微之道，传之以至下至浅之人。其不废绝，为已幸矣。

林亿将《内经》之道看作"帝王之高致，圣贤之能事""至精至微之道"，认为不应使《内经》之道"传之以至下至浅之人"，而要由"荐绅先生"

承传接续，并且，其中的"文注纷错，义理混淆"，"至浅之人"也没有能力去进行校正勘误。林亿在《针灸甲乙经》序中又说："臣闻通天地人曰儒，通天地不通人曰技，斯医者虽曰方技，其实儒者之事乎。班固序《艺文志》称儒者助人君，顺阴阳，明教化，此亦通天地人之理也。又云：方技者，论病以及国，原诊以知政。非能通三才之奥，安能及国之政哉。"在这里，他认为，作为职业的"医"与"儒"在本质上是相通的，皆能"通天地人之理"，故"医者虽曰方技，其实儒者之事"。相比之前将医书付之执技之流的作法，这一论述大大提高了医学的品格，为士人进入医学领域做了铺垫。

对于缺少临床经验的士人来说，依托经典医书展开他们的医学活动一方面是一种不得已之策，另一方面这也是他们与家传或师传医家的重要区别特征。在宋代，大部分士人对通过阅读经典文本进入医学领域这一途径较为认可。苏轼（1037—1101）在《书楞伽经后》以医为喻批评了当时学禅不读经典的风气，他认为知经学古才是习得医学的正途："譬如俚俗医师，不由经论，直授方药，以之疗病，非不或中，至于遇病辄应，悬断死生，则与知经学古者不可同日语矣。世人徒见其有一至之功，或捷于古人，因谓《难经》不学而可，岂不误哉。"《曾公遗录》卷七中记载了曾布（1036—1107）由皇帝的疾病服药未效而发出的一番议论："（元符二年五月庚申）前一日，上宣谕以久嗽及肠秘，密服药，多未效。是日，余因言：'嗽虽小疾，然不可久，亦须速治。大肠与肺为表里，肠秘亦是一脏病。大抵医书无如《难经》《素问》，其次方论，则莫如《千金方》，此真人孙思邈所撰集，非后世俗医所能过。如只治肺，则自有方三、二十道，各列病证，云证如此，则主某药，名医用之，无不效者。然国医多不知学术，但世传所习，一无根本，既不能用古方书，又或妄有增损，尤为非便。'"在曾布看来，"世传所习"的所谓国医远不及通经汲古的医者学有根本。号称"小东坡"的诗人唐庚（1070—1120）在给友人的信中写道："读医书而不能为医者有之矣，未有不读医书而能为医者。世人徒见尝读医书而不能为医，便以医书为不足学，而一切从其臆决，此其杀人常毒于挺刃矣。"（唐庚，《眉山唐先生文集》卷二十四《答陈圣从书》）南宋的史崧在《灵枢经序》中也有类似的说法："夫医者在读医书耳，读而不能为医者有矣，未有不读而能为医者也。不读医书，又非世业，杀人尤毒于挺刃，是故古人有言：为人子而不读医书，犹为不孝也。"他们都批评了当时医者只知用俗方看症下药、不能通经学古的现象，强调了学习医学经典的重要性。

在士人的论说中，学习医学经典的重要性常常与儒家经典相比附。南北宋之交的石才孺为《幼幼新书》撰写的"后序"中写道："经籍，吾道之筌蹄；方论，医道之筌蹄。然则然矣，使经籍不存，学者无所折衷，安知夫道之渊源；使方论不著，医者无所夷考，安知夫医之精粗。"约生活于孝宗间的程迥在《医经正本书序》中也说："古今方士言医道者多矣，宜折衷于《素问》、《难经》、《甲乙》、张仲景、王叔和等书，如言治道者，有五经、语、孟皆可据依，不当别有异论。盖有采之道听途说而不本乎此，是谓无稽之言，人命至重，奈何弗谨？"稍后的陈言（1121—1190）对此阐发得更为详尽：

> 国家以文武医入官，盖为养民设，未有不自学古而得之者。学古之道，虽别而同。为儒必读五经、二十一史、诸子百家，方称学者。医者之经，《素问》、《灵枢》是也。史书则诸家《本草》是也。诸子则《难经》、《甲乙》、《太素》、《中藏》是也。百家，鬼遗龙树、金镞刺要、铜人明堂、《幼幼新书》、《产科宝庆》等是也。儒者不读五经，何以明道德性命、仁义礼乐；医不读《灵》《素》，何以知阴阳运变、德化政令。儒不读诸史，何以知人才贤否、得失兴亡；医不读《本草》，何以知名物性味、养生延年。儒不读诸子，何以知崇政卫教、学识醇疵；医不读《难》《素》，何以知神圣巧工、妙理奥义。儒不读百家，何以知律历制度、休咎吉凶；医不读杂科，何以知脉穴骨空、奇病异证。然虽如是，犹未为博，况经史之外，又有文海类集，如汉之班、马，唐之韩、柳，及宋朝人物最盛，难以概举。（陈言，《三因极一病证方论》）

这一说法脱胎于孙思邈的《大医习业》：

> 凡欲为大医，必须谙《素问》、《甲乙》、《黄帝针经》、《明堂流注》、十二经脉、三部九候、五脏六腑、表里孔穴、本草

药对、张仲景、王叔和、阮河南、范东阳、张苗、靳邵等诸部经方，又须妙解阴阳禄命，诸家相法，及灼龟五兆，周易六壬，并须精熟，如此乃得为大医。若不尔者，如无目夜游，动至颠殒。次须熟读此方，寻思妙理，留意钻研，始可与言于医道者矣。又须涉猎群书，何者？若不读五经，不知有仁义之道；不读三史，不知有古今之事；不读诸子，睹事则不能默而识之；不读内经，则不知有慈悲喜舍之德；不读庄老，不能任真体运，则吉凶拘忌，触涂而生。至于五行休旺，七耀天文，并须探赜。若能具而学之，则于医道无所滞碍，而尽善尽美者矣。（孙思邈，《备急千金要方》卷一）

二者相比较，孙思邈仅有经方与群书之分，他强调在阅读医书之外，还要博览群籍；陈言则有了经典的意识，他将医书与儒家四部经典相比附，实际上为医书建立起一个等级秩序，循类相从，分别部居，以此强调医学经典的重要作用。此外，他将集部的典籍也纳入医家的阅读范围内，更加凸显了士人的身份特征。

崇古宗经在自学习医的儒者中成为一种自觉的风尚。这以郭雍最为典型。郭雍之父师事程颐，雍传其父业，长于《易》学，故其崇古思想更加浓厚，议论皆以医经为尚。他在《伤寒补亡论》自序中说："虽学识疏略，无高人之见，而一言一事，上必有所本，中必得于心，而后敢笔之于书。"郭雍探研医理，必"考之众经"（《伤寒补亡论》卷一《伤寒名例十问》）；列方论治，则"既非古药，不敢以为然，必不得已而用"（《伤寒补亡论》卷十《可下四十八条》）。倘若古书不载，则疑其亡逸，如《伤寒补亡论》卷十四《发斑十三条》："问曰：仲景不言斑者，何也？庞氏曰：古方虽有治方，而法不详备，疑当时热毒未甚，鲜有死者。雍曰：非也，其论亡逸也。如阴阳二毒，本论皆无，考之《千金》，则知尝有，而今亡矣，亦犹是也。"又如，《伤寒补亡论》卷二十《小儿疮疹十八条》谓："伤寒以仲景论故存得详备，时行瘟疫以无仲景治法，故后世之说不得同。仲景《金匮玉函》之书，千百不存一二，安知时行疫疾不亡逸于其间乎？"古书之义不明，盖因后人不能达于古人之智，《伤寒补亡论》卷十五《百合病十四条》："论曰：仲景以药之百合治百合病者，与《神农经》主治不相

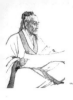

当，自古莫能晓其义。是以孙真人言，伤寒杂病，自古有之，前古明贤，多所防御，至于仲景，时有神功，寻思旨趣，莫测其致，所以医人，不能钻仰。此亦未能钻仰之一也。古人以孙真人之智犹如此，况乎后之来者？"因此，虽不明古医之义，亦必敬而录之，以不敢废上古之法，《伤寒补亡论》卷十二《病可刺二十九条》："雍曰：五十九刺，出于二经，见于仲景、叔和二书，然未闻有善用之者，古人第存之，而不敢废上古之法。后有《灵枢》十一症，亦多不能解者，亦不能废法耳。"其崇古宗经的观念于此可见一斑。

对古代医学经典掌握的程度渐渐成为衡量医家医术高低的一个标准。宋道方尝自学习医，起初受到老医俗学的嘲笑，但其后众人见其"议论博综群书，药石条理皆有本原，据依不妄，稍复畏而忌之，久而靡然屈服以定"（许翰，《襄陵集》卷十二《修职郎宋侯墓志铭》）。"皆有本原""据依不妄"的来源与根据就是通过"博综群书"而获得的医学知识。其他医家由畏惧到屈服的过程也反映出经典背后隐含的力量。有关宋道方的"博综群书""据依不妄"还有一个事件。朱肱在完成《活人书》的写作之后，"尝过洪州，闻名医宋道方在焉，因携以就见。宋留肱款语，坐中指驳数十条，皆有考据，肱惘然自失，即日解舟去"（方勺，《泊宅编》卷七）。"皆有考据"暗示着宋道方对医经与古书的熟练掌握，是否学有所本成为判断医者医学素养的新标准。大约生活在南宋孝宗时的李駉著有《黄帝八十一难经纂图句解》。他业儒未效，故转而研习医书。他在《黄帝八十一难经纂图句解》的序言中对不读医书而妄为医人的现象提出了批评，"年来妄一男子，耳不听《难》《素》之语，口不论《难》《素》之文，滥称医人，妄用药饵。误之于尺寸之脉，何啻乎尺寸之兵，差之于轻重之际，有甚于轻重之刑"。在李駉看来，倘若不读医学经典，甚至连医生的身份也会受到质疑。

在宋人的医著与传记中，我们还常常能看到有关医家辩难的记载。在医家间的这些辩难中，医学经典的重要性显露无遗。王作肃是自学习医的士人，他在完成对《活人书》的注释后请楼钥作序，楼钥谓："余好医而不能学，与之论辨，皆有据依。"（楼钥，《攻媿集》卷五十三《增释南阳活人书序》）王作肃的"据依"即是"前辈诸书凡数十家"（楼钥，《攻媿集》卷五十三《增释南阳活人书序》）。许叔微的两则医案记述了医家间辩难的详情。

> 里巷一妇人，妊娠得伤寒。自腰以下肿满，医者或谓之阻，或谓之脚气，或谓之水分。予曰：此证受胎脉也，病名曰心实，当利小便。医者曰：利小便是作水分治，莫用木通、葶苈、桑皮否？曰：当刺劳宫、关元穴。医大骇曰：此出何家书？予曰：仲景《玉函经》曰：妇人伤寒，妊娠及七月，腹满，腰以下如水溢之状，七月太阴当养不养，此心气实，当刺劳宫及关元，以利小便则愈。予教令刺穴，遂瘥。（许叔微，《许叔微伤寒论著三种》。《伤寒九十论》）

> 有人伤寒，得汗数日，忽身热自汗，脉弦数，宛然复作。断之曰：劳心所致也。神之所舍，未复其初，而又劳伤其神，营卫失度，当补其子，益其脾，解其劳，庶几便愈。医者在座难之曰：虚则补其母，今补其子，出在何经也？予曰：出《千金方》论，子不知虚劳之证乎？《难经》曰：虚则补其母，实则泻其子。此虚则当补其母也。《千金方》心劳甚者，补脾气以益其心，脾旺则感于心矣。此劳则补其子也。盖母，生我者也；子，继我助我者也。方治其虚则补其生我者，与《锦囊》所谓：本骸得气，遗体受荫同义。方治其劳，则补其助我者，与《荀子》未有子富而父贫同义。故二者补法各自有理，医唯唯而退。（许叔微，《伤寒九十论》）

赵彦卫的《云麓漫抄》卷二也记载了类似的事例：

> 平江有张省干者，病伤寒眼赤、舌缩有膏、唇口生疮、气喘、失音，脏腑利已数日，势甚危。此证伤寒家不载，诸医皆欲先止脏腑。忽秀州医僧宝鉴大师者过，投以茵陈五苓散、白虎汤而愈。诸医问出何书。僧曰：仲景云：五脏实者死。今赖大肠通，若更止之，死可立而待也。五苓以导其小肠，白虎以散其邪气也。诸人始服。

其他医者"出何家书""出在何经""问出何书"的问难正表明，医学经典在医家的诊断与治疗中发挥着越来越重要的指导作用，来自医学经典的支持无疑是他们最有效的论据。

　　印刷术兴起之后，医学文献的大量刊刻与广泛传播为宋代医学提供了不同于以往的发展条件。自从校正医书局校订的医书开始流通，"天下皆知学古方书"（陈振孙，《直斋书录解题》卷十三）。医书的流行改变着医学知识的传承方式，也改变着人们对于医学经典的看法。相比世代家传的秘方与耆宿老医的经验，对于医学经典的掌握程度渐渐成为评判医家医学水平的新标准。对医学经典的尊崇、解读与应用也改变着医学的面貌，推动了宋代医学理论的发展。

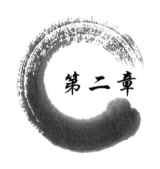

第二章　《伤寒论》的"经典化"

对《伤寒论》的日渐重视是宋代医学发展中一个极为重要的变化。完成于东汉的《伤寒杂病论》，宋代之前鲜有医家论及。唐人王焘所编的《外台秘要》卷一《诸论伤寒八家》中并未提到张仲景，只是在后面摘录治疗方剂时才引用到"张仲景《伤寒论》"。孙思邈《千金翼方》将其列入"方书"，也并无特殊尊崇地位（廖育群，2010：30-31）。直至宋代，《伤寒论》一书才逐渐受到重视。自嘉祐年间校正医书局校订刊行后，仲景方的应用越来越广泛，其地位也不断上升，出现了许多以研究《伤寒论》为主的医学著作。政和五年（1115），《伤寒论》成为太医学方脉科学生的必修科目，标志着官方教育系统对《伤寒论》地位的确认。从此，《伤寒论》由一部普通的方书成为后世尊奉的医学经典。朱肱以《伤寒论》为蓝本撰写的《活人书》在北宋末年及整个南宋传播广泛，使《伤寒论》的影响更为深远。本章将以这一"经典化"过程为中心，考察宋代医者与士人的伤寒学术思想，探究影响《伤寒论》经典化的主要因素，以期对宋代伤寒学的发展能有比较具体而清晰的了解。

一、高若讷的影响与仲景法的传播

北宋较早留意《伤寒论》一书的是高若讷。高若讷（997—1055），字敏之，榆次人，后徙家卫州。天圣二年（1024）进士，补彰德军节度推官，改秘书省著作佐郎，再迁太常博士、知商河县。改左司谏、同管勾国子监，迁起居舍人、知谏院。范仲淹坐言事夺职，余靖、尹洙论救，均贬斥。欧

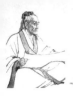

阳修移书责斥若讷，若讷忿，以其书奏上。欧阳修以此被贬为夷陵令。官至参知政事，为枢密史。又因前驺殴路人辄至死被御史奏弹。皇祐五年（1053），罢为观文殿学士兼翰林侍读学士、尚书左丞、同群牧制置使、判尚书都省。卒赠右仆射，谥文庄（宋祁，《景文集》卷六十《高观文墓志铭》）。

关于高若讷的医学授受，叶梦得谓"其所从得者不可知"（叶梦得，《避暑录话》卷上），郭秀梅则注意到高若讷与文彦博年轻时同在颖昌史炤门下学习之事。文彦博著有《药准》，也有一定医学造诣，"以此推测，高若讷和文彦博的医学情结，很可能与史炤的耳提面命有关"（郭秀梅等，2003：34-38）。由于史炤的医学传习情况今已不可考，这一推测尚需新的史料的支持，但现存的材料表明，对医书的喜读善悟与临证应用是他医学知识的主要来源。文彦博在《观文殿学士尚书左丞谥文庄高公神道碑》中写道："初，公寓汲时，秦国有疾，公左右奉养，药剂必亲，遂精意于医书。且曰：'是术也，前世名儒巨公能者多矣，况人子奉亲，可不知耶？'因研究得其妙。以是秦国终享寿康。"（文彦博，《文潞公文集》卷十二）宋祁在《高观文墓志铭》中说："公善观书，反复研讨，必得其意乃置，不诞谩莽卤贮之胸中。"（宋祁，《景文集》卷六十）《宋史》本传云："因母病，遂兼通医书，虽国医皆屈伏。"由此可见，高若讷的医学渊源非别有传授，而是来自他的熟读善悟。

高若讷喜藏医书，王肯堂《证治准绳》卷三十九引《内经素问》之语下有小注谓："高文庄本作：脉从巅入，络肾还出，别下项夹脊抵腰中"云云，这里的"高文庄本"当是高若讷家所藏《素问》的另一版本。《宋史》本传谓："张仲景《伤寒论诀》、孙思邈方书及《外台秘要》，久不传，悉考校讹谬行之，世始知有是书。"《宋史·艺文志》著录其《素问误文阙义》一卷。高若讷有关校正古代医籍的著作，当据其家藏医书而撰。

高若讷的伤寒学著作今仅有《伤寒类要》一书的部分佚文保存在韩祗和的《伤寒微旨论》、唐慎微的《经史证类备急本草》及《永乐大典》中。从现存的佚文来看，是书并不以讨论《伤寒论》为主，更像是以伤寒为名对之前的医学著作特别是《千金方》与《外台秘要》中方剂的重新分类纂辑（详见下编《伤寒类要》考证）。关于高若讷临证治病的疗效，传为曾巩所作的《隆平集》评价道："拘古方书，以升量汤剂多过而用性温平药，治疾少效。"（曾巩，《隆平集》卷十一）《伤寒类要》流传也不甚广泛，郭雍在南宋淳熙八年（1181）撰写《伤寒补亡论序》时已经难以见到此书。

高若讷能医且身居高位，其影响自然不可小视。事实上，高若讷对宋代医学发展的意义并不在于他治病的效与不效，而在于对散失医籍的重新发掘整理与对仲景伤寒学术的广泛传播。根据叶梦得的记载，北宋的伤寒学术受到高若讷的影响较大。叶梦得《避暑录话》卷上云：

> 本朝公卿能医者高文庄一人而已，尤长于伤寒。其所从得者不可知矣。而孙兆、杜壬之徒始闻其绪余，犹足名一世。文庄，郓州人，至今郓多医，尤工伤寒，皆本高氏。余崇宁、大观间在京师见董汲、刘寅辈，皆精晓张仲景方术，试之数验，非江淮以来俗工可比也。

高若讷本是并州榆次人，后徙家卫州。孙兆之父孙用和"本卫人，以避事客河阳，善用张仲景法治伤寒，名闻天下，二子奇、兆皆登进士第，为朝官，亦善医"（邵伯温，《邵氏闻见录》卷二）。卫州，今河南卫辉。至道三年（997）定天下为十五路，卫州属河北路。熙宁六年（1073）分置河北东、西二路，卫州划归河北西路。郓州，属京东西路，今山东郓城。孙兆在仁宗嘉祐年间曾任郓州观察推官（李焘，《续资治通鉴长编》卷一百九十八），杜壬、董汲、刘寅皆郓州人。卫州、郓州皆名医辈出，这与高若讷的影响密不可分。以下尝试略作钩稽。

高若讷的影响首先集中于他的家乡卫州。邵伯温的《邵氏闻见录》卷十七记载："康节先公曰：昔居卫之共城，有赵及谏议者，自三司副使以疾乞知卫州，以卫多名医故也。"赵及乞知卫州事在庆历六年（1046）（《宋会要辑稿》选举二二之七），彼时卫州已经以名医众多著称。卫州名医中最为著名的是孙用和父子三人，陈振孙称其父子"自昭陵时迄于熙丰，无能出其右者"（陈振孙，《直斋书录解题》卷十三）。

除孙奇、孙兆外，参与校正医书局工作的主要人员大多与高若讷有着密切的关系。高若讷次女适林亿，至和二年（1055），也就是高若讷去世的前两年，学士院试职方员外郎林亿赋诗三下，诏充秘阁校理。"亿，枢密使高若讷婿，以罢政府恩陈乞。"（《宋会要辑稿》选举三一之三四）

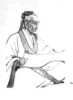

两年后，高若讷的次子高保衡以光禄寺丞与林亿一同进入校正医书局校订医籍。二人共同参与校正的医书有《神农本草》《伤寒论》《备急千金要方》《千金翼方》《金匮玉函经》《金匮要略方论》《素问》《脉经》《黄帝针灸甲乙经》。高保衡后除太子右赞善大夫、国子博士，林亿升任直秘阁。

作为卫州的习医士人，胡俛的兼综医学也可能受高若讷影响。胡俛（？—1074），字公瑾，卫州人，幼俊伟，于文字类不学而能。及长，博学无不窥，贯穿诸经，尤长左氏春秋，至百家杂说，流观强记，摘文指事，如取怀中物，兼综道释、天文、地理、音律、历算、医卜之书。皇祐四年（1052），时为参知政事的高若讷荐试馆阁学士，胡俛顺利通过，充任集贤校理。据记载，他医学方面的著述有《医经纂义》一书（晁补之，《鸡肋集》卷六十六《尚书司封员外郎胡公墓志铭》）。高若讷的同乡晚辈胡俛在仕途之外能够兼综医学，与卫州名医辈出的现象不无关系。

卫州之外，以郓州为中心的地区也受到高若讷的影响。郭雍《伤寒补亡论》卷十七谓：“东平（属郓州）昔多名医。”郓州的名医比如叶梦得提到的杜壬。杜壬又作杜任，以医术知名于京东。他得到郓州知州邵亢的推荐，召赴阙，试于御药院，诸医称其能。熙宁六年（1073）除翰林医学（《宋会要辑稿》职官三六之九九），曾经为王安石治疗背疮余毒及风气冒闷、言语蹇涩之病。王安石评价道：“赖杜壬诊疗，寻皆痊愈。”（王安石，《临川先生文集》卷四十三《谢宣医札子》）元丰八年（1085）三月七日，以神宗大行夺官罚金（《宋会要辑稿》职官三六之一〇〇）。杜壬著有《医准》一卷，“记其平生治人用药之验”（叶梦得，《避暑录话》卷上）。今《证类本草》《名医类案》《续名医类案》等书中保存了杜壬的医案及方药数则。刘斧的《青琐高议》记载了杜壬除官之前的医事一则，可见其医术之高明：

> 余常闻里人王奉职（宗简）云：“仁庙时仕于汶阳，时有郡人孟仕生者温厚，惟一子方数岁，得疾。他医数人治之无效。召杜任治之，数日而良已，踰月而平复。孟亦知医，询公曰：‘君以何药主之？’公曰何药也。孟惊曰：‘公所言皆剂之至温者也，他人不取，君独用之，而能起疾，其义可闻乎？’公曰：‘君富家也，众医皆用犀珠金箔主之，其性至凉，凉则寒其胃，由是多

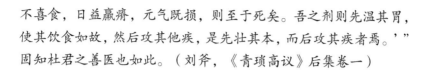

不喜食，日益羸瘠，元气既损，则至于死矣。吾之剂则先温其胃，使其饮食如故，然后攻其他疾，是先壮其本，而后攻其疾者焉。'"固知杜君之善医也如此。（刘斧，《青琐高议》后集卷一）

杜壬与孙兆曾共同诊治仁宗所宠贵妃，旋愈，又为仁宗说解贵妃得病之由。仁宗嘉奖二人，并称赞道："医道如此岂非良医也耶。"（魏之琇，《续名医类案》卷十）二人尝就《伤寒论》一书共同研读讨论。

> 昔杜壬问孙兆曰："十枣汤毕竟治甚病。"孙曰："治太阳中风表解里未和。"杜曰："何以知里未和。"孙曰："头痛，心下痞满，胁下痛，干呕，汗出，此知里未和也。"杜曰："公但言病证，而所以里未和之故要紧总未言也。"孙曰："某尝于此未决，愿听开喻。"杜曰："里未和者，盖痰与燥气壅于中焦，故头疼，干呕，短气，汗出，是痰膈也。非十枣不治，但此汤不宜轻用，恐损人于倏忽。用药者慎之。"（王肯堂《证治准绳》卷四十三）

由此可见，孙兆对伤寒方的应用尚不能名其缘由，而杜壬已经开始探究具体的病因病机，较孙兆更胜一筹。在临床上，孙兆治疾亦不若杜壬。治平三年（1066），欧阳修患疾数日，他在写给苏洵的信中说道："孙兆药多凉，古方难用于今，更且参以他医为善也。"（欧阳修，《欧阳文忠公集》书简卷第七《与苏编礼》）《医学纲目》卷二十二记载，王普侍郎病呕，饮食皆不得进，召孙兆治数日亦不愈。后复召杜诊治，服药后少顷呕即止。杜壬又有再传弟子石秀才，《医学纲目》卷二十二记其事云："安业坊有阎家老妇人患呕吐，请石秀才医，曰：'胃冷而呕，'下理中丸至百余丸，其病不愈。石疑之，召杜至，曰：'药病两相投，何必多疑。'石曰：'何故药相投而病不愈？'杜曰：'药力未及。'更进五十丸必愈。果如其言。石于是师法于杜。"

叶梦得的《避暑录话》中提到的董汲与刘寅也是郓州人，董汲，字及之，郓州东平人，著有《小儿斑疹论》一卷、《脚气治法》一卷、《旅舍备要方》一卷。刘昉的《幼幼新书》卷十八《斑疹麻豆门》中保存董汲方数则，似录自《小儿斑疹论》。刘寅，郓州东平人，郭雍书中引用其论伤寒痓病、痉病之分别一则，谓"病以时发者谓之痓，不以时发者谓之痉"

（郭雍，《伤寒补亡论》卷十七），其他已不可考。

高若讷对伤寒学的影响，不仅仅限于卫州、郓州两地，由于高若讷官至参知政事，并且多次主持贡举，他在朝中及各地的影响也许更大。自仁宗天圣四年（1026）馆阁遴选儒臣校正医书①，到校正医书局开始运行的数十年间，三馆秘阁及朝中官员中多博闻尚医者，这一风气与高若讷并不能说毫无干系。官至宰相的夏竦（985—1051）对医学颇有研究，真宗天禧年间，夏竦出知蕲州时，尝为庞籍（988—1063）治疾，谓其所得乃"阳证伤寒"，"亟取承气汤灌之。有顷，庄敏果苏，自此遂无恙。世多传以为异"（叶梦得，《石林燕语》卷十）。馆阁中也是医者辈出，据刘斧《青琐高议》记载："今翰苑互相淬磨，究明经书，医者甚众，如曹应之、胡院谏，皆良医也。"（刘斧，《青琐高议》后集卷一）"胡院谏"似为"胡谏院"之倒文，北宋胡姓知谏院可考者仅有胡宗愈一人。据《宋史》本传，胡宗愈（1029—1094），字完夫，举进士甲科。神宗立，以为集贤校理。久之，兼史馆检讨，遂同知谏院，然并无其习医的记载（《宋史》卷三百一十八）。曹应之则在元丰年间担任翰林医官（《宋会要辑稿》职官三六之一〇〇）。张蕆作于大观五年（1111）的《活人书序》云："直秘阁胡勉作《伤寒类例》。"胡勉不可考，或为前文胡俛之误。高若讷在庆历二年（1042）、与六年（1046）两次权知贡举（《宋会要辑稿》选举一之十），皇祐五年（1053）、景祐五年（1060）两次赴秘阁考试制科（《宋会要辑稿》选举一一之二、三之二二）。"座主门生"的恩泽与情谊也是潜在的影响因素之一。受高若讷影响的士人姓名可考者还有申受与徐遁。申受，约仁宗时人，邵伯温《邵氏闻见录》卷十七谓："有申受者善医，自言得术于高若讷参政，得脉于郝氏老。其说谓高参政医学甚高，既贵，诊脉少，故不及郝老。"后除太医丞。徐遁字正权（苏辙，《栾城集》卷五《题徐正权秀才城西溪亭》小注），石守道之婿，"少尝学医于卫州，闻高敏之遗说，疗病有精思"（苏辙，《龙川略志》卷二）。

按照叶梦得的记载，从仁宗朝到徽宗崇宁、大观间的伤寒学术受到高

---

① 《宋会要辑稿》崇儒四之六："（天圣四年）十月十二日，翰林医官副官赵拱等上准诏校定《黄帝内经素问》、巢氏《诸病源候论》、《难经》，诏差集贤校理晁宗悫、王举正、石居简、李淑、李昭遘，依校勘在馆书籍例，均分看详校勘。"

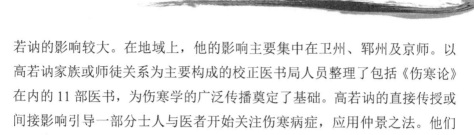

若讷的影响较大。在地域上，他的影响主要集中在卫州、郓州及京师。以高若讷家族或师徒关系为主要构成的校正医书局人员整理了包括《伤寒论》在内的 11 部医书，为伤寒学的广泛传播奠定了基础。高若讷的直接传授或间接影响引导一部分士人与医者开始关注伤寒病症，应用仲景之法。他们在不断的经典阅读与临证实践中推进了张仲景《伤寒论》的研究。

二、《伤寒论》学理的探研

（一）孙用和、孙兆父子：阴证阳证的辨别与《伤寒论》的初步解读

高若讷之后以治伤寒著称的是孙用和、孙兆父子。孙用和，本卫人，后客居河阳。他以治仁宗光献太后疾得效，自布衣除尚药奉御（邵伯温，《邵氏闻见录》卷二）。庆历四年（1044）创制太医署开展医学教育后，孙用和被任命为医师就武成王庙讲说医经（张方平，《乐全集》卷二十五《乞比试医人事》）。《直斋书录解题》卷十三著录《孙氏传家秘宝方》三卷，题"尚药奉御太医令孙用和集"。孙用和"二子奇、兆皆登进士第，为朝官，亦善医"（邵伯温，《邵氏闻见录》卷二）。二人皆入校正医书局校理医书。孙奇时任尚书都官员外郎，后除尚书屯田郎中，他参与校正的医书有《素问》《伤寒论》《备急千金要方》《千金要方》《金匮玉函经》《金匮要略方论》《脉经》《黄帝针灸甲乙经》。孙兆官至殿中丞，主持校正《外台秘要》及《黄帝内经素问》的"改误"（林亿，《重广注黄帝内经素问序》）。其间，嘉祐八年（1063），仁宗患病，诏孙兆及单骧入侍治疗，终不愈，劾为死罪。后以皇太后请，改免官数年（《续资治通鉴长编》卷一百九十八）。其著有《孙兆伤寒方》二卷（郑樵，《通志二十略》），《素问注释考误》十二卷（黄虞稷，《千顷堂书目》卷十四），皆佚。许叔微的《伤寒百证歌》《伤寒九十论》、唐慎微的《证类本草》、张锐的《鸡峰普济方》、王好古的《医垒元戎》、江瓘的《名医类案》、王肯堂的《证治准绳》等书中引录了孙用和、孙兆父子的部分医学论述及医案。从这些记载中，我们可以考见孙用和、孙兆父子二人的伤寒学术思想。

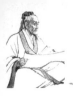

　　当时医者治疗伤寒大要分阴阳二证，然有阴证似阳、阳证似阴者，时医亦不甚辨，审病不当，往往一剂而危，数剂而亡。比如，据许叔微的记载："熙宁中，邠守宋迪因其犹子感伤寒之初，不能辨其症，医见其烦渴而汗多，以凉药解治之，至于再三，遂成阴毒，六日卒。"（许叔微，《类证普济本事方》卷九）程颐在与谢景温的信中谈到他姪子因庸医误治而亡："姪子某为令醴泉，病阴证伤寒，而邑之医者乃大下之，又与洗心散，遂至冤死。"（程颐，《二程集》卷十《上谢帅师直书》）朱肱也曾批评治疗伤寒不辨阴阳，以各人喜好用药的情况："有好用凉药者，如附子、硫黄，则笑而不喜用，虽隆冬使人饮冷，服三黄圆之类；有好用热黄者，如大黄、芒硝，则畏而不敢使，虽盛夏劝人灸煅，服金液丹之类。"（朱肱，《活人书》自序）

　　孙兆总结阴证与阳证各自的症候、脉象及治法颇为详尽："阳证即头痛、身热、脉洪数也。阴证则微头痛而身不热，脉沈细迟缓。凡阴病宜与四逆、理中辈皆自愈。若夏月得阴证亦服四逆，大热，宜与理中最佳也。"（王好古，《医垒元戎》卷九）又云："大抵发热恶寒者是表证，属太阳也。只恶寒，是阴证也。"然亦有例外，须细辨之："阴证即有发热者，盖是表热里寒，其脉必沉迟，或手足微厥，或下利清谷，更以别证验之可知也。"倘一时不能辨阴阳者，亦可以药试之："阳病深热而厥，毕竟脉紧，外证须狂语，揭衣被也。阴厥，按之脉沉迟而形静也。若证不明未辨阴阳者，且与四顺丸试之，是阳厥便见热证，若阴厥便见寒证，可渐进理中、四逆也。"对于误治之后的阳证阴证，则随坏病以给方，不局于原证："本是阳病热证，为医吐下过多，遂成阴病者，却宜温之。有本是阴病，与温药过多，致胃中热实，或大便硬，有狂言者，亦宜下也。"

　　《名医类案》卷二记其辨阳病似阴症一则，精当入微：

　　　　孙兆治一人，自汗，两足逆冷，至膝下，腹满，不省人事。孙诊六脉小弱而急，问其所服药，取视皆阴病药也。孙曰："此非受病重，药能重病耳。"遂用五苓散、白虎汤十余贴，病少苏，再服全愈。或问治法，孙曰："病人伤暑也，始则阳微厥，而脉小无力，医谓阴病，遂误药，其病愈厥。用五苓散大利小便，则腹减，白虎解利邪热，则病愈。凡阴病胫冷则臂亦冷，渠今胫冷臂不冷，则非下厥上行，所以知是阳微厥服也。此症乃先伤湿，后伤暑，为湿温之症也"。

此案医生误以为阴病而服热药，孙兆抓住脉象小弱而急的特征，结合病人所服之药，辨其为湿温之症，实为阳病，治以五苓散利下，以白虎汤清热。王安中称赞道："邻有病伤寒者，孙兆诊之为分别阴阳内外辩甚。"（王安中，《初寮集》卷八《姚将军墓表》）对阴阳内外的细致辨别正是孙兆在伤寒辨证上的高明之处。

许叔微的《伤寒百证歌》将《伤寒论》中症候及治法编为七言歌诀，便于记诵。其第二证《伤寒病证总类歌》中多引孙用和、孙兆语，可视作孙用和、孙兆父子对伤寒证治总纲，不妨引录如下并综合他书略作疏解。

"伤寒中风与温湿，热病痓暍并时疫。证候阴阳虽相同，别为调治难专一。一则桂枝二麻黄，三则青龙如鼎立。精对无差立便安，何须更数交传日。"许叔微注："孙尚药云：一桂枝、二麻黄、三青龙，三日能精对无差，立当见效，不须更候五日，转泻反致坏病也。"按，王好古《医垒元戎》卷五征引更为全面："疗伤寒一桂枝、二麻黄、三青龙、四白虎、五柴胡，精当不差，立时见效，不必须转泄，其间变坏，悔之晚矣。"这是孙用和、孙兆父子治疗伤寒的总纲。

"发热恶寒发于阳，无热恶寒自阴出。阳盛热多内外热，白虎相当并竹叶。"许叔微注："白虎汤、竹叶石膏汤，皆治内外热证。""阴盛寒湿脉沉弦，四逆理中为最捷。"许叔微注："孙兆云：阴盛寒湿则用四逆汤、理中丸。"按，王好古《医垒元戎》卷五："虚烦热竹叶汤，此温热证，与湿热证、与伤寒稍别。如色脉交乱，须辨明白无疑，阳盛热多，则白虎竹叶，阴盛寒湿则四逆理中。"许叔微的《伤寒百证歌》卷三第五十八证引孙兆辨虚烦伤寒云："虚烦热疾与伤寒相似，得病二三日，脉不浮，不恶寒，身不疼痛，但热而烦，非表候，不可发汗。如脉不紧实，病但热或不烦，非表候，不可发汗。如脉不紧实，病但或不烦非里实，不可下。汗下必危损，但用竹叶汤主之，其病自然而愈也。"可与之相参观。

"热邪入胃结成毒，大小承气宜疏泄。"许叔微注："热邪入胃，久则胃伤烂，宜调胃或大小承气汤。""胸满宜用泻心汤，结胸痞气当分别，按之不痛为虚靳。浅深大小陷胸丸，仲景方中不徒设。"许叔微注："孙兆云：结胸痞气两分，浅深则大小陷胸丸。"案，《名医类案》卷一记其用小承气汤医案一则云："孙兆治东华门窦大郎患伤寒，经十余日，口燥舌干而渴，心中疼，自利清水，众医皆相守，但调理耳。汗下皆所不敢。窦氏亲故相谓曰：'伤寒邪气，害人性命甚速，安可以不次之疾，投不明之医乎。'召孙至，曰：'明日即已，不可下，今日正当下。'遂投小承气汤，遂大便通，得睡。明日平复，众人皆曰：'此证因何下之而愈。'孙曰：'读书不精，徒有书耳。口燥舌干而渴，岂非少阴症耶？少阴症固不可下，岂不闻少阴一症，自利清水，心下痛，下之而愈。仲景之书明有是说也。'众皆钦服。"少阴证本不可用下法，然此即后世所谓少阴急下三证，孙兆以小承气汤急下阳明以救少阴，故病遂瘥。王肯堂的《证治准绳》卷四十六引孙兆《口诀》应用小陷胸汤医案一则："工部郎中郑忠厚患伤寒，胸腹满，面黄如金色，诸翰林医官商议，略不定推让，曰：'胸满可下，恐脉浮虚。'召孙至，曰：'诸公虽疑，不用下药，郑之福也，下之必死。'某有一二服药，服之必瘥，遂下小陷胸汤，寻利，其病遂良愈，明日而色改白。京师人称服。"由以上二则医案来看，孙兆关于少阴急下三证的论述与小陷胸汤治胸满而脉浮虚的案例正表明了他辨证的精审详明。

"茵陈可治发黄证，柏皮治痢兼下血。小便不利更喘满，烦渴五苓安可缺。半在表分半在里，加减小柴胡有法。"许叔微注："小柴胡治半在表里，仲景有加减法。"案，孙兆善用小柴胡治瘴疫，王好古《医垒元戎》卷五谓："孙用和小柴胡治瘴疫久疟，面黄肌瘦，不以月日浅深，悉皆治之。心胸痞，不思饮食加陈皮，渴者加栝蒌根，喘者加杏仁，便秘加大黄，胁痞鞭者加牡蛎三五剂去陈皮，去半夏加人参栝蒌根，名曰黄龙汤。"此方在熙宁、元丰间流行于京师（沈括和苏轼，《苏沈良方》卷三）。

"夜中得脉日中愈，阴得阳兮灾必脱。日中得脉中夜安，阳得阴兮自相悦。阴阳调顺自和同，不须攻治翻为孽。"许叔微注："孙尚药云：凡伤寒三日，脉微而微数，以顺四时，身凉而和者，此名欲解也。夜半得脉，来日日中愈，阴得阳而解也。日中得脉，夜半愈，阳得阴而和也。阴阳和同尔。"

由上面的引文可见，许叔微在对伤寒病症的认识上继承了孙用和父子的框架，而孙用和父子对伤寒的理解基本上是以《伤寒论》为中心：伤寒治法通常以桂枝、麻黄、青龙三方为纲，阳盛热多则用白虎汤、竹叶石膏汤；阴盛寒湿则治以四逆汤、理中丸；热邪入胃则用大小承气汤，结胸症依其浅深治以大小陷胸汤，胸满宜用泻心汤；半表半里则治以小柴胡加减云云。这一框架概括了《伤寒论》中最主要的方剂证治。由现存的孙用和父子医案来看，虽然他们在临证中辨别精审详尽，但总体上孙用和父子对《伤寒论》的理解仍局限于对症下药的层面，未能在理论上有更进一步的发挥。

（二）刘元宾：《太平圣惠方》影响下的伤寒学

刘元宾也是当时著名的医家，元宾，字子仪，号通真子，主邵州邵阳县簿（刘昉，《幼幼新书》卷四十），《医籍考》引丹波元坚的考证谓："子仪初为邵阳主簿，而后任潭州司理。"（丹波元胤，2007：116）刘元宾著有《通真子伤寒括要》《补注王叔和脉诀》《脉诀机要》《脉要新括》《神巧万全方》等。考《脉要新括》及《补注王叔和脉诀》自序，一作于熙宁九年（1076），一作于元祐五年（1090），知其为神宗哲宗时人。

刘元宾的著述中论及伤寒较多的是《通真子伤寒括要》与《神巧万全方》，这两部书都保存在15世纪朝鲜金礼蒙等纂辑的《医方类聚》中。刘元宾认为，在古今有关伤寒的论述中，"汉张仲景著《伤寒论》，其说最详"（金礼蒙等，《医方类聚》卷二十九《神巧万全方》"伤寒总论"），但有关伤寒的其他学说也颇多可采之处，"尝究诸说，虽或异同，大抵伤寒、温病、热病、时气传变无异，惟能别其阴阳，不妄汗下，最为良医"（《医方类聚》卷二十九《神巧万全方》"伤寒总论"）。"别其阴阳，不妄汗下"，这是刘元宾论伤寒的总纲。

《通真子伤寒括要》将有关伤寒的议论裁为歌括，共一百二十篇，每篇七言四句，后附药方。考其渊源，是书内容大多直接来自《太平圣惠方》。《太平圣惠方》是太宗太平兴国年间王怀隐等受诏编纂的一部大型医学图书，共一百卷计一千六百七十门。此书广泛收集宋代以前的医药方书及民间验方，每门前冠以巢元方《诸病源候论》相关理论，次列方药，方随证设，药随方施。其中，第八至第十四卷是有关伤寒的内容。卷八包括伤寒叙论、辨伤寒脉候、伤寒受病日数次第病证、六经形证、诸可与不可，最后是伤寒三阴三阳应用汤散诸方共五十道，以上这些内容据考证是由节度使高继冲所献《伤寒论》编录，因此被研究者称为"高继冲本《伤寒论》"
（钱超尘，1993：477-570）。卷九为伤寒一日至九日候及治伤寒发汗通用
经效诸方。卷十至卷十四为伤寒诸症候。

《通真子伤寒括要》前六十首绝大部分源自《太平圣惠方》。《伤寒病
名不同候》（一）、《虚烦非伤寒候》（二）二条内容及小注虽是《千金
方》卷二十九引华佗语的概括，但后又收入《太平圣惠方》卷八《伤寒叙
论》。自《伤寒太阳候》（四）至《伤寒厥阴候》（九）共六条、自《伤
寒两感候》（十一）至《伤寒可温候》（二十六）共十六条，歌诗并小注
皆源自《太平圣惠方》卷八，次序完全吻合。自《伤寒阴阳刚柔痓候》（二
十七）至《伤寒阴阳表里》（六十）共34条，除六条外皆出《太平圣惠方》，
大致次序亦相与一致，如表2-1所示。

表2-1　《通真子伤寒括要》与《太平圣惠方》内容对照表

条目	《伤寒括要》	《太平圣惠方》	条目	《伤寒括要》	《太平圣惠方》
1	四时病名不同候	卷八第一门	19	伤寒不可下候	卷八第十六门
2	虚烦非伤寒候	卷八第一门	20	伤寒可灸候	卷八第十七门
3	五种伤寒候	未见	21	伤寒不可灸候	卷八第十八门
4	伤寒太阳候	卷八第四门	22	伤寒可火候	卷八第十九门
5	伤寒阳明候	卷八第五门	23	伤寒不可火候	卷八第二十门
6	伤寒少阳候	卷八第六门	24	伤寒可水候	卷八第二一门
7	伤寒太阴候	卷八第七门	25	伤寒不可水候	卷八第二二门
8	伤寒少阴候	卷八第八门	26	伤寒可温候	卷八第二三门
9	伤寒厥阴候	卷八第九门	27	伤寒阴阳刚柔痓候	卷十第二门
10	伤寒传变不定候	未见	28	伤寒汗后热不除候	卷十第三门
11	伤寒两感候	卷八第十门	29	伤寒烦躁候	卷十第四门
12	伤寒两感候	卷八第十门	30	伤寒谵语候	卷十第六门
13	伤寒两感候	卷八第十门	31	伤寒鼻衄候	卷十第九门
14	伤寒可汗候	卷八第十一门	32	伤寒吐血候	卷十一第十三门
15	伤寒不可汗候	卷八第十二门	33	伤寒阳毒候	卷十一第一门
16	伤寒可吐候	卷八第十三门	34	伤寒阴毒候	卷十一第二门
17	伤寒不可吐候	卷八第十四门	35	伤寒阳结阴结候	未见
18	伤寒可下候	卷八第十五门	36	伤寒坏证	卷十三第五门，相近

续表

条目	《伤寒括要》	《太平圣惠方》	条目	《伤寒括要》	《太平圣惠方》
37	伤寒心悸候	卷十一第七门	49	伤寒下痢候	卷十三第八门
38	伤寒喘候	卷十一第八门	50	伤寒大便不通	卷十三第十一门
39	伤寒呕候	未见	51	伤寒小便不通	卷十三第十二门
40	伤寒哕候	未见	52	伤寒咽候痛候	卷十第十一门
41	伤寒心痞候	卷十二第五门	53	伤寒斑疮候	卷十第七门
42	伤寒渴候	未见	54	伤寒舌肿候	卷十一第十四门
43	伤寒厥候	卷十二第七门	55	伤寒咳嗽候	第十二第一门
44	伤寒心腹痛候	卷十二第六门	56	伤寒潮热候	卷十一第六门
45	伤寒结胸候	卷十三第二门	57	伤寒劳复候	卷十四第十一门
46	伤寒百合候	卷十三第三门	58	伤寒食复候	未见
47	伤寒狐惑候	卷十三第四门	59	伤寒阴阳易候	卷十四第十二门
48	伤寒湿䘌候	卷十三第十门	60	伤寒阴阳表里	未见

由表 2-1 可见，刘元宾伤寒学的渊源，在体系上来自《太平圣惠方》。他所纂辑的另一部方书《神巧万全方》亦是如此，丹波元坚谓其"采之《圣惠》者十居七八，多可施用"（丹波元胤，2007：334）。对比二书的伤寒部分，《神巧万全方》就像《太平圣惠方》的简编版。尽管刘元宾在一些细节问题上有所创获，并吸收了《伤寒论》中的方剂与治法，但他的伤寒学术在整体上仍未跳出《太平圣惠方》的框架。

（三）韩祗和：建构伤寒学术体系的尝试

南宋陈振孙的《直斋书录解题》卷十三著录有《伤寒微旨论》二卷，"不著作者，序言元祐丙寅（1086），必当时名医也，其书颇有发明"。《天一阁书目》中有《伤寒微旨》一卷，明确著录了它的作者："宋溪川韩祗和撰，许昌滑寿校。"明代所编的大型类书《永乐大典》中此书散见颇多，各条悉标韩祗和之名，由此可以确定，这部书作者即是韩祗和。《伤寒微旨论》一书在明末散佚，四库馆臣自《永乐大典》中辑出，凡十五篇，分为上、下二卷，附方论及治案三十九道。

韩祗和写作此书的目的，是针对贾祐等人在治疗伤寒病上的诸多谬见，他在"序言"中说："愚闲览贾祐辈治伤寒病之说，未尝不废卷而叹焉。其间全不明脉之尺寸有阴阳虚盛之端，证有浅深分温解汗下之趣，深昧岁中之气候，不分药力之轻重，而医者家传，执为良法。若病人逆从遇治，即陷横殃。此去仲景之意亦已远矣，因兹别撰成《伤寒微旨论》二卷。"韩祗和提到的贾祐，现已湮没无闻，周守忠的《历代名医蒙求》卷上引《名医录》中仅有一小段记述："江夏贾祐，世之名医也。庆历中，撰《伤寒纂要》三卷行世，又撰《人神论》一卷，《脉须知》三卷，乃前贤未著之妙者矣。"韩祗和在书中批评当时医生疗病不审，《总汗下篇》里说："今之医者才见人病伤寒，多不辨脉之理趣，又不分证之是非，便妄投药以调治，往往变成坏病，至于横天，诚可伤也。"他在治疗伤寒上十分推重仲景之说，谓："夫伤寒病之说，始黄帝以开其端由，至于仲景方陈其条目，自后肤浅之学，莫知其数。"（《温中篇》）韩祗和写作此书，正是想通过对《伤寒论》的重新解读改变当下医界"去仲景之意已远"的情况。

在对伤寒的界定上，韩祗和依据《素问·生气通天论》"冬伤于寒"及《热论》"人之伤于寒则病热"的说法阐释了伤寒的本源。他认为"伤寒之病本于内伏之阳为患"（《伤寒源篇》）。伤寒是人体之阳气感寒毒之阴邪，因时而发，故韩祗和将伤寒的病机归结为阴阳二气的盛衰。阴阳之盛衰，一在天，一在人。天之阴阳，因时而变；人之阴阳，可诊脉而知，故其持论特重"邪气之轻重"与"脉理之虚盛"。天之阴阳系于时，故其遣方用药以时处之，按天之阴阳盛衰分为立春至清明、清明至芒种、芒种至立秋三个时段。又尝以运气论之，如谓："伤寒病尝校之，每遇太阴或太阳司天岁，若下之太过，往往变成阴黄，何故如是？盖因辰、戌岁，太阳寒水司天，寒化太过，即水来犯土，丑未岁，太阴湿土司天，土气不及，即脾气虚弱，又水来凌犯，多变斯证也。"（《阴黄证篇》）人之阴阳见于脉，故其"治伤寒以脉为先，以证为后"（《可汗篇》）。

韩祗和之前的医家大多仅强调辨识症状、不妄汗下，而他则在此基础上以脉象的阴阳虚盛与温解汗下之法建构了一个伤寒治疗的体系。辨明汗下是韩祗和论治伤寒的总纲，《总汗下篇》谓："凡治伤寒病，若能辨其汗下者，即治病之法得十全矣。"他认为，伤寒发病的机理在于阴阳虚盛，故可通过汗下等治法"助阳消阴"或者"助阴消阳"，从而达到阴阳平衡。

"古之圣贤立汗下二字，本谓调解阴阳偏盛之气。"（《总汗下篇》）在诊断上，脉象的变化是他最重要的依据。在《辨脉篇》中，他重新定义了浮、沉、数、迟等脉象。在《阴阳虚盛篇》中，他以寸尺脉的小大来解释伤寒中的阴阳虚盛。他说："凡治伤寒病先辨脉之浮沉，次于浮沉中察寸尺之虚盛。何谓虚盛？病人两手三部脉或浮或沉，关前寸脉小、关后尺脉大，曰阳虚阴盛。关前寸脉大、关后尺脉小，曰阳盛阴虚。"其辩证用药略如表 2-2 所示。

表 2-2 韩祗和的《伤寒微旨论》辩证用药简表

病症＼方法	汗法					下法	温法	
病症	伤寒汗出恶风	中风汗出恶风	汗出恶风	发热冒闷谵语	无汗恶风	发热冒闷谵语	胸膈痛身体拘急疼痛手足逆冷	
脉象	浮数而紧	浮数而缓	浮数	浮数	浮数	沉数大	沉迟	沉细无力
	尺大于寸	尺大于寸	尺大于寸	尺小于寸	三部俱有力	尺小于关	尺大于寸	三部脉力停
病机	阴盛阳虚	阴盛阳虚	阴盛阳虚	阳盛阴虚	阴阳俱盛	阳盛阴虚	阴盛阳虚	阴盛阳虚
治法	助阳消阴	助阳消阴	助阳消阴	助阴消阳	用药平之	助阴消阳	助阳消阴	助阳消阴
	发表	发表	发表	解表	平之	下法	温法	温法
方剂　立春至清明	调脉汤	薄荷汤	六物麻黄汤	人参汤	解肌汤	小承气汤加厚朴减大黄	温中汤	厚朴汤
清明至芒种	葛根柴胡汤	防风汤	七物柴胡汤	前胡汤	芍药汤	小承气汤	橘皮汤	白术汤
芒种至立秋	人参桔梗汤	香芎汤	发表汤	石膏汤	知母汤	大承气汤	七物理中丸	橘叶汤
用药	桂枝、麻黄、荆芥、枣葱、当归、附子、干姜	石膏、甘草、芍药、生姜、豆豉、薄荷、柴胡、葛根	—	大黄、芒硝、栀子、甘草、枳实	厚朴、橘皮、人参、白术、藿香、当归、干姜、细辛			

韩祗和在某些方面确实能够悟得"仲景之心"（《可汗篇》《总汗下篇》）。他对《伤寒论》的理解，在某些方面已经超越了简单的"对症下药"，开始思索仲景立法用药之深趣。他反对"古人立理之纲维，今人执之为定法"。通变二字，实为韩祗和论列伤寒之肯綮。在《治病随证加减药篇》中，他从《伤寒论》中小青龙汤、小柴胡汤、桂枝附子汤、真武汤、理中圆五方药量之加减而悟仲景治病随形证浅深增减药味之理，打破了俗工对症下药、不晓通变的用药观念，谓"今据此五方中加减药味之法，乃是前贤训诲人之深意也。今之医者见古方中有加减意，即依方用之，若方中无加减意，不能更张毫厘，所谓胶柱也"。在论汗、下、温三法时，韩祗和推阐仲景"白虎加人参汤，立夏后，立秋前可服"的思路，"分案时候辰刻而参之脉理病情，乃因张机正伤寒之法，而通之于春夏伤寒，更通之于冬月伤寒，亦颇能察微知著"（《四库全书》中《伤寒微旨论提要》）。在《用药逆篇》中，他详论热药冷服、冷药热服之法，亦深得医理。

韩祗和的理论来源并非皆是仲景之法，他对脉象阴阳虚盛的重新解释就来自《素问》与《脉经》中的相关论述。《辨脉篇》云：

> 阳脉者，非谓脉浮为阳也。病人两手脉或浮或沈，皆以寸口为阳也。若以在表为阳，古人何以不云病在阳，而云病在表也？《平人气象论》曰："寸者，阳分位也。"《脉经》曰："从关至鱼际是寸口，内阳之所治也。"又曰："关前为阳也。"阴脉者，非谓脉沈为阴也。病人两手脉或浮或沈，皆以尺中为阴也。若以在里为阴，古人何以不云病在阴，而云病在里也？《平人气象论》曰："尺者阴分位也。"《脉经》曰："从关至尺是尺中，内阴之所治也。"又曰："关后为阴也。"

他的温解汗下之法除了下法用仲景方外，汗法与温法皆是别立药方。对此他的解释是由于世异时移从而导致今人之体质阳气偏盛，与古人不同，因此必须别立药方。《可下篇》中谓："前《可汗篇》别立方药而不从仲景方，今《可下篇》中不别立药而从仲景方者何？盖太平之人，饮食动作过妄作，阳气多，若用大热药发表，则必变成坏病，故斟酌重轻而立方也。世人阳气即多，若用下药，当从至阴药投之，非仲景承气汤之类即别药不能对病矣。请医者深详之。"《戒桂枝汤》中也说道："方今之时，太平

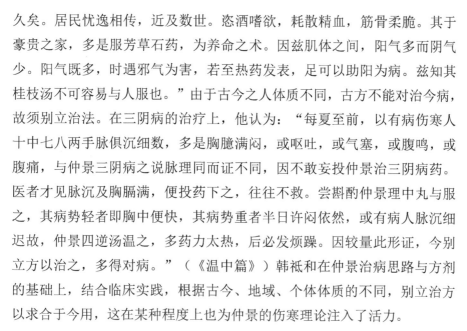

久矣。居民忧逸相传，近及数世。恣酒嗜欲，耗散精血，筋骨柔脆。其于豪贵之家，多是服芳草石药，为养命之术。因兹肌体之间，阳气多而阴气少。阳气既多，时遇邪气为害，若至热药发表，足可以助阳为病。兹知其桂枝汤不可容易与人服也。"由于古今之人体质不同，古方不能对治今病，故须别立治法。在三阴病的治疗上，他认为："每夏至前，以有病伤寒人十中七八两手脉俱沉细数，多是胸膈满闷，或呕吐，或气塞，或腹鸣，或腹痛，与仲景三阴病之说脉理同而证不同，因不敢妄投仲景治三阴病药。医者才见脉沉及胸膈满，便投药下之，往往不救。尝斟酌仲景理中丸与服之，其病势轻者即胸中便快，其病势重者半日许闷依然，或有病人脉沉细迟故，仲景四逆汤温之，多药力太热，后必发烦躁。因较量此形证，今别立方以治之，多得对病。"（《温中篇》）韩祗和在仲景治病思路与方剂的基础上，结合临床实践，根据古今、地域、个体体质的不同，别立治方以求合于今用，这在某种程度上也为仲景的伤寒理论注入了活力。

从整体上来看，韩祗和所建构的这一伤寒诊断与治疗的体系过于整齐与简略，它仅限于未经服汗吐下药之前的伤寒病，而占《伤寒论》很大一部分内容的杂病及变证则不在讨论范围内。《辨脉篇》云："前辨脉之法，乃是病人始得病三四日以前，未经服汗下吐药，即依前脉调理，免成坏病。若病人服汗下吐药太过，变见别脉，及有坏病证，悉具仲景伤寒之论也。"由伏邪说推衍出的以脉象阴阳偏盛来指导温解汗下的思路显然不能囊括伤寒的所有症治，秉持此说而来解读仲景《伤寒论》，则不免捉襟见肘，甚至方凿圆枘。在他看来，桂枝汤、麻黄汤等方"形证颇不相顺，及药物似不对病"，不能依其阴阳偏盛的理论解释。他将原因归结为《伤寒论》文字上的传写之失，"非先贤之误，盖年代深远，或编简脱漏，或传写讹谬也"（《辨桂枝葛根麻黄汤篇》）。在《辨桂枝葛根麻黄汤篇》中，他不从仲景本义出发，而是强改原文以合于自己的体系。他论桂枝汤道："本方云：'太阳中风，阳浮而阴弱。阳浮热自发，阴弱汗自出。'即未明此阴阳二字作何分别。况伤寒病浮为阳，有可汗者。今脉既浮，何必更言阳浮？若将寸脉盛为阳浮发热，即阳脉盛不可汗之也。若言阴弱汗自出者，阴脉既弱，阳脉当盛，岂可自汗出也？须是三部脉浮，寸脉短少，为阴盛自汗出也。"韩祗和不明卫气浮盛故阳浮、营阴不足故阴弱之理，将这里的"阳浮"与

"阴弱"理解为脉象，并以己意把此条改作："太阳中风，三部脉浮紧数，关前寸脉短为阳虚，关后尺脉大为阴盛，常自汗出，啬啬恶寒，淅淅恶风，鼻鸣干呕者，宜桂枝汤。"论葛根、麻黄汤谓："一方云：无汗恶风，用葛根汤。又云：无汗恶风，发热身疼而喘，用麻黄汤。今据麻黄汤方云：却于葛根汤方内去葛根、芍药、枣、姜四味，甘草减半，加杏子七十个为治法。且本论云：无汗恶风，发热身疼而喘者。此一证似不相类。况病人无汗恶风，是阴阳气俱盛。今证却云恶风又发热，即是寒热往来，当与小柴胡汤。若无汗发热，即阳气独盛，何故于葛根汤方内去芍药，减甘草？况伤寒证中只有二证，一则言有汗，恶风，发热，身疼痛。病证内去恶风二字，改作病人无汗，发热，身疼，葛根汤去桂枝、麻黄、枣服之，若喘加杏子七十八，乃为顺耳。"韩祇和在这里将恶风发热理解为寒热往来而治以小柴胡汤的作法已经陷于讹谬，又以有无"恶风"二字辨阴阳虚盛，不免执于字句。

总之，韩祇和以脉理、阴阳虚盛、温解汗下为基础形成了自己独特的伤寒辨证用药体系。他重视《伤寒论》，一方面他认为"古今治伤寒无出于仲景方"（《治病随证加减药篇》），试图对其进行切合原义的解释，并对"去仲景之意已远"的医者严厉批评，能够以通变为务，不拘于文字，加减增损，别创新方；另一方面，他所建构的体系却失于简略，并且胶着于他自己的体系去阐释仲景之言，自然是不能如其所愿地理解"仲景之心"。宋代医者对《伤寒论》的理解正是在这样推重与悖离的矛盾中曲折前进的。

（四）庞安时：继承与发展

庞安时（1042—1099），字安常，蕲州蕲水人。生于世医家庭，儿时读书过目不忘。父授脉诀，不以为意，独取黄帝、扁鹊之《脉书》治之，凡经传百家之涉其道者，靡不通贯，尤长于伤寒，著有《伤寒总病论》。

今存宋刻本《伤寒总病论》六卷，前三卷论伤寒诸症，后三卷论暑病、温病及杂方等。今人论庞安时多关注他在寒温分治方面的贡献，少有从《伤寒论》接受的角度去考察。事实上，庞安时对《伤寒论》的理解也是一个颇为有趣的话题。其中较为突出的是他在阴阳虚盛与六经证治上对前人的继承与发展。

韩祗和在《伤寒微旨论》中以寸尺脉的大小来解释伤寒病的阴阳虚盛，庞安时则不同意这一说法。他在卷一《叙论》中说：

> 阴阳虚盛者，非谓分尺寸也。荣卫者，表阳也；肠胃者，里阴也。寒毒争于荣卫之中，必发热恶寒，尺寸俱浮大，内必不甚躁。设有微烦，其人饮食欲温而恶冷，谓阳虚阴盛也，可汗之则愈，若误下则死也。若寒毒相薄于荣卫之内，而阳胜阴衰，极阴变阳，寒盛生热，热气盛而入里，热毒居肠胃之中，水液为之干涸，燥粪结聚。其人外不恶寒，必蒸蒸发热而躁，甚则谵语。其脉浮滑而数，或洪实，或汗后脉虽迟，按之有力，外证已不恶寒，腹满而喘，此皆为阳盛阴虚，当下之则愈，若误汗则死也。仲景载三等阳明，是阳盛阴虚证矣。《调经论》云："阳虚则外寒，阴虚则内热。阳盛则外热，阴盛则内寒。"以此别之，若阴独盛而阳气暴绝，必四肢逆冷，脐筑凑痛，身疼如被杖，面青，或吐，或利，脉细欲绝，名曰阴毒也。须急灸脐下，服以辛热之药，令阳气复生，濈然汗出而解。若阳独盛而阴气暴绝，必发躁，狂走妄言，面赤，咽痛，身班班如锦文，或下利赤黄，脉洪实，或滑促，名曰阳毒也。宜用针泄热，服以苦酢之药，令阴气复生，濈然汗出而解也。

庞安时以荣卫为表、肠胃为里来解释伤寒的病机，以《素问》的理论作为基础，较韩祗和的解释更切合实际。

庞安时对伤寒证治的理解有三个角度，一是六经病脉证，二是治法上的诸可与不可，三是伤寒症状。《伤寒总病论》的前三卷大致以此为限，将《伤寒论》及其他医书的相关内容撮录其中，间附按语。从诸可与不可或伤寒症状的角度去理解伤寒证治是大多数医家的通常思路。《太平圣惠方》中虽然已有《辨太阳病形证》《辨阳明病形证》等篇目从"六经"的角度排比《伤寒论》条文，但在此之前却少有医家能够真正从"六经"的角度去理解《伤寒论》。刘元宾在《通真子伤寒括要》开始注意到经脉循行与伤寒病位的关系，但并未深究，如《伤寒太阳候》小注云："第一日二日，太阳经膀胱也。三阳之首，其脉结于腰脊，主于头项之会故也。"（《医方类聚》卷二十九《通真子伤寒括要》）《伤寒阳明候》小注云："第二日，足阳明胃之经，其脉络于鼻，入于目也。"（《医方类聚》卷二十九《通真子伤寒括要》）庞安时在此基础上又加以引申发明，在他看来，伤寒的致病因素是"严寒冬令为杀厉之气"（《伤寒总病论》卷一《叙论》）。寒毒伤人，即时成病，头痛身疼，发热恶寒者谓之伤寒。"天寒之所折，则折阳气。足太阳为诸阳主气，其经夹脊膂，贯五脏六腑之腧，上入脑，故始则太阳受病也。"（《伤寒总病论》卷一《叙论》）寒毒伤阳，而足太阳经又是人体中最长的阳经，倘患伤寒，足太阳经必先受之。在分论六经病症时，《伤寒总病论》每经病的第一条皆引《伤寒论》卷首《伤寒例》中经络循行的条目作为"提纲"，以经脉的生理部位解释伤寒病不同的症状，如《伤寒总病论》卷一《太阳证》："尺寸俱浮者，太阳受病也。当一二日发，以其脉上连风府，故头项痛而腰脊强。"《伤寒总病论》卷一《少阳证》："尺寸俱弦者，少阳受病也。当二三日发，其脉上循胁，络于耳，故胸胁痛而耳聋。"庞安时认为，伤寒的传变也与经脉有关，"以其经贯五脏六腑之腧，故病有脏腑传变之候。以其阳经先受病，故次第传入阴经。以阳主生，故足太阳水传足阳明土，土传足少阳木，为微邪。以阴主杀，故木传足太阴土，土传足少阴水，水传足厥阴木。至第六七日，当传足厥阴肝，木必移气克于脾土，脾再受贼邪，则五脏六腑皆危殆矣"（《伤寒总病论》卷一《叙论》）。

庞安时虽然尝试从经脉循行与六经病位关系的角度理解《伤寒论》的六经学说，但其着眼点仍是汗、吐、下、温等治疗方法。《伤寒论》六经证部分共381条，庞安时卷一六经证部分仅引录了其中六十余条，如表2-3所示。

表2-3 《伤寒总病论》征引《伤寒论》简表

类目	出处（《伤寒论》标号根据陈亦人主编《伤寒论译释》次序）
太阳证	伤寒例，2-3、4、5、8、10、24、20-29、34
阳明证	伤寒例，庞曰，无考，无考，220、48、235、234、无考、203、189、221、无考、202
少阳证	伤寒例，263、伤寒例，265、266、267、264、268、219、269、270、271
太阴证	伤寒例，273、千金翼卷九（玉函经卷二）-278、279
少阴证	伤寒例，281、290、无考、301、302、庞曰、292、296、289、298、297、299、300、302、321、309、311、317、319、310、318
厥阴证	伤寒例，326、338、327、332、334、庞曰、庞曰、335-336、334、332、无考、355、356、357、359、360-348、无考、350、庞曰

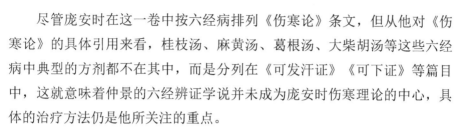

　　尽管庞安时在这一卷中按六经病排列《伤寒论》条文，但从他对《伤寒论》的具体引用来看，桂枝汤、麻黄汤、葛根汤、大柴胡汤等这些六经病中典型的方剂都不在其中，而是分列在《可发汗证》《可下证》等篇目中，这就意味着仲景的六经辨证学说并未成为庞安时伤寒理论的中心，具体的治疗方法仍是他所关注的重点。

　　除了在伤寒学理上有所推进之外，庞安时也关注伤寒方的适用性，这体现在两个方面，一是用药地域与时间的问题，二是用药剂型与剂量的问题。对于伤寒方的应用，庞安时强调地域性与季节性，他从王叔和的论述中悟得此理。《伤寒总病论》卷一《叙论》云：

　　　　王叔和云：土地温凉，高下不同，物性刚柔，餐居亦异。是以黄帝兴四方之问，歧伯立四治之能，以训后贤，开其未悟。临病之工，宜两审之。庞曰：叔和非医之圆机，孰能臻此也。如桂枝汤自西北二方居人，四时行之，无不应验。自江淮间地偏暖处，唯冬及春可行之。自春末及夏至以前，桂枝、麻黄、青龙内宜黄芩也。自夏至以后，桂枝内故须随证增知母、大青、石膏、升麻辈取汗也。若时行寒疫及病人素虚寒者，正用古方，不在加减矣。夏至以后，虽宜白虎，详白虎汤自非新中暍而变暑病，乃汗后解表药耳，一白虎未能驱逐表邪故也。或有冬及始春寒甚之时，人患斯疾，因汗下偶变狂躁不解，须当作内热治之，不拘于时令也。南方无霜雪之地，不因寒气中人，地气不藏，虫类泄毒，岚瘴间作，不在此法治，别有方也。又一州之内，有山居者为居积阴之所，盛夏冰雪，其气寒，腠理闭，难伤于邪，其人寿，其有病者多中风中寒之疾也。有平居者为居积阳之所，严冬生草，其气温，腠理疏，易伤于邪，其人夭，其有病者多中湿中暑之疾也。凡人禀气各有盛衰，宿病各有寒热，因伤寒蒸起宿疾，更不在感异气而变者。假令素有寒者，多变阳虚阴盛之疾，或变阴毒也。素有热者，多变阳盛阴虚之疾，或变阳毒也。

　　作为江淮间人，庞安时在应用仲景方时必然会注意到适用性的问题。他根据自己的临床经验指出，像桂枝汤这样的辛温发表之剂，西北二方居人可用，但江淮间人倘若用之就要考虑到气候偏暖的因素，在仲景方中酌量添加黄芩、石膏等寒凉之品。由此又推及个人的体质与居所环境的因素，提示医家在用药时这些相关因素皆须考虑周全。

有关用药的剂型与剂量的见解是庞安时的得意之论，他在书中屡次陈说。对于方剂的剂型，他说："近世常行煮散，古方汤液存而不用。古方升两大多，或水少汤浊，药味至厚。殊不知圣人专攻一病，决一两剂以取验，其水少者，自是传写有舛，非古人本意也。"（《伤寒总病论》卷六《辨论》）对于其中之原因，庞安时认为，古代天灾多而地脉薄，药物产量较少，故药多煮散。"汤液之制，遭值天下祸乱之久，地脉薄产之时，天灾众多之世，安得不吝惜而为煮散。"（《伤寒总病论》卷六《上苏子瞻端明辨伤寒论书》）然今时用药，若夏月则多应煮散；若病势重者，则不可煮散。对于因古今度量单位变化而造成的用药剂量的不同，庞安时"自顾抄撮斟酌，积三十余年，稍习其事，故敢裁减升两，庶从俗而便于行用。或一方而取半剂，或三分取一，或四分取一，或五分取一，或增其水有可以作煮散者，有病势重专用汤攻者。或云：古升秤省三升准今之一升，三两准今之一两，斯又不然。且晋葛氏云：附子一枚准半两。又云：以盏当升，以分当两。是古之升秤与今相同，许人减用尔"（《伤寒总病论》卷六《辨论》）。又谓："古之三两准今之一两，古之三升，今之一升。若以古方裁剪，以合今升秤，则铢两升合之分毫难以从俗。莫若以古今升两均等，而减半为一剂，稍增其枚粒，乃便于俗尔。"（《伤寒总病论》卷一《太阳证》）庞安时从三十余年的经验出发，结合当下用药的实际情况，对《伤寒论》中方剂的用量给出了自己的建议。庞安时此论固非尽善，却为后世古今用药的折算提供了有益的探索思路，也为伤寒方的广泛应用提供了参考。

庞安时对医学有独到的见解，并且医德高尚。他与苏轼、黄庭坚、张耒等士人交往颇深，这在无形中也扩大了《伤寒论》一书的影响。苏轼《东坡志林》卷五谓："予来黄州，邻邑人庞安常者亦以医闻，其术大类（单）骧，而加以针术妙绝。然患聋，自不能愈，而愈人之病如神。"元丰五年（1082）三月，东坡左手肿，庞安时为之诊治，一针而愈。东坡谓："蕲水人庞安时者，脉药皆精，博学多识，已试之验，不减古人，度其势未可邀致，然必详录得疾之因，进退之候，令见形状，使之评论处方，亦十得五六，可遣人与书，庶几有益。此人操行高雅，不志于利"（苏轼，《东坡志林》卷五），并荐之于苏颂（苏轼，《与苏子容贴》）。庞安时有《上苏子瞻端明辨伤寒论书》，向苏轼陈说伤寒病用药的问题。在宋代颇有盛名的治疗时行寒疫的"圣散子方"即是苏轼首先传之庞安时，载于《伤寒总病论》中。黄庭坚为庞安时《伤寒总病论》作序，说他对于医学经典"悉能辨论发挥，每用以治病，几乎十全矣"。他在与友人的书信中屡次提及此书，《与范长老书》："近编写得蕲州庞老《伤寒方论》一部，极臻致，欲付成都开板，试与问士人家有能发心开大字一本，即作序并送矣。"（黄庭坚，《山谷老人刀笔》卷十七《与范长老书》）又，"庞老《伤寒论》，前袁道人一见，欣然欲了此缘。遂便与作序，并以新钞手数本付之矣。不知师舜更用就成都开否，若欲开印，报示元监院，归时并写序一本去"。《报云夫七弟书》："庞老《伤寒论》无日不在几案间，亦时时择默识者传本与之。此奇书也，颇校正其差误矣，但未下笔作序。序成，先送成都开大字版也，后信可寄矣。"（《山谷老人刀笔》卷十七《报云夫七弟书》）庞安时去世后，张耒为之撰《墓志铭》，在其著作中亦数次提及庞安时医术高明（张耒，《明道杂志》；《张耒集》卷五十九《钱申医录序》）。曾敏行《独醒杂志》记庞安时二验案，谓"世传安常医甚神，余耳目所接如此，所传信不诬矣"（曾敏行，《独醒杂志》）。庞安时的弟子很多，淳熙间罗愿的《张承务扩传》记载，张扩在庞时门下学习时，有"同学六十人"（罗愿，《鄂州小集》卷六）。根据毛德华的考证，庞氏的及门弟子今可考者尚有张扩、李百全、王实、魏炳、胡道士、栾医生数人（毛德华，1991：43-45），这在一定程度上也使得庞安时的伤寒学说在更大的范围里得以传播。

三、官方医学体系中《伤寒论》地位的确立

西晋至隋唐的医药行政管理机构基本上是太医署。宋代医政机构实行改革，将医药行政机关与医学教育机关分开，设立翰林医官院主管医药行政，设太医局作为医学教育机关。

翰林医官院主掌内廷供奉及医药卫生之政令，至迟在太平兴国四年（979）已成立（梁峻，1999a：47-48）。初名翰林医官院，元丰五年（1082）改称翰林医官局，与天文、书艺、图画称为翰林院四局，徽宗时又改称翰

林医官院。翰林医官院初设使和副使各二人，共同管理院事，下设直院七人，尚药奉御七人，医官三十人，医学四十人，祇候、医人十三人。宝元二年（1039）二月，中书以其员猥多，设使副各二员，直院四员，尚药奉御六员。（《续资治通鉴长编》卷一百二十三）翰林医官院的定额各时期有所不同，人数最多时达一千余人（梁峻，1995：98；王振国，2006：199）。在地方，各府、军、监也有驻泊的医学博士及医官，这些医官或由翰林医官院轮换派驻，或由本地医学生通过考试获任。

宋代开国之初，仿照唐制设立太医署作为太医的管理机构。此时的太医署并无医学教育职能，所需的医生也只能在民间征召。宋代官方医学教育的兴起始于仁宗庆历年间，庆历三年（1043）八月，范仲淹出任参知政事，推行新政，实施教育改革，在太常寺下设太医局，医学教育也被提上日程。庆历四年（1044）范仲淹上书仁宗："欲乞出自圣意，特降敕命，委宣徽院选能讲说医书三五人为医师，于武成王庙讲说《素问》《难经》等文字，召京师习医生徒听学，并教脉候及修合药饵，其针灸亦别立科教授。经三年后，方可选试，高第者入翰林院充学生祇应。"（范仲淹，《奏乞在京并诸道医学教授生徒》）诏从之。熙宁九年（1076）五月，诏中书礼房修太医局式，太医局更不隶太常寺，别置提举一员，判局二员，其判局选差知医事者充。（《宋会要辑稿》职官二二之三五）从此，太医局成为相对独立的医学教育机构。

太医局的设立，其目的是发展医学教育并从中选拔翰林医官，完善国家医疗体系。嘉祐五年（1060），太医局的各项制度开始创设。太医局分为大方脉、风科、小方脉、产科、眼科、疮肿、针科、口齿咽喉科、金镞兼书禁伤折科，共十一个专业、九个科别。（《宋会要辑稿》职官二二之三六）入学考试的内容是问《难经》《素问》《巢氏》《圣惠方》大义十道，通五道者即本寺给牒补充太医局学生。由于《神农本草》在医经中最为切用，并且自来多不习读，故嘉祐五年起，又于问义十道中兼问《本草》大义三两道，如虽通他经，于《本草》全不通者，亦不与收补。同时，因为眼、疮肿、口齿、针、书禁五科所习医书较少，诏令今后对义及七通以上方为合格。

嘉祐六年（1061），地方上也比附太医局例招收习医生徒，大郡十人，小郡七人，设大方脉与小方脉科，选其中医业精熟、累有功效者补本州医学博士、助教缺。其试医生，大方脉：《难经》一部，《素问》一部，二十四卷；小方脉：《难经》一部，《巢氏》六卷，《太平圣惠方》一宗，共一十二卷。于逐科所习医书内共问义十道，以五道以上为合格（《宋会要辑稿》职官二二之三六）。神宗元丰六年（1083），知登州赵偁上书乞请将《伤寒论》纳入医官选拔的考试科目："乞诸县主客不及万户补医学一人，万户以上二人，每及万户增一人，至五人止。除合习医书外，兼习张仲景伤寒方书，委本州差，补试依得解举人例，免丁赎罪。"（《宋会要辑稿》职官三六之一一三）有关知州赵偁的记载较少，苏轼撰写的《赵偁可淮南转运副使制》谓："汝昔为文登守，而海隅之民至今称之，推文登之政达之齐鲁，刑平赋简所部以安。"可以看出，他忧国忧民，笃意实干，为民所称。也许是登州地处滨海，民众多感伤寒之疾，像嘉祐五年补试《神农本草》一样，他发现《伤寒论》在"医经中为切用"，于是建议在地方医学教育与考试中增加张仲景伤寒方书的内容。

神宗皇帝同意了他的上书，诏礼部立法，遂推行于全国各州县。礼部奏："诸医生京府节镇十人，内小方脉三人；余州七人，小方脉二人；县每一万户一人，至五人止；三人以上小方脉一人。遇阙，许不犯真决人投状，召保差官于所习方书试义十道，及五道者给帖补之，犯公罪杖以下听赎。大方脉习《难经》、《素问》、张仲景《伤寒论》兼《巢氏病源》二十四卷，小方脉习《难经》兼《巢氏病源》六卷、《太平圣惠方》十二卷，遇医学博士、助教阙，选医生术优效著者充从之。"（《续资治通鉴长编》卷三百三十五）作为大方脉科必修与考试科目的《伤寒论》，进入了官方的医学教育体系。

崇宁二年（1103），徽宗别置太医学，教养上医，隶于国子监。仿照三学之制，分科教导，实行三舍法，其试补考察皆仿太学立法。将原来的九科合并为三大科：一为方脉科，通习大、小方脉、风、产；二为针科，通习针灸、口齿、咽喉、眼耳；三为疡科，通习疮、肿、伤、折、金疮、书禁。各科学习的内容也随之改变，三科共同修习的有五部医书：《素问》《难经》《巢氏病源》《补注本草》《千金方》。除此之外，方脉科则兼习《王氏脉经》张仲景《伤寒论》。针科兼习《黄帝三部针灸经》《龙本论》。

疡科兼习《黄帝三部针灸经》《千金翼方》。考试分三场，第一场三经大义五道：方脉科试《素问》《难经》《伤寒论》；针、疡科试《素问》《难经》《三部针灸经》（《宋会要辑稿》崇儒三之一一）。从此，《伤寒论》在中央医学教育考试体系中占有了一席之地。

宣和二年（1120）七月，蔡京罢相后，其所实行的许多改革被取消，太医学也在其中（《宋会要辑稿》崇儒三之二五）。南宋时期，太医局虽在孝宗时有短暂罢废，但教学与考试的基本情况除规模较小外与北宋大要相当（王振国，2006：240-251）。乾道年间对太医局教育与考试的规定与元丰六年的礼部立法并无二致，《伤寒论》仍是大方脉科的考试内容（程迥，《医经正本书》）。嘉定五年（1212）在何大任编纂的《太医局诸科程文格》中，以《伤寒论》为依据对病症的诠释是"假令义"这一题型的主要内容。《伤寒论》在官方医学中的重要地位在南宋也一直延续。

四、宗经称圣：朱肱伤寒学术的转向

在宋代《伤寒论》"经典化"的过程中，朱肱是最为关键的人物。朱肱，字翼中，自号无求子，吴兴人，哲宗元祐三年（1088）进士，后除医学博士，精于伤寒。政和五年（1115），坐东坡诗贬达州，次年以宫祠召还（厉鹗，《宋诗纪事》卷四十李保《题朱翼中北山酒经并序》）。他的《活人书》将《伤寒论》的主要内容以问答的形式重新编排。他遵循六经辨证，强调脉诊与证候合参，重视伤寒与热病、风温等相类症状的区别，补充仲景方药之未备，对后世的伤寒研究产生了巨大影响。《活人书》在宋代被多次刊刻。是书初名"伤寒百问"，作于元祐四年（1089），成于大观二年（1108），后张蒇刊刻时易名为《南阳活人书》。朱肱遣其子于政和元年（1111）进上。政和八年（1118），朱肱"过方城，见同年范内翰云：'《活人书》详矣，比《百问》十倍，然证与方分为两卷，仓促难检耳。'及至潍阳，又见王先生云：'《活人书》京师、成都、湖南、福建、两浙凡五处印行，惜其不曾校勘，错误颇多。'遂取缮本，重为参详，改一百余处，及并证与方为一卷，因命工于杭州大隐坊镂板，作中字印行，庶几缓急易以检阅。"（朱肱，《活人书自序》）今《伤寒百问》与《重校证活人书》二书皆存。两相对照，改动之处甚多。这些改动一方面固然考虑到读者检阅的方便，另一方面也反映了朱肱伤寒思想的变化，而这一变化在《伤寒论》一书的"经典化"过程中有着重要意义。

现存《伤寒百问》的最早刊本是元代燕山活济堂刊本《伤寒百问经络图》，藏于日本宫内厅书陵部。此书虽非朱书之旧，但仍保存了《伤寒百问》较早的面貌。今影印收入《海外回归中医古籍善本集粹》第19册。《活人书》系统的版本较多，现存最早的刊本是静嘉堂文库所藏宋刊《重校证活人书》十八卷。今将宋刊本《重校证活人书》与作为朱肱早年医学著作《伤寒百问》后刊本的元代燕山活济堂刊本《伤寒百问经络图》相对照，可以看出《活人书》在《伤寒百问》基础上的增补或删改。

（一）调整结构

二书的最大不同首先是在整体结构上。在问题部分，《伤寒百问》第一问至第十一问，问伤寒六经传变及相关问题。第十二问至第二十三问，问伤寒与伤风、中暑、风温等相似病的鉴别。第二十四问至第三十问，问伤寒发热、恶寒诸证及治法。第三十一问至第五十二问，问表里汗下阴阳。第五十三问至第九十问，问伤寒各种证候及治法。第九十一问至第一百问，问坏伤寒、狐惑、百合、霍乱、劳复食复及妇人小儿伤寒。

《活人书》则按内容重新分卷，卷一论经络，卷二论切脉，卷三论表里，卷四论阴阳，卷五论治法，卷六论伤寒、伤风、热病、中暑、温病、温疟、风温、风疫、中湿、风湿、湿温、痉病、温毒之名，卷七论痰证、食积、虚烦、脚气、与伤寒相似，卷八论发热，卷九论恶寒，卷十论结胸与痞，卷十一论咳逆，卷十二、卷十三论药证，收录《伤寒论》中的方剂，卷十四、卷十五收录《伤寒论》以外的杂方，卷十六论妇人伤寒，卷十七论小儿伤寒，卷十八论小儿疮疹。每卷卷首有序言概括本卷内容，并且问题次序与《伤寒百问》相差较大。

《活人书》百问部分的问题与《伤寒百问》不仅次序不一，而且分合也多不一致。比如，《伤寒百问》第六十四问问呕、第六十六问问干呕，《活人书》则合为第七十七问。《伤寒百问》第七十一问问烦、第七十二问问躁，《活人书》则合为问烦躁（第九十五问）。《伤寒百问》第七十八问问腹胀满、第七十九问腹痛，《活人书》则合二为一（第九十四问）。又如，《伤寒百问》第十二问问伤寒伤风之别，《活人书》则分属问伤寒（第三十八问）、问伤风（第三十九问）。《伤寒百问》第十四问问热病中暑之别，《活人书》分属问热病（第四十一问）、问中暑（第四十二问）。

在方剂部分，《活人书》将妇人伤寒、小儿伤寒、小儿疮疹等原本单独的问题或是《伤寒百问》中随文叙述的内容加以扩充，独立成卷。药方的次序也经过了重新编排，显得更有条理。比如，《活人书》将《伤寒百问》原本置于甘草汤类的桂枝甘草龙骨牡蛎汤、桂枝甘草汤与桂枝人参汤一并归入桂枝汤类。在整体排列上，按照桂枝汤类、麻黄汤类、葛根汤类、柴胡汤类、青龙汤类等进行排序，并以《伤寒论》方为标准，区分正方与杂方。

（二）删减证方

在对病症的描述与方药的选择上，《活人书》较《伤寒百问》有删繁就简的倾向。例如，《伤寒百问》第十二问论伤风曰："伤风之候，脉浮而缓，寸大而尺弱，风至则索索然恶之，冬月手心腋下润，春夏头额汗出，其面光而不惨，烦躁，手足不厥，则桂枝汤、小柴胡汤、萎蕤汤、升麻散、羌活散、独活散、川芎散之类皆主之。"《活人书》则改为："伤风之候，头疼，发热，脉缓，汗出，恶风，当须解肌，宜桂枝汤主之，轻者只与柴胡桂枝汤。"小注谓："败毒散、独活散可选用之。"（《活人书》第三十九问）又如，《伤寒百问》第十四问论中暑治法云："四月以后，天气炎热，可用竹叶汤、白虎加人参汤，服汤已，心下痞者属五苓散，小便利则解。头疼恶心烦躁者，五苓散、香薷圆、白龙圆、消毒圆、黄龙圆、大顺散主之。若着热倒地，不省人事者，干姜橘皮散主之。觉心下不快者，便可用承气汤下之，然后服阳毒散。逡巡闷绝不救者，热也，大蒜散主之。若暑气伏深，累取不差，其人引饮不已者，酒蒸黄连圆主之。伤暑痰逆胃闷等疾，兼治伤寒心热，烦躁，舌出，面赤，而胃寒，不可服凉药，宜服牛胆南星圆。"《活人书》则改为："手足微冷，烦渴口燥，但觉倦怠，四肢却不痛重，其脉微弱，按之无力，白虎汤主之。痰逆恶寒者，橘皮汤主之。不恶寒者，竹叶汤主之。头疼、恶心、烦躁、心下不快者，五苓散

最妙。"（《活人书》第四十二问）

如果加减化裁不计，根据粗略的统计，在百问部分《活人书》相比《伤寒百问》共删去近百首方剂，如麻黄干葛汤、茶调散、小荆芥散、羌活散、川芎散、人参葛根石膏三物汤（以上第十二问）、白龙圆、消毒圆、黄龙圆、大顺散、大蒜散、牛胆南星圆（以上第十四问）、冰解散（以上第十五问）、天门冬汤（以上第十七问）、桂心散、钩藤散（以上第十八问）、豆豉圆（以上第二十问）、细辛散、半夏化痰圆（以上第二十一问）、朱粉丹、恒山甘草汤、恒山竹叶汤（以上第二十二问）、无忧散、神丹圆、神白散（以上第三十五问），等等。这些方剂大多出自《千金要方》《外台秘要》《太平惠民和剂局方》及同时代医者或士人所撰的方书。

此外，《伤寒百问》中的一些治法在《活人书》中也被删去，比如第七十二问引《传信方》云："治阴毒伤寒，烦躁迷闷，不至误人，急用附子一枚可半两者，立劈作四片，干姜一大块，劈作三片，如中指长，糯米一撮。三味，以水一大盏，煎取六分，去滓，如人体温，顿服之，厚衣覆盖，汗出，或不出，候心神定，即别消息服药，慎不得与冷水，如渴，将滓再煎与吃，令人多用有效。"第七十三问："《外台·黄疸部》并《千金》治黄家小便不利而赤色自下出，此为表和里实，宜下之，大黄黄檗栀子消石汤主之。"第八十一问引《杂方》云："得结胸伤寒，呕吐不止，胸膈痞塞，诸药无效，但口中微有气者，可于脐中灸之。并录于此，以备缓急而已。"第八十三问引验方二种："服药无效者，雄黄末二钱，用酒一盏，煎七分，急令病人鼻嗅其热气，即止。又方，用硫黄乳香，等分为末，以酒煎，更令嗅之，亦妙法也。"等等。

（三）增补论述

除了大幅删改方剂，《活人书》较《伤寒百问》也增加了许多内容。张蕆《活人书序》评论《伤寒百问》时说："惜其论证多而说脉少，治男子详而妇人略。铢两讹舛，升降不明，标目混淆，语言不通俗，往往闾阎间有不能晓者。"而在《活人书》中，"前日之所谓歉然者，悉完且备"。在增加妇人伤寒、小儿伤寒等内容之外，《活人书》的增补主要有以下几点。

第一，补充了一些方剂的适应证，较为明显的是桂枝汤、麻黄汤、小柴胡汤等应用广泛的方剂。比如，《伤寒百问》桂枝汤条中所辑录的适应证并不全面，《活人书》在此基础上将《伤寒论》中涉及桂枝汤的其他条目补入其下，并将服桂枝汤后的变证也一并抄录。条目中"太阳病，服桂枝汤，烦不解，先刺风池、风府，却与桂枝汤""若形似疟，一日再发者"至"解外宜服""伤寒，医下之，清谷不止"至"宜大黄黄连泻心汤"等皆是后来补入。

第二，补充了一些病症的脉证与治法。比如恶寒，《伤寒百问》第二十五问仅言其种类与治法，至《活人书》第六十四问则补充了汗出恶寒与背恶寒两种情况的症状与治法。又如，相比《伤寒百问》第三十一问问表证、第三十二问问里证，《活人书》在第十三问中将不可表诸证增补于下，在第十四问中将不可下诸证增补于下，对读者了解用药禁忌有很大帮助。《伤寒百问》第九十二问问伤寒坏病，谓"以时令寒暑燥湿风气不节，脉息与少阳相异，证候与伤寒不同，明当消息其由，以法治之"。《活人书》第三十七问在此之后补充了温疟、风温等证的脉象变化。

第三，《活人书》在对一些病症的分类与论述上愈加细密。比如，《伤寒百问》第四十六问论阴证曰："阴证者头微疼而不甚咽中痛，身亦不热，脉沉细也。"又谓："大抵阴证者，由冷物伤脾胃，阴经受之也。口中味淡，而色及唇皆白而无光，手足冷，脉沉细，情绪亦不因嗜欲，但内伤冷物或损动胃气，遂成阴证。"至《活人书》问阴证（第十八问）则谓："太阴、少阴、厥阴，皆属阴证也。太阴者脾也，少阴者肾也，厥阴者肝也。"之后则详述三阴证的辨证及治法。"何谓太阴证？太阴，脾之经，主胸膈膜胀。《甲乙经》云：邪生于阳者，得之风雨寒暑。邪中于阴者，得之饮食居处，阴阳喜怒。又曰：贼风虚邪者，阳受之；饮食不节起居不时者，阴受之。阳受之则入腑，阴受之则入脏，入六腑则身热，不时上为喘呼，入五脏，则䐜满闭塞，下为飧泄久为肠澼。"云云。《伤寒百问》第八十九问问小便难，答曰："阴虚故也，阴虚，阳必凑之，是以难也。"在此基础上，《活人书》第九十七问细分太阳与阳明两种情况，并补充了治法。又如，《伤寒百问》第八十问问痞证曰："痞有二种：有满而硬者，桂枝人参汤、大柴胡汤、瓜蒂散、甘草泻心汤、小柴胡汤、十枣汤、旋覆代赭汤。阳明病，心下硬满，不可攻之，利不止死。有满而濡者，半夏泻心汤、大黄黄连泻心汤、小柴胡加干姜汤。"至《活人书》第七十七问则将每种方剂的对证又加以细分，如"若关脉浮者，大黄黄连泻心汤主之。若复恶寒汗出者，附子泻心汤主之。病人心下痞，与泻心汤，痞不解，发渴，口燥烦，小便不利者，五苓散主之"云云。

《活人书》在整体结构上的变化反映了朱肱对伤寒的认识日趋系统化。《伤寒百问》以问题为纲，其关注点主要是伤寒病症的治疗与相似症状的鉴别。《活人书》则每卷卷首冠以小序，拈出经络、切脉、表里、阴阳为辨证之纲，以次阐述。卷一谓："治伤寒先须识经络，不识经络，触途冥行，不知邪气之所在。"强调通过问诊与切脉辨明六经证候。卷二阐明问诊与切脉的重要性："治伤寒先须识脉，若不识脉，则表里不分，虚实不辨。"又谓："大抵问而知之，以观其外；切而知之，以察其内，证之与脉，不可偏废。"卷三、卷四则分论表里与阴阳在伤寒辨证中的重要性。卷五论伤寒治法，卷六论热病、中暑等广义伤寒的证治，卷七论痰证、食积等伤寒类似证，卷八至卷十一论伤寒常见症状的鉴别与治疗。《活人书》的重新编排将《伤寒百问》中不太成系统的零散问题归入以经络、切脉、表里、阴阳为纲的辨证思路中。二书相对照可以看出，朱肱对伤寒理论不断进行提炼总结，对伤寒病症的认识也渐趋系统化。

从《伤寒百问》到《活人书》，朱肱对一些病症的认识也发生了变化。比如，他对温病的看法，《伤寒百问》第十六问云："温病有二名，春月伤寒，谓之温病。时气疫疠，亦谓之温病。"《活人书》第四十三问则仅谓"春月伤寒，谓之温病"。将时气疫疠从温病中区分出来，深化了对温病的认识。又比如，《伤寒百问》第七十四问论发斑，分温毒发斑与胃烂发斑，论曰："温毒发斑者，为冬月温暖，人感乖戾之气，未即病发，至春或被积寒所折，毒气未得泄，至天气暄热，温毒始发，则肌肉斑烂瘾疹如锦纹而咳，其治法在温毒门中。若胃烂发斑者，伤寒未下即发斑，下早亦发斑，盖不当下而下之，热来虚入胃，当下而失下，则胃热不得泄，所以皆发斑也。"《活人书》第九十一问则改"胃烂发斑"为"热病发斑"，论曰："热病发斑者，与时气发斑同，或未汗下，或已汗下，热毒不散，表里虚实，热毒乘虚出于皮肤，遂发斑疮瘾疹如锦纹，俗呼麸疮，《素问》谓之疹。"又如，《伤寒百问》第七十八问问腹胀满引《太素》与《素问》：

"《太素》云：'胃中寒则䐜胀。'《素问》曰：'藏寒生满。'又曰：'藏火不及，寒乃大行。民病惊溏腹满，食饮不下，寒中肠鸣。'以此观之，腹胀满者，大率寒证也。"《活人书》第九十四问论腹胀满则仅谓："腹胀满者何也，阴阳不和也。"将腹胀满的病机从寒邪扩大到阴阳不和。在不断的临证实践与理论思考中，朱肱深化了对某些具体病症的认识。

在《伤寒百问》到《活人书》的变化中，最值得注意的是张仲景及《伤寒论》地位的凸显。首先，朱肱对证方的删繁就简中隐含着以《伤寒论》为中心的倾向。在《活人书》中，朱肱所删减的近百首方剂皆非仲景原方。并且，方剂部分以是否属于《伤寒论》中的方剂为标准划分为"正方"与"杂方"两部分，卷十二至卷十五为《伤寒论》一百一十三方，即"正方"。卷十六至卷十八是《伤寒论》之外的"杂方"，其目的是为仲景"补阙"。卷十四谓："仲景药方缺者甚多，至于阴毒伤寒、时行瘟疫、温毒发斑之类，全无方书。今采《外台》、《千金》、《圣惠》、《金匮玉函》，补而完之，凡百有余道，以证合方，以方合病，虽非仲景笔削，然皆古名方也。"这一"补阙"思路的背后，正透露出仲景方的中心地位。一门学科成熟的标志往往是与其他学科边界的划清，仲景方与非仲景方之间的界线分明意味着在朱肱的思想里，《伤寒论》的独特的辨证治方已经从之前混杂的伤寒治疗体系中独立出来，成为具有一定理论凝聚力的学术框架。

其次，在病症的描述上，《活人书》也在向《伤寒论》靠拢。比如，《伤寒百问》第八问云："若无此证，但发热头疼者，误下必死，须行麻黄附子甘草汤小发汗。"《活人书》第三十二问则改"头疼"为"脉沉"，加麻黄细辛附子汤。《伤寒论·辨少阴病脉证并治》云："少阴病始得之，反发热，脉沉者，麻黄附子细辛汤主之。"又比如，《伤寒百问》第十二问云："伤寒之候，脉尺寸俱盛而紧涩，身体拘急而无汗，面色惨而不舒，欲衣偎身，惟觉寒不可过，四体如经捶挞，手足指末微厥，不烦躁，则麻黄干葛汤、小荆芥散、麻黄汤、人参顺气散、麻黄圆之类，皆可汗之。"《活人书》第三十八问则改为"伤寒之候，发热恶寒，头疼，腰脊痛，脉紧，无汗，宜发汗而解，麻黄汤主之"。《伤寒论》"辨太阳病脉证并治"云："太阳病，头痛发热，身疼腰痛，骨节疼痛，恶风无汗而喘者，麻黄汤主之。"《活人书》把对病症的细致观察与描述简化为精练且近于经典的语句。这些细节的改动，无论从内容上还是语言上都是对《伤寒论》的直接继承，反映出朱肱对仲景学说的日渐推重。

最后，也是最重要的一点是，在《活人书》中，朱肱开始称仲景为"圣人"，称《伤寒论》为"经"，这似是宋代最早将张仲景与《伤寒论》称圣称经者。作于大观元年（1107）的《活人书》自序谓："伤寒诸家方论不一，独伊尹、仲景之书，犹六经也。其余诸子百家，时有一得，要之不可为法。"《活人书》卷十四又谓："此一卷载杂方。大率仲景证多而药少，使皆如仲景调理既正，变异不生，则麻黄、桂枝、青龙用之而有余，以后世望圣人难矣。"《活人书》卷十六谓："比见民间有妇人伤寒方书，称仲景所撰，而王叔和为之序，以法考之，间有可取，疑非古方，特假圣人之名，以信其说于天下耳。"《活人书》卷十一："伤寒咳逆，此证极恶，仲景经中不载。"

从《伤寒百问》到《活人书》，在整体结构、病证方药、理论认识上都有许多变化。对整体结构的重新排编，反映出朱肱对伤寒的认识渐趋系统。以仲景之方为中心对方剂的大幅删改，在病证描述上向《伤寒论》日益接近，这些都表明了朱肱逐渐裁汰诸家学说并向经典靠拢。在某种程度上，朱肱可以被视为宋代伤寒学转向以《伤寒论》为中心的风向标，他在学理上促进了《伤寒论》的"经典化"，从《伤寒百问》到《活人书》的改写与增删正是这一转变的反映。

五、《活人书》的影响与南宋伤寒学

《活人书》完成之后，朱肱于政和元年（1111）遣男遗直携书躬诣检院，投进以闻。他希望"委有观采，伏乞宣付国子监，印造颁行。如臣植浅陋，违戾于经，即乞委官参详。然后布之天下，以福群生"（《重校正活人书》卷首《进表》）。此时朱肱虽已致仕退老，却因这次进书而再次被启用。他在《谢表》中说："丘壑之志已坚，桑榆之光无几。辞华衰落，素无翰墨之称；趋操阔疏，谁借齿牙之论。偶缘著述，误被选抡。特起于五湖寂寞之滨，置之在三坟讨论之地。未知一可，先阅两官。不期投老以偷安，乃复弹冠而无仕。此盖伏遇皇帝陛下发明道术，游戏艺文，欲稽上古之书，

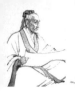
覃及卫生之士。肇新学校，爰择师儒，岂容幽人，而在此选。敢不随缘应世，与物为春。"他被复用之后被任命两官，其一为太医学的教职。太医学即是徽宗崇宁二年（1103）九月为教养上医而设立的"医学"，隶于国子监，实行三舍升降法。朱肱或在此时被选为医学博士，《谢表》中提到的"肇新学校，爰择师儒，岂容幽人，而在此选"即谓此。此外，朱肱还被任命为编类圣济经所检阅官，政和四年（1114）八月三十日《求方书药法诏》谓："令天下应有奇方善术，许申纳本州，逐州缴进以闻，称朕好生之意。差曹孝忠就提举入内医官所编类御前所降方书，差文臣朱肱、刘植充检阅官，候逐路进到奇方善术，并送本部编集，俟书成进呈，仍以政和圣济经为名，下国子监刊印颁行。"（《宋大诏令集》卷二百一十九）

　　朱肱以献书得官，他的《活人书》也得以顺利刊行。楼钥在《增释南阳活人书序》中说："尝闻之老医京师李仁仲之子云：前朝医官虽职在药局方书，而阶官与文臣同。《活人书》既献于朝，蔡师垣当轴，大加称赏，即令颁行。而国医皆有异论。蔡公怒，始尽改医官之称，不复与文臣齿。"（楼钥，《攻媿集》卷五十三）《活人书》的刊行与蔡京对朱肱其人其书的重视密不可分。宰相曾布当政期间，蔡京曾被夺职外放，故"京怀旧恨，与布大异"（陈邦瞻，《宋史纪事本末》卷十一）。徽宗崇宁元年（1102）正月，时任雄州防御推官、知邓州录事参军的朱肱上书弹劾曾布，称自徽宗即位以来，两次日食，一次地震，"人民震死，动以千数。外议皆称自古灾异，未有如此"（黄以周，《续资治通鉴长编拾补》卷十九）。究其原因则是宰相的过失，并将上宰相曾布书随具进呈。朱肱在书信中指责曾布任用私人亲信为台谏之官，又陈说章惇过恶四五事，而当时曾布位在枢府，坐视默然，致使奸臣当道。此次弹劾曾布后不久，朱肱致仕。后蔡京当政，有意为朱肱平反。朱肱在《活人书》前的《谢启》中表达了对蔡京的知遇之情："此盖伏遇太师相公，无心造物，有意为民。以人物升沉为深忧，以世谛俯仰为可愧。苟有一得，不问其他。致兹流落之余，亦在使令之数。敢不激昂晚节，策策下遇。稽首稽心，岂特平日之师仰，断臂抉目，盖将投老以依归。"尽管当时"国医皆有异论"，但蔡京仍决定刊行《活人书》，并以此为契机将医职官阶从原来的武选官阶中独立出来，自和安大夫至翰林医正共设立十四阶医阶。

政和八年（1118），朱肱对《活人书》进行再次修定时，已有京师、成都、湖南、福建、两浙，凡五处印行。"惜其不曾校勘，错误颇多。遂取缮本，重为参详，改一百余处，命工于杭州大隐坊镂板，作中字印行，庶几缓急易以检阅。"（《活人书重校自序》）南宋时，不仅建州、饶州民间各刊旧本，池州公库也有刊校正本（程迥，《医经正本书》）。借助官方与民间的双重力量，《活人书》自南北宋之交以至于整个南宋时期广为流传，产生了深远的影响，推动了伤寒理论的发展。

概括而言，《活人书》影响下的著作大致可分为四种类型，稍加分疏如下。

（一）注释

南宋孝宗年间鄞县王作肃为《活人书》作注，题"增释南阳活人书"。楼钥序之曰："吾乡王君作肃，为士而习医，自号诚菴野人，以《活人书》为本，又博取前辈诸书凡数十家，手自编纂，蝇头细字，参入各条之下，名曰《增释南阳活人书》，可谓勤且博矣。"（楼钥，《攻媿集》卷五十三《增释南阳活人书序》）今明刊本《增注无求子类证伤寒活人书》或即此书。是书收入吴勉学《医统正脉》中，共二十二卷，其分卷情况与宋刊十八卷本《重校证活人书》不同。陆心源跋谓："以宋本校之，前多释音四页、伤寒药性四页、目录十六页。又引《素问》、《灵枢》、《难经》、仲景诸家之说为之注。有双行注者，有低二格双行列于各条后者。肱有自注，与增注不分，大约不引旧说者为肱自注，其引旧说者皆增注也。"（陆心源，《仪顾堂题跋》卷七《明刊类证伤寒活人书跋》）倘以陆心源的标准考察是书[①]，那么其中注释大致包括以下几个方面。

（1）解释辨证的依据。例如，卷三第十三问，"发热恶寒，身体痛而脉浮者，表证也"。小注谓："浮者，阳也。其脉按之不足，举之有余。《素问》云：'寸口脉浮而盛，曰病在外。寸口脉沉而紧，曰病在中。'仲景云：'脉浮者，病在表，可发汗。'又曰：'表有病者，脉当浮。'又曰：'结胸证，脉浮者，不可下。'则知脉浮者，表证也。"

---

① 与宋本相比，《医统正脉》本中的小注除方剂后增加了序号之外并无显著差异，此书是否为王作肃的《增释南阳活人书》尚有疑问。

（2）进一步说明朱肱理论。例如，卷五第三十三问："《外台》云：表病里和，汗之则愈；表和里病，下之则愈。亦只是论表里阴阳以汗下之。"小注谓："《难经》云：'阴阳虚实'者，说脉也。《素问》云：'阴阳虚盛'者，说表里也。仲景论伤寒汗下，故引《素问》表里之意，与《外台》论合矣。"注文说明了朱肱不以脉法而以表里来解释阴阳虚盛的原因。

（3）解释药物作用。例如，卷六第五十问："有汗，桂枝加葛根汤主之。"小注谓："《本草》葛根主作风有湿，加葛根也。"

（4）补充疾病症状。例如，卷六第五十问："若审知刚痓，胸满口噤，其人卧不着席，脚挛急，咬齿，当行大承气汤。"小注谓："《外台》云：热而痓者，死。热病痓者，反折、瘛疭、齿噤龂也。"

（5）注明方剂出处。例如，卷六第四十九问："白虎加苍术汤主之。"小注谓："此方出《伤寒微旨》，亦仿《金匮》白虎加桂汤。"这些注释将朱肱的理论进一步补充，大有功于《活人书》的接受与传播。

（二）歌括与概要

对《活人书》进行删减、概括是南宋继承与发挥朱肱伤寒学术思想的重要形式。其中主要包括歌括与概要两种形式。以歌括形式继承《活人书》的著作有许叔微的《伤寒百证歌》、李知先的《活人书括》、钱闻礼的《伤寒百问歌》、杨士瀛的《伤寒类书活人总括》。非歌括类的概要主要有汤尹才的《伤寒解惑论》、许叔微的《活人指南》、李柽的《伤寒治法撮要》。

1. 许叔微的《伤寒百证歌》

许叔微（1080—1154），字知可，真州人。家世通医，幼失怙恃，遂刻意方书。建炎初真州大疫，活人无数。绍兴二年（1132）进士，除临安府府学教授。

现存最早的《伤寒百证歌》是元刊本，共五卷，是书将《伤寒论》中的证候治法等内容编为一百首七言歌诀。在这百首歌诀中，近三分之二的内容是对《活人书》的直接概括。许叔微论述伤寒的框架实际上正是本于

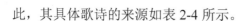

此，其具体歌诗的来源如表 2-4 所示。

表 2-4　《伤寒百证歌》与《活人书》内容对照表

《百证歌》	《活人书》	《百证歌》	《活人书》	《百证歌》	《活人书》	《百证歌》	《活人书》
第一证	—	第二六证	第 41 问	第五一证	第 90 问	第七六证	第 67 问
第二证	—	第二七证	43-46 问	第五二证	第 71 问	第七七证	—
第三证	第 13 问	第二八证	47-49 问	第五三证	第 72 问	第七八证	—
第四证	第 14 问	第二九证	第 50 问	第五四证	第 92 问	第七九证	—
第五证	第 17 问	第三十证	51-54 问	第五五证	第 73 问	第八十证	—
第六证	—	第三一证	—	第五六证	第 87 问	第八一证	第 22 问
第七证	第 36 问	第三二证	—	第五七证	第 91 问	第八二证	第 70 问
第八证	第 16 问	第三三证	—	第五八证	第 94 问	第八三证	第 82 问
第九证	—	第三四证	—	第五九证	—	第八四证	第 58 问
第十证	第 15 问	第三五证	—	第六十证	—	第八五证	—
第十一证	第 1-6 问	第三六证	—	第六一证	—	第八六证	第 85 问
第十二证	第 36 问	第三七证	—	第六二证	—	第八七证	第 84 问
第十三证	第 21 问	第三八证	—	第六三证	—	第八八证	第 96 问
第十四证	第 20 问	第三九证	第 55 问	第六四证	—	第八九证	第 97 问
第十五证	—	第四十证	第 57 问	第六五证	—	第九十证	第 98 问
第十六证	—	第四一证	第 58 问	第六六证	—	第九一证	第 95 问
第十七证	—	第四二证	第 61 问	第六七证	第 68 问	第九二证	第 99 问
第十八证	—	第四三证	第 62 问	第六八证	—	第九三证	第 100 问
第十九证	第 25 问	第四四证	第 63 问	第六九证	第 93 问	第九四证	—
第二十证	第 26 问	第四五证	第 63 问	第七十证	第 81 问	第九五证	第 19 卷
第二一证	第 26 问	第四六证	第 28 问	第七一证	第 80 问	第九六证	—
第二二证	第 30 问	第四七证	第 75 问	第七二证	—	第九七证	—
第二三证	第 39 问	第四八证	第 76 问	第七三证	—	第九八证	—
第二四证	第 39 问	第四九证	第 88 问	第七四证	第 29 问	第九九证	—
第二五证	第 40 问	第五十证	第 89 问	第七五证	第 66 问	第一百证	—

　　许叔微虽然对伤寒的理解虽然是建立在朱肱的框架上，但在辨证的细节上，常常自出新意，在朱肱的基础上有进一步发展。许叔微辨证伤寒沿

袭了朱肱从经络、阴阳、表里、证脉出发的思路，他说："仲景有三阴三阳，就一证中，又有偏胜多寡，须是分明辨质，在何经络，方与证候相应，用药有准。"（许叔微，《伤寒九十论》）朱肱伤寒辨证强调表里、阴阳，许叔微则独标表里虚实，谓："大抵调治伤寒，先要明表里虚实，能明此四字，则仲景三百九十七法，可坐而定也。"（《伤寒九十论》"伤寒表实证第七十八"）朱肱所谓表里，指"有表证，有里证，有半在表半在里，有表里两证俱见，有无表里证。在表宜汗，在里宜下，半在里半在表宜和解，表里两证俱见随证渗泄，无表里证用大柴胡汤下之"（《活人书》卷三）。朱肱所谓阴阳，指阴证、阳证（《活人书》卷四）。而许叔微则第一次提出了伤寒表实证的概念，《伤寒九十论》"伤寒表实证第七十八"："或问伤寒因虚，故邪气得以入之。今邪在表，何以为表实也？予曰：古人称邪之所凑，其气必虚，留而不去，为病则实。盖邪之入也，始因虚，乃邪居中反为实矣。"他所谓表里虚实，"有表实，有表虚，有里实，有里虚，有表里俱实，有表里俱虚。仲景麻黄汤类，为表实而设也；桂枝汤类，为表虚而设也；里实，承气之类；里虚，四逆、理中之类；表里俱实，所谓阳盛阴虚，下之则愈也；表里俱虚，所谓阴盛阳虚，汗之则愈也"（《伤寒九十论》"伤寒表实证第七十八"）。他在《伤寒百证歌》《伤寒发微论》《普济本事方》中多次强调这一点，并以之作为辨识伤寒的总纲。

朱肱伤寒辨证，强调以脉与证为主辨识相似症状。比如，阳毒发狂与蓄血如狂（《活人书》第八十九问），谵语与郑声（《活人书》第九十一问），诸种身体痛（《活人书》第六十九问），诸种伤寒下利（《活人书》第九十五问）等。许叔微沿袭了这一思路，对更多的症状进行了分析。比如，《伤寒九十论》"阳明蜜兑证第七"中论阳明大承气证与阳明蜜兑证云："二阳明证虽相似，然自汗小便利者，不可荡涤五脏，为无津液也。然则伤寒大证相似，脉与证稍异，通变为要，仔细斟酌。"又如，《伤寒九十论》"少阴证第三十二"辨伏气与少阴证云："仲景论伏气之病，其脉微弱，喉中痛，似伤寒，非喉痹也，实咽中痛，今复下利。仲景少阴云：病人手足俱紧，反汗出者，亡阳也，此属少阴证，法当咽痛而复利。此证见少阴篇。今人三部俱紧，而又自汗咽痛下利，与伏气异。然毫厘之差，千里之谬，须讲熟此书，精详分别，庶免疑惑矣。"由此可见许叔微的辨

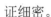

证细密。

2. 李知先的《活人书括》

李知先（1171—1250），字元象，号双钟处士，约孝宗乾道年间人。他将《伤寒百问》次韵成歌，便于记诵，因名曰"活人书括"。

《活人书括》卷首有乾道丙戌（1166）李知先《自序》陈说其撰述原委："尝观论伤寒，自仲景而下，凡几百家。集其书则卷帙繁挐，味其言则旨意微深。最至当者，惟《活人书》而已。余留心此书，积有年矣，犹恐世医未得其要领，于是撮其机要，错综成文，使人人见之，了然明白，故目之曰《活人书括》。即一证作一歌，或言之未尽，则至于再、至于三。虽言辞鄙野，不能登仲景之门、升百家之到，然理趣渊源，几于简而当者矣。"

是书现存版本主要有三个系统，15 世纪中叶朝鲜金礼蒙主持编纂完成的大型类书《医方类聚》中收录了《活人书括》，题"伤寒活人书括"。所收《活人书括》分别见于卷三十一、卷三十二、卷五十五、卷六十三。稍后的版本有《类编伤寒活人书括指掌图论》十卷本、《伤寒图歌活人指掌》五卷本、《新刊图注指南伤寒活人书指掌》四卷，这三个版本皆与元吴恕《伤寒指掌图》合刊。相较而言，《医方类聚》收录本保存了《活人书括》早期刊本的面貌。其内容大致可以分为几个部分。第一部分通论伤寒病治疗的主要问题，包括伤寒赋、伤寒诗、诊脉诀、三阴三阳经、阴阳所属、阴阳传变、阴阳受病，寒邪或首尾只在一经、阴阳用药活法、三阴三阳证、伤寒正名十六件、类伤寒证几个类目，无歌诀。第二部分论述伤寒各种症状及治法。包括三阴三阳脉歌、三阴三阳歌、表里歌、一十六证伤寒歌、伤寒两感歌、类伤寒歌、四证歌、三阳合病歌、并病歌、狐惑歌、蛔厥歌、伤寒问答四十六证歌，皆为歌诀。第三部分为伤寒表里证论与伤寒遗事，无歌诀。第四部分为药评，这一部分包括对诸承气汤、大柴胡汤、小柴胡汤、大青龙汤、白虎汤、麻黄桂枝汤、桂枝石膏汤、十枣汤、圣散子方共九组方剂的评论，以及炮炙煎煮法。

《活人书括》的内容大部分是对朱肱《活人书》的重新编排与歌括，其中也有对朱肱论说的解释与补充。比如，《药评》部分"诸承气汤、大柴胡汤条"引朱肱言曰："大承气最紧、小承气次之，调胃承气汤又次之，大柴胡汤又次之。"李知先按云："愚意消息，大凡汤中芒硝者为紧，无者次之。"《伤寒问答四十六证歌》"头疼"则指出了朱肱关于三阴证无头疼之说的前后矛盾之处："《活人书》云：三阴无头疼，唯厥阴有头疼。至吴茱萸证却云：干呕吐涎沫，头疼，属少阴。以此论之，少阴亦有头疼，但稀少耳。"

李知先以《活人书》的论说为本，但对朱肱之说亦不盲从，而是参详诸书，强调临床辨证论治的重要性。在《药评》"白虎汤"条中，朱肱谓夏日当戒白虎汤，李知先引录《证治论》中孙兆之说，谓须临时看证用之，若夏月果见麻黄桂枝汤证则不避，然虚弱人、老人，不可亦用白虎，故谓"已上所说多不同，大抵随时审证，当用即用，不可执一说也"。又如，对朱肱引录的圣散子方，李知先通过分析此方的药物组成，尝试理解苏轼之意，并对此方"不问阴阳二证皆可服之"的用药方法提出批评，强调下药需辨证论证。《药评》"圣散子"条谓："术、附、豆蔻、良姜皆是燥而去湿者，恐黄州濒江地多卑湿，而黄之居人所感者，岂非中湿而致然耶？不尔，则是年年雨水，浸淫雨水得此疾，所以服此药而多愈也。苟非此而服之果能不误病者乎？又言疫气流行之时，平旦以此药煮一釜，不问老幼贵贱皆令服之，则疫气不入。其问东坡所以神此方者，恐其用意在此而不在彼也。且如疫气之为病，四时所感亦不同，当其未发之前，藉此以驱除不祥之气，则有此理。若病证已见，则便有阴阳之分，四时各有治法，当随其证而用之，岂可专用此方哉。况今之愚医，不辨方脉，惑于不问阴阳二证之说，以疗诸经伤寒，岂不谬哉。夫此方在世，犹杼轴之有经，一成而不可变者也，伤寒之于人，犹杼机之有纬，往来之变，其可穷乎？苟有活人之心者，不可不以此说而广之。"故"必在察脉以观其表里，辨证以审其汗下，然后投之以药，疾乃可得而愈也。若不能求之于此，而传授以古方，谓可以愈疾者，恐或未然"。

3. 钱闻礼的《伤寒百问歌》

钱闻礼，宋绍兴中为建宁府通判，好医方，尤精于伤寒。《（至元）嘉禾志》卷十五绍兴三十年（1160）梁克家榜有钱闻礼，《（嘉靖）嘉兴府图记》卷十七小注谓"闻诗弟"。

《宋史》"艺文志"著录钱闻礼《钱氏伤寒百问方》一卷。《文渊阁书目》《菉竹堂书目》皆著录作《伤寒百问歌》。

是书今有元刊本,题"类证增注伤寒百问歌",四卷。前有至大己酉(1309)腊月武清詹清子子敬序。是书为汤尹才《伤寒解惑论》与钱闻礼《伤寒百问歌》二书合刻。卷一为《伤寒解惑论》,卷二至卷四为《伤寒百问歌》。百问部分实际仅有九十三首歌诀,每首七言,字数不等,悉据《活人书》改编而成,大约每问括为一歌。每首歌诀间有小注标名出处,其中引作"前集"者即朱肱《活人书》。是书可以说是《活人书》的简编本,作者自己的发明不多。它的撰写成书本身就是《活人书》广泛影响的体现。元詹子敬序谓钱氏乃"朱朝奉之忠臣",正是从这个角度对它的评价。

4. 杨士瀛的《伤寒类书活人总括》

杨士瀛,字登父,号仁斋,福建三山人,约南宋理宗时人,始末无考,著有《仁斋直指方论》《仁斋直指小儿方论》《伤寒类书活人总括》等。《伤寒类书活人总括》一书共七卷,卷一为"活人证治赋",将伤寒病名及治法括为一赋,附小注加以说明;卷二为"伤寒总括",分"调理伤寒统论""阴阳虚盛用药寒温辨义""表里虚实辨义""六经用药格法"为治疗伤寒立法辨义;卷三至卷六为"伤寒证治",论伤寒及类似疾病的症状及治法,将每一症编为七言歌诀,每首歌诀下有解释说明;卷七论伤寒用药、禁忌及小儿妇人伤寒。

杨士瀛对朱肱非常推重,《活人总括》卷一谓:"伤寒格法,张长沙开其源,朱奉议导其流,前哲后贤,发明秘妙,吾儒之孔孟矣。世有谓《伤寒论》其辞艰深,亦有以问答繁多,增益意度,议《活人书》者多见,其不知量也。"甚至将张仲景与朱肱并称为"活人宗师"(《活人总括》卷一)。

朱肱在诊病中非常强调脉证相参,《活人书》卷二谓:"大抵问而知之,以观其外;切而知之,以察其内。证之与脉,不可偏废。"杨士瀛继承了朱肱这一诊断方式。《仁斋直指方论》卷一《问病论》:"脉之与证相依而行。脉者,所以剖其证之未明;证者,所以索其脉之犹隐。据脉以验证,所谓得手应心者是尔;问证以参脉,所谓医者意也是尔。"《仁斋伤寒类书》卷二《伤寒总括》谓："伤寒汗下温之法，最不可轻，据脉以验证，问证而对脉。"又谓："审脉问证，辨名定经。"《仁斋伤寒类书》卷六《阳证似阴阴证似阳》："欲知的定，当推原反本，察色听声，辨以六经，参以外证，徐徐焉据脉验之，数热迟寒，阴阳别矣。"这些都强调了论治伤寒首先要通过外部症状与脉象确诊病位病性。

朱肱在《活人书》中把以经络为中心的六经辨证提升为首要的诊断方式，书中每一方剂下皆注明六经病的归属。在具体诊病过程中，杨士瀛也始终遵循着这一思路，重视辨别疾病的六经归属。比如，《伤寒类书活人总括》卷二《伤寒总括》："太阳者，阳证之表也。阳明者，阳证之里也。少阳者，二阳三阴之间。太阴少阴厥阴又居于里，总而谓之阴证也。发于阳，则太阳为之首，发于阴，则少阴为之先。"《伤寒类书活人总括》卷三《风温湿温》："湿温病，在太阴经。"《伤寒类书活人总括》《湿毒中暑》："中暑者，病在太阳。""湿温者，湿热相搏致之，病在太阴。"《伤寒类书活人总括》卷四《发热》："发热多属三阳，太阴厥阴皆不发热，惟少阴有反热二证，然少阴发热，终是脉沉，或下利手足冷也。"《伤寒类书活人总括》卷四《头痛》："头痛属三阳，阳明少阳皆有之，而太阳则专主是也。太阳专主头痛，则头痛之属表证者居多，阳明少阳又次而轻耳。"《伤寒类书活人总括》卷五《大便下利》："下利须别阴阳，三阳下利身热，太阴下利手足温，少阴厥阴下利身凉无热，此大概也。"

朱肱综合运用表里、虚实、寒热、阴阳来辨别疾病的属性。其论表里，分表证、里证、表里两证俱见、无表里证、表热里寒、表寒里热，条分缕析，汗下有法。其论阴阳，分阴证、阳证、阴毒、阳毒、阴证似阳、阳证似阴、阴盛隔阳、厥逆、蛔厥、阴阳易，辨别入微，随证给方。杨士瀛在此辨证思路的基础上又将许叔微的表里虚实融合进去，《伤寒类书活人总括》卷二《表里虚实辨义》："伤寒治法，内则审脉，外则审证，大要辨表里虚实为先。病在表，有表虚，有表实；病有里，有里实，有里虚。又有表里俱虚，表里俱实，毫厘之分，贵乎早辨。"又如，《伤寒类书活人总括》卷六《怫郁》辨伤寒怫郁症，"大便硬而气短者，实也；汗下后而得哕者，虚也。若虚若实，当详审之"。

此外，《伤寒类书活人总括》中的方剂也有一部分来自《活人书》。例如，

《伤寒类书活人总括》卷七《药方》谓："本祖《南阳活人书》，其详见于《伤寒百问》。"

5. 汤尹才的《伤寒解惑论》

汤尹才的《伤寒解惑论》是以朱肱《活人书》为依据撰写的一篇讨论伤寒症候的著作。汤尹才，号龙溪隐士，福建龙溪人。是书单行本未见，皆附刊于元刊本《类证增注伤寒百问歌》。卷一为《伤寒解惑论》，《伤寒解惑论》前有乾道癸巳（1173）汤尹才序，《伤寒解惑论》后有淳熙壬寅（1182）韩玉跋。据森立之《经籍访古志》，是书有明刊本，为初明人据至大刊本重刊，又有明万历壬子刘龙田刊本，盖坊刻。15世纪朝鲜金礼蒙纂辑《医方类聚》，将此论收入卷三十二中。

汤尹才对朱肱的伤寒学说评价甚高，谓："本朝政和之初，有朱肱奉议致仕，将仲景之书，析为百问，该载诸说，首尾几二十一年，前后仅九万余字，遣男直诣阙投进，被旨令国子监镂板颁行天下，寥寥千百年间，使仲景之书，大备于我宋，神而明之，固有所待，使君臣无夭枉之期，夷夏有延龄之望，岂小补哉。"（汤尹才，《伤寒解惑论》）是书所论，多本于朱肱《活人书》。其中"论虚烦烦躁"与"论伤寒、中暑、中湿、风湿、湿温等"皆称"《百问》有方"，其他数条多引朱肱原文，稍变以己意，其出处如表2-5所示。

表2-5　《伤寒解惑论》与《活人书》内容对照表

《伤寒解惑论》	《活人书》
论不妄汗下	第三十一问、第三十二问
辨伤寒、中暑、中湿、风湿、湿温等	第三十八问至第五十问
辨阴证似阳与阳证似阴	第二十五问、第二下六问
辨热厥与冷厥	第二十八问
论大便不通有不可攻者	第九十九问
论小便不利有不可利者	第九十七问
辨谵语郑声	第九十二问
论白虎汤与五苓散证	第四十一问、第七十三问
辨虚烦烦躁	第五十四问、第九十五问
论伤寒两感	第三十九问

《伤寒解惑论》	《活人书》
辨阴毒阳毒	第二十一问
论温病	第四十六问
辨结胸痞证	第七十六问、第七十七问
论伤寒多眠	第八十六问
论劳复食复及阴阳易	第三十问

《伤寒解惑论》可以目之为朱肱《活人书》的精简荟要版，发明不多。

此外，概要《活人书》的非歌括类著述还有许叔微的《活人指南》与李梃的《伤寒治法撮要》。楼钥的《增释南阳活人书序》谓："许学士知可近世推尊其术，《本事方》之外为《活人指南》一书，谓伤寒惟《活人书》最要、最备、最易晓、最合于古典，余平日所酷爱。"（楼钥，《攻媿集》卷五十三）程迥的《医经正本书》谓："梃又作《伤寒治法撮要》，发明《活人书》，去其繁芜，撮其精要。"二书今皆佚失。

（三）征引与继承

《活人书》在南宋的影响非常广泛，许多有关伤寒的著述对朱肱的伤寒学术思想都有直接的征引或间接的继承。《活人书》的征引与继承主要有以下几种。

1. 李梃的《伤寒要旨》

李梃，字与几，姑孰人。宣和辛丑（1121）进士，以易学名。著有《易说》《伤寒要旨》《小儿保生方》等。其《伤寒要旨》一书以方剂为类目将《伤寒论》的内容加以重新排列。李梃在《伤寒要旨自序》中说明其编纂义例谓："予虑学者开卷之初，未易得其端绪，遂以仲景论所用药方，凡一百四道，每方为一门。凡证之用此方者，悉列于左，于本论无一字遗落。"是书卷二"白虎汤"条引《百问方》一则，谓："《百问方》表寒里热则用白虎，此乃反之，恐误也。"《百问方》可能指朱肱的《伤寒百问》，此则引文见于《伤寒百问》卷三第四十四问，亦见于《活人书》卷三第十七问。是书本以编录《伤寒论》原文为主，引他书者仅有《金匮要方》《千金方》《伤寒百问》各一处。由此可见李柽对朱肱此书的重视。

2. 郭雍的《伤寒补亡论》

郭雍（1091—1187），字子和，少时从其父习儒学，后隐居峡州，号白云先生，精于《易》。淳熙初，学者裒集二程、张载、游酢、杨时、郭雍父子七家为《大易粹言》行于世。著有《伤寒补亡论》二十卷。

《伤寒补亡论》一书以张仲景《伤寒论》论治有阙，取《素问》、《难经》、《脉经》、《千金方》、庞安时、朱肱、常器之等诸家学说补充仲景之论。据王兴臣的统计，《伤寒补亡论》一书共引用《活人书》54处，采方20首（王兴臣，1991：7-10），在对同时代医家的征引中位列第三。对于诸家论述，郭雍经过辨析后方确定去取。比如，《伤寒补亡论》卷十四"阳毒五条"："雍曰：伤寒阴阳二毒，最为疾势重者，张仲景有升麻、甘草二汤，今竟不见于仲景书中，惟《脉经》载其论证二篇，《千金方》中略言之。今二汤用药加减与仲景异同，《金匮要略》复合为一，曰阴毒阳毒，升麻鳖甲汤主之。前后诸方书皆无是说。然二疾冰炭也，用药正相反。诸书之间虽有升麻、甘草二汤方，味皆同，又与《要略》异。以此不能无疑。惟《活人书》二方用药不同，最为当理，第不见《活人书》升麻汤所出方书，想朱氏必有所据。今从《活人书》用二药。"朱肱的《活人书》为《伤寒补亡论》一书提供了许多治法与药方，这些治法药方与其他医家的不同之处也促使郭雍进一步思考伤寒学术之深趣，促进了其伤寒思想的发展。

3. 孙志宁的《伤寒简要十说》

孙志宁（1121—1190），永嘉人，师从陈言，著有《增修易简方论》。是书不见于诸家书志著录，唯收录于《医方类聚》卷三十四《王氏易简方》下，题"孙氏志宁伤寒简要十说"。此十说中有四说来自朱肱的《活人书》，其中第三说论伤寒头疼数证源于朱肱《活人书》卷九第二十九问，第四说论手足厥冷来自《活人书》卷四第二十八问，第五说论伤寒腹痛源于《活人书》卷十一第九十四问，第六说论伤寒自利本于《活人书》第十一卷九十六问，第七说至第十说则直接承袭《伤寒十劝》，而《伤寒十劝》也是本于《活人书》。

《伤寒十劝》，李子建撰，《管见大全良方》谓："李氏子立作《伤寒十劝》，虽未能尽圣人之万一，其中多有可取，亦不出《活人》之书，仆取其捷见，并录于后。"（金礼蒙等编，《医方类聚》卷三十《伤寒十劝》）今明刊《医统正脉全书》本《活人书》后附《伤寒十劝》，题李子建撰，共十条，其内容较为简单，大致教人辨别阴阳。例如，阳证不可服热药，伤寒在里不可轻用发汗药等，亦承《活人书》之余绪。

4. 陈自明的《管见大全良方》

陈自明（1190—1270），字良甫，临川人，著有《管见大全良方》《妇人大全良方》《外科精要》等。《管见大全良方》今佚，仅有部分见于《医方类聚》中。陈自明在书中对朱肱也大加称赏，他说："政和间，朱奉议肱编而为《活人书》，详观方论，意义纤悉具载，可谓尽善尽美，皆本于仲景之本，及诸家之善，真千古不朽之良方。"（金礼蒙等编，《医方类聚》卷三十"伤寒十劝"条）又谓："若表里不分，攻之不愈，其证疑惑，便不可轻易深进药饵，当与明了医者商议，以病合证，以证合方，要依经典（小注：《活人书》也）而投之，未有不安者也。"《医方类聚》征引《管见大全良方》有关伤寒的共二十六则，从伤寒总论《感冒证治》篇到具体的伤寒各种症候如《伤寒在里证治》《伤寒表里不解证治》《伤寒表里两证俱见证治》等，大多来自对《活人书》的概括与征引。

（四）辩议

《活人书》成书后，在当时就有许多医家提出了不同意见，"国医皆有异论"（楼钥，《攻媿集》卷五十三《增释南阳活人书序》）。朱肱"尝过洪州，闻名医宋道方在焉，因携以就见。宋留肱款语，坐中指驳数十条，皆有考据，肱惘然自失，即日解舟去"（方勺，《泊宅编》卷七）。《活人书》虽号为仲景之功臣，但远非尽善尽美。南宋时对《活人书》进行辩议纠误的著作有两部。

其一是程迥的《活人书辨》。程迥字可久，号沙随先生，应天宁陵人，避乱徙居余姚。隆兴元年（1163）进士，历知泰兴、德兴、进贤、上饶诸

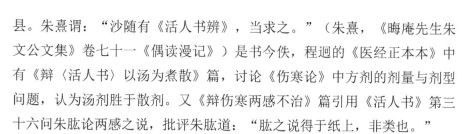

县。朱熹谓:"沙随有《活人书辨》,当求之。"(朱熹,《晦庵先生朱文公文集》卷七十一《偶读漫记》)是书今佚,程迥的《医经正本本》中有《辩〈活人书〉以汤为煮散》篇,讨论《伤寒论》中方剂的剂量与剂型问题,认为汤剂胜于散剂。又《辩伤寒两感不治》篇引用《活人书》第三十六问朱肱论两感之说,批评朱肱道:"肱之说得于纸上,非类也。"

其二是卢祖常的《拟进活人参同余议》。《续易简方论后集》卷三卢祖常曰:"遇尝究朱肱之误,著于《拟进活人参同余议》之中矣。"(金礼蒙等编,《医方类聚》卷三十四《卢氏祖常辩孙氏伤寒》)丹波元胤《医籍考》《续易简方论》条下有按语谓:"卢祖常,永嘉人,别号砥镜老人。书中称'愚少婴异疾,因有所遇,癖于论医,吾乡良医陈无择先生每一会面,必相加议。'据此,祖常为绍兴已后人。"(丹波元胤,2007:362)卢祖常有《辩孙氏伤寒》一篇,批驳孙志宁《伤寒简要十说》,文中又多对孙氏厉语相加,如谓"孙氏每发一言,便涉谬妄""孙氏往往不闻肱书之不尽善,但采其易简之言而愚世耳"云云,多以偏概全。以此推之,其《拟进活人参同余议》亦不外如是之作。

朱肱的《活人书》以编类精当、证方详明而在南宋广为流行,成为医者与士人研习《伤寒论》的重要参考著作。在《活人书》问世刊行后的许多年里,中人之才如钱闻礼、汤尹才等则将《活人书》的内容提炼为歌括或短论,扩大了《活人书》的影响;而高明者如许叔微、杨士瀛等在朱肱的基础上继续发展,推动了伤寒辨证论治的进一步细化。此外,一些士人也对《活人书》钦赖有加,比如陈造(1133—1203),他在《题活人书》中说:"予为举子时,朱肱《伤寒活人书》爱而读之,《百问》十一卷略能上口。或曰:'治伤寒祖仲景,是何为者?'予惑之,后问友人侯元英:'是书多称仲景,能无遗说乎?'曰:'是不惟于仲景无遗说,曲通傍畅,凡伤寒书几尽矣。'元英良医,人所服,予所敬者,然后知说者之妄,愈益爱其书。得是善本,表里六经课诵之,并识之以诒子孙。"(陈造,《江湖长翁集》卷三十一)

朱肱的《活人书》不仅在南宋流传广泛,在金地也影响深远。刘完素(1110—1200)《素问玄机原病式》谓:"近世朱奉议,多得其意,遂以本仲景之论,而兼诸书之说编集作《活人书》二十卷,其门多,其方众,其

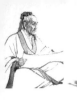
言直，其类辨，使后之学者易为寻检而施行，故今之用者多矣。"《活人书》的影响一直延续到元明清，元代理学家吴澄（1249—1333）在为戴启宗撰写的《活人书辨序》中说："（《活人书》）书成之初，已有纠弹数十条者，承用既久，世医执为伤寒律令。"（吴澄，《吴文正集》卷十九）嘉靖二十四年（1545），江瓘为刊刻成无己《注解伤寒论》撰写的序中批评当时医界的弊病道："《脉诀》出而《脉经》隐，《百问》行而《伤寒论》乖，譬之俗儒，专诵时文而昧经传，其失均也。"五百多年后，《百问》竟有取代《伤寒论》之势，这是朱肱当日远不曾想见的境况。

六、促成《伤寒论》"经典化"的因素

宋代是《伤寒论》地位逐渐上升直至在制度上确立其经典地位的关键时期。从北宋初年的"虽藏之书府，亦阙于雠校，是治病之流，举天下无或知者"（孙奇，《伤寒论序》），到成为官方教育体系里重要的医学经典，在这一过程中，许多因素发挥了作用，促成了《伤寒论》的"经典化"。

疫疾的频发是刺激《伤寒论》被广泛接受与应用的外部条件。郭志松统计了北宋各时期的疫疾，发现仁宗时期（1023—1063）发生的疫疾次数远远高于其他时期。由于人口持续的向南迁移，新的贸易形式出现，城镇逐渐繁荣，大部分流行病发生在南方。南方的疫疾引发的医疗危机使得政府成立校正医书局以刊行医书的方式应对疫情。郭志松认为，在校正医书局所校刊的十一部医书中，张仲景的著作占了三部，由此可见伤寒的重要地位（Goldschmidt，2009：69-102）。但范家伟对此表示怀疑，他说："疫疫发生之际，才校正医书，远水焉能救近火？嘉祐年间校正医书，花十余年才完成。据《宋史》记载，当发生疾疫时，'遣太医和药救'（《五行志》）、'分遣内臣赐药'（《真宗纪》）、'遣使颁药'（《仁宗纪》）、'选医给药以疗之'（《仁宗纪》），诸如此类，才是对疾疫最即时的反应。韩琦向仁宗建议校正医书时，也没有清楚说明原因是鉴于疾疫流行。以校正医书应付疾疫，郭氏必需要提出更为明确的证据。"（范家伟，2010：328-336）事实上，早在皇祐三年（1051）就有大臣因为南方疫情严重而乞请校勘医书："臣寮上言：臣昨闻南方州军，连年疾疫瘴疠，其尤甚处一

州有死十余万人。此虽天令差舛致此札瘥，亦缘医工谬妄，就增其疾。臣细曾询问诸州，皆阙医书习读，除《素问》《病源》外，余皆传习伪书舛本，故所学浅俚，讹误病者。欲望圣慈特出秘阁所藏医书，委官选取要用者校定一本，降付杭州开板模印。"（宋刊本《外台秘要方》附《内降札子》）医书局官员"百病之急，无急于伤寒"（孙奇，《伤寒论序》）的认识也透露出疫病与医书刊刻的密切关系，他们试图回溯古代的医疗资源应对当下的疫病时，《伤寒论》无疑是最合适的选择。

同时，疫病的流行也为《伤寒论》的应用提供了实践的场域，促进了伤寒理论的发展。据研究，12 世纪是中国东部气候的寒冷期。政和元年（1111）年与绍兴二年（1132），太湖曾两次结冰，福州的荔枝与洞庭的橘树全部冻死。靖康元年（1126）闰十一月起，京师苦寒，连日大雪，守城士卒噤战不能执兵，有僵仆者。12 世纪前期，降雪南界已经南移到钦州一线。淳熙十二年（1185）杭州地区连续三个月雪霰不断。许多资料表明，这一寒冷期一直持续到 12 世纪末。（满志敏，2009：231-235）许叔微在《伤寒九十论》中记述的大量伤寒医案，考其年代，大致在南渡前后。成无己的《注解伤寒论》《伤寒明理论》，郭雍的《伤寒补亡论》等许多著作成书时间也大都在 12 世纪。寒冷的气候无疑增加了伤寒发病的几率，南北宋之交的王实说："疾之伤寒，所在无岁不罹其患。"（叶梦得，《建康集》卷三《书〈伤寒治要〉后》）李子建《伤寒十劝》自序谓："此年江淮之民冒寒避寇，得此疾者颇众。"（《医统正脉全书》本《活人书》卷末）由此可见伤寒一病的严重程度。这无疑为专注于伤寒的医者与士人提供了许多临证实践的机会，这些机会在不断印证《伤寒论》经典理论的同时也使人们对仲景医学的理解更加深入。

张仲景《伤寒论》本身的疗效是其成为医学经典的前提。早在唐代的孙思邈尝谓："伤寒热病，自古有之，名贤浚哲，多所防御，至于仲景，特有神功。"（孙思邈，《千金翼方》卷九）因此，孙思邈将《伤寒论》编于其所著《千金翼方》中。至宋代，医者与士人在实践中愈加认识到仲景方的效用。孙用和说，如果用仲景方，"一桂枝、二麻黄、三青龙，三日能精对无差，立当见效，不须更候五日转泻，乃致坏病也"（许叔微，《伤寒百证歌·伤寒病证总类歌》）。韩祗和的《伤寒微旨论·畜血证篇》

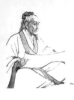
也说道："伤寒病有畜血证，自仲景立法之后，医流未尝有信其言者。逮仁宗朝采仲景法以治伤寒，其间遇病有畜血证，用仲景法以治之，若与证相当，即病无不愈。"如果仲景法运用得当，那么就能"立当见效""病无不愈"。治疗效果是医者与士人学习《伤寒论》最直接的原因。正如嘉祐五年（1060）因为"医经中最为切用"而在太医局入学考试中加试《神农本草》一样，显著的疗效也是《伤寒论》最终被官方教育体系所接受的重要因素。

官方的重视与推动是《伤寒论》"经典化"的主导因素。从嘉祐二年（1057）校正医书局设立并开始校正刊印医书，到崇宁二年（1103）太医学将《伤寒论》确定为方脉科的修习与考试内容，中央与地方政府在《伤寒论》的教育与传播上发挥了重要作用。在《伤寒论》校正完成并刊行之后，元祐三年（1088），为了降低成本，便于民间购买，又雕印小字《伤寒论》等医书出卖，这无疑促进了《伤寒论》一书在民间的流传。官方教育体系对《伤寒论》的接纳及徽宗时期培养儒医的努力则使其影响在医者与习医士人中更加深入。

医者与士人在学理上的探研是《伤寒论》经典化的内在动因。《伤寒论》作为一部久藏书府的医书，在一开始并未得到深入的研究。自高若讷、孙用和父子起，士人与医者对《伤寒论》给予了较多关注，对其内容进行研读与实践。在不断的理论探索与临床应用中，他们对《伤寒论》的理解日渐加深，从简单的对症下药到开始阐释建构张仲景独特的六经辨证体系，最终将《伤寒论》奉为治疗伤寒与相关杂病的经典。北宋末年，朱肱对《伤寒论》的研究达到了北宋伤寒学的高峰，其所著的《活人书》在南宋影响广泛，出现了一大批以之为基础进行概要、承袭或辩驳的著作。《伤寒论》从此被广大医家与士人所接受，完成了其"经典化"过程，成为中医理论的经典著作。

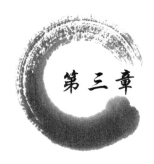

第三章 经典阅读、士人身份与伤寒学术

宋代的医学教育相比前代已有较大发展，无论是最初的太医局学生，还是徽宗朝的儒医，他们皆受到较为系统的医学训练。在他们入学、肄业的过程中，医学经典的修习与考课已经成为非常重要的组成部分（王振国，2006：195-310）。但是稍加留意就会发现，宋代著名的伤寒医家，从高若讷、孙兆，到韩祗和、朱肱，再到南宋的许叔微、郭雍，皆是士人出身，并非来自"科班出身"的医学生。为何推动宋代伤寒学术发展的力量并不出自受过良好医学教育的专业医者而是来自自学成才的士人？士人的这一身份在《伤寒论》的研读与理解中有何优势？与之相关的，这些士人多数并无师承，而是通过自学的方式获得医学知识，对于经典医书的阅读又在伤寒理论的发展中扮演了怎样的重要角色？本章将从具体实例入手，探究士人身份与经典阅读对伤寒理论发展的促进作用。

一、经典作用的再讨论

郭志松在概括宋代伤寒学术发展史时说：

> 在《伤寒论》刊行后的最初二十年里，士人，而不是医者，对伤寒这一领域开始探索。大约二十年之后，医者在这一领域内占据了主要位置，大量有关伤寒的著作在这一时期出版。此后，士人与医者试图将《伤寒论》与校正医书局刊行的其他医书加以

整合，比如本草与医学经典。起初，他们将目光集中于伤寒理论与临床治疗的结合，大约在 12 世纪，他们开始将《伤寒论》与古代的医学经典加以整合。这一努力最为体系化的成果就是成无己的《注解伤寒论》。伤寒理论、临床治疗、经典医理这三者在成无己的著作中完美地融合在一起。（Goldschmidt，2009：142）

郭志松在后来的章节中将宋代的伤寒发展史描述成一个《伤寒论》文本与医学经典和临床实践逐渐融合的历史：韩祗和与庞安时代表着《伤寒论》与临床实践的融合，朱肱与许叔微代表着《伤寒论》与医学经典的融合，成无己则是里程碑式的集大成者。但是伤寒理论发展的内在逻辑是否如郭志松所叙述的那样整齐有序？《伤寒论》与医学经典的融合到底在多大程度上促进了伤寒理论的发展？以下笔者从不同时期伤寒著述中对医学经典的引用入手，对医经的作用进行一个细致考察。

（一）韩祗和征引医书考

韩祗和以仲景之说为基础建构了从阴阳虚盛到温解汗下的一套伤寒理论，这一理论的来源并非《伤寒论》，而是《素问》与《脉经》中的相关论述[①]。韩祗和伤寒理论中的一部分见解来自以《内经》为主的医学经典，比如《伤寒微旨论》卷上《伤寒源篇》解释伤寒为何为内伏之阳：

> 按《素问生气通天论》云："冬伤于寒。"注云："冬寒且凝，春阳气发，寒不为释，阳怫于中，与寒相持，故病温。"又《热论》云："人之伤于寒也，则病热。"注云："寒毒薄于肌肤，阳气不得散发而内怫结，故伤寒者反为热病也。"以此证之，即伤寒之病本于内伏之阳为患也。

又比如《伤寒微旨论》卷上《伤寒源篇》解释伤寒为何只传足经：

> 人之生也，禀天地阴阳气，身半以上同天之阳，身半以下同地之阴。或四时有不常之气，阳邪为病则伤于手经也，阴邪为病则伤于足经也。故寒毒之气则中于足经矣。《易》云"水流湿，

火就燥"是也。《太阴阳明论》："阳受风气，阴受湿气。"注云："同气相求尔。"又曰："伤于风者，上先受之，伤于湿者，下先受之。"注云："阳气炎上，故受风。阴气润下，故受湿。盖同气相合尔。"《至真要大论》云："身半以上，其气三天之分也，天气主之。身半以下，其气三地之分也。地气主之。"注云："当阴之分，冷病归之，当阳之分，热病归之。"《脉要精微论》云："故中恶风，阳气受之也。"以此为证，即寒毒之气，只受于足之三阳三阴明矣。

此外，韩祗和在《可汗篇》中以阴阳偏胜释伤寒病机，是根据《素问·脉要精微论》中"阴气有余为多汗身寒""阳气有余为身热无汗""阴阳有余则无汗而寒"而推得。他在《阴阳盛虚篇》中反驳杨玄操对于《难经》的误解，以《难经》《伤寒论》中相关的说法为论据区分伤寒与杂病脉象之异同。他论述用药随症加减、戒桂枝汤及阴黄证、畜血证等，皆自经典而悟证。对医经的阅读与领悟在韩祗和伤寒理论的建构中起了非常关键的作用。

（二）庞安时征引医书考[①]

庞安时少年时认为父亲所授脉诀不足为，发奋修习医学经典，"乃盖读《灵枢》、《太素》、《甲乙》诸秘书，凡经传百家之涉其道者，靡不贯通"（张耒，《庞安常墓志铭》）。这些医学经典皆融贯到他的著述中。在他的《伤寒总病论》中，他引用较多的医书除《伤寒论》外，有《素问》。《难经》《肘后备急方》《诸病源候论》《千金方》等，笔者将稍加分疏如下。

1.《素问》

《伤寒总病论》引自《素问》者共18处，其中引原文15处，引王冰注文3处，如表3-1所示。

---

① 庞安时虽非士人，然其学并非来自家传，而以修习医书入门，且颇与当时名儒贤卿交游，博通书史，故本章讨论士人医学，亦不妨将其揽入。

表 3-1　《伤寒总病论》征引《素问》简表

卷数	篇名	原文	素问篇名	备注
1	叙论	冬三月是谓闭藏	四气调神大论篇第二	—
1	叙论	彼春之暖，为夏之暑	脉要精微论篇第十七	—
1	叙论	脾热病则五脏危	阴阳类论篇第七十九	注文
1	叙论	土败木贼则死	刺热篇第三十三	注文
1	叙论	阳虚则外寒，阴虚则内热	调经论篇第六十二	—
1	叙论	辛甘发散为阳	阴阳应象大论篇第五	—
1	两感证	两感于寒其脉应与其病形者	热论篇第三十一	—
1	两感证	阳明为五脏十二经脉之长	热论篇第三十一	—
1	三阴三阳传病证	六日三阴三阳五脏六腑皆受病	热论篇第三十一	—
1	三阴三阳传病证	诸浮不躁者，皆在阳则为热	脉要精微论篇第十七	—
2	可发汗证	热淫于内，以苦发之故也	至真要大论篇第七十四	—
3	痉证	太阳所至，为寝汗痉	六元正纪大论篇第七十一	—
3	伤寒劳复证	病热而有所遗者	热论篇第三十一	—
4	素问载五种暑病	肝热病者	刺热篇第三十二	—
6	伤寒暑病通用刺法	补足太阴	刺热篇第三十二	—
6	热病死生候	荣未交日，今且得汗，待时而已	刺热篇第三十二	—
6	解仲景脉说	阳加于阴谓之汗	阴阳别论篇第十七	—
6	解仲景脉说	尺粗为热中	平人气象论篇第十八	注文

庞安时所引《素问》，来源于宋臣新校正本，卷六《伤寒暑病通用刺法》"热病先胸胁痛"条有小注："《素问》补足太阴者是也。其全元起、《太素》作手太阴而以肺经，从肺出腋下，故胸胁满痛"云云。《重广补注黄帝内经素问·刺热篇》"补足太阴"下有新校注云："详足太阴，全元起本及《太素》作手太阴。杨上善云：手太阴上属肺，从肺出腋下，故胸胁痛。"二者相较，故知庞安时所本。由庞安时对《素问》的引用来看，《素问》开始成为解释与支持其医学理论的依据，比如卷一《三阴三阳传病证》中，庞安时以《素问》为依据推阐伤寒六经传变："《素问》：'诸浮不躁者，皆在阳则为热，其有躁者在手。'假令第一日脉不躁，是足太阳膀胱脉先病；脉加躁者，又兼手太阳小肠也。"又依据《素问》之原则解释药方的方义，卷二《可发汗证》桂枝石膏汤证后庞曰："凡发汗，以辛甘为主，复用此苦药者，何也？然辛甘者，折阴气而助阳气也。今热盛于表，故加苦以发之。《素问》云：热淫于内，以苦发之故也。"但这一类的引用并不占多数。

2. 其他经医

除《素问》外，庞安时引用其他医经之处不多，他相对较为重视的是《诸病源候论》一书。《伤寒总病论》卷五《天行温病论》关于温病病机的论述"有冬时伤非节之暖，名为冬温之毒，与伤寒大异"，悉本之《诸病源候论》卷九《温病候》。卷四《暑病论》《素问载五种暑病》《时行寒疫论》及《时行寒疫治法》四节中，采录了《病源》卷九《热病候》及《时气病诸候》的大部分内容，间有与《病源》不同者则出注，如卷三《痉证》："太阳病，微热汗出，不恶寒，名曰柔痉。"小注谓："《病源》云恶寒。"并纠正《病源》错误的说法，如卷一《太阳证》"尺寸俱浮者，太阳受病也"。小注谓："此是太阳膀胱经，属水，《病源》云小肠者，非也。"是说又见《三阴三阳传病证》。对于《病源》一书中的方剂，若经手得验者，亦加采录。例如，卷五《伤寒感异气成温病坏伤并疟证》："寸口脉洪而大。"小注谓："巢氏亦载此一候，今列入证中，经手神效，方附。"又如，《辟温疫论》中"存心念四海神明名三七遍"云云亦出《病源》。对于其他医经如《难经》《千金要方》《千金翼方》等引用不多。

总体来看，庞安时对于医学经典的引用多为方剂与具体的治法，对《内经》的引用也多与具体症状相关，理论性的阐释并不占多数。

（三）朱肱征引医书考

朱肱在《活人书》中也有对医学经典的征引，除了经络部分的内容之外，这些征引在朱肱的伤寒理论中没有扮演重要角色。

1.《素问》

在数量上，除《伤寒论》之外《活人书》引用最多的是《素问》，并且，所引用的条文多集中在其中的几篇，详见表3-2。

表3-2　《活人书》征引《素问》简表

卷数	问数	原文	素问卷数	备注
2	卷首	人迎属胃脉也	病能论篇第四十六	大字注文
2	卷首	帝曰气口何以独为五藏	五脏别论篇第十一	—

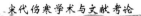
续表

卷数	问数	原文	素问卷数	备注
2	第九问	形盛脉细	三部九候论篇第二十	—
3	卷首	发表不远热（解释）	天元正纪大论篇第七十一	小字注文
3	第十三问	寸口脉浮而盛（具体病症或治法）	平人气象论篇第十八	小字注文
4	卷首	足三阴三阳受病	热论篇第三十一	—
4	第十八问	古人云辛甘发散为阳	阴阳应象大论篇第五	—
4	第十九问	古人云酸苦涌泄为阴	阴阳应象大论篇第五	—
4	第二十问	岐伯云阳盛则身热	阴阳应象大论篇第五	小字注文
5	第三十二问	古人云未满三日者可汗而已	阴阳类论篇第七十九	—
5	第三十三问	阳虚则外寒	调经论篇第六十二	—
6	第三十九问	同病异治	病能论篇第四十六	小字注文
6	第三十九问	用温远温	天元正纪大论篇第七十一	小字注文
8	第六十二问	温病汗出辄复热	评热病论篇第三十	—
8	第六十二问	汗出而身热者风温也	评热病论篇第三十三	小字注文
8	第六十三问	热病已愈时有所遗	热论篇第三十一	—
11	第九十八问	古人云岁火不及寒乃大行	气交变大论篇第六十九	—
19	卷首	妇人重身毒之何如	天元正纪大论篇第七十一	—

朱肱对于《内经》的引用大致分布在基础理论（如《阴阳应象大论》《平人气象论》《天元正纪大论等》）与伤寒热病（如《热论》《评热病论》）两类，其作用多是引用《内经》的辨证治法以补充或印证伤寒理论。比如，《活人书》卷三第十三问问表证引《素问》"寸口脉浮而盛，曰病在外。寸口脉沉而紧，曰病在中"来解释伤寒浮脉。又比如，《活人书》卷五第三十三问引用《素问》"阳虚则外寒，阴虚则内热；阳盛则内热，阴盛则外寒"来解释为何"伤寒阳虚阴盛，汗之则愈，下之则死；阳盛阴虚，汗之则死，下之则愈"。与之前工于伤寒的学者相较，朱肱对《内经》的引用并无特殊之处。

2. 其他医经

《活人书》征引的其他经典医书尚有《难经》《甲乙经》《诸病源候论》

《千金要方》《外台秘要》，其引用情况见表3-3①。

表 3-3　《活人书》征引其他医书简表

其他医书 《活人书》征引	《难经》	《甲乙经》	《诸病源候论》	《千金要方》	《外台秘要》
引语	《难经》云	《甲乙经》云、《经》云	巢氏云、《病源》云	《千金》云、孙真人云	《外台》云、《外台秘要》云
正文	3	6	2	6	3
小注	2	1	0	3	2

　　这些医书多在医理与治法两个方面为朱肱的论述提供依据。阐明医理者如《活人书》卷三第十四问："下后慎不中服补药。孙真人云：服大承气汤得利瘥，慎不中服补药也。热气得补复成，更复下之，是重困也，宜消息安养之。"《活人书》卷十第八十二问："《病源》云：此为下部脉都不至，阴阳隔绝，邪客于足少阴之络，毒气上冲，故咽喉不利，或痛而生疮也。"论列治法者如《活人书》卷七第五十四问："孙真人云：此法数用甚有效，伤寒虚烦不宜服之。王叔和云：有热不可大攻之，热去则寒起，正宜服竹叶汤。"《活人书》卷十八黄连解毒汤："《外台》云：凡大热盛烦呕，呻吟错语不得眠者，传此方，诸人用之有效，此直解毒热，除酷热，不必饮酒剧者。"又有省略不录而参详他书者，如《活人书》卷二第八问："过则为至，不及则为损，损至之脉，《难经》言之详矣。"《活人书》卷七第五十五问："脚气方论，《千金》《外台》最详，此不复叙。"

---

　　① 此外，《活人书》中又有引作"王叔和云"者，考其源流则见于不同医书。《活人书》卷二第九问引王叔和语云："脉沉为在里，脉浮为在表。迟则在脏，数则在腑。滑为实为下，数为虚为热。"此处文字分别出自《脉经》不同篇卷。同问又引王叔和语："在心易了，指下难明，亦在乎人熟之而已矣。"出自《脉经序》。《活人书》卷三第十三问王叔和云："表中风寒，入里则不消。"见于今本《伤寒论》卷三《伤寒例》，或以为王叔和所作；第十四问"脉虚细者不可下"一句下有小注引王叔和云："脉微不可吐，虚细不可下。"此句并非王叔和语，而是王叔和征引医经的话，《千金要方》卷九《伤寒例》"王叔和曰"一大段下有"经言：脉微不可吐，虚细不可下"；卷五叙论："王叔和云：虚热不可大攻之，热去则寒起。"卷七第五十四问："王叔和云：有热不可大攻之，热去则寒起，正宜服竹叶汤。"均见于《脉经》。宋臣整理本《脉经》于熙宁元年（1068）七月进呈并奉圣旨镂板施行（《脉经序》），然《活人书》中未提及书名而仅谓"王叔和云"，朱肱于此书似未尝寓目。

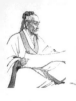

要之，朱肱对于医书的引用并未超越前人，医学经典仅仅在理论细节与具体治法上为伤寒理论提供依据，没有成为新的理论增长点。

（四）许叔微征引医书考

许叔微不仅十分重视对于《伤寒论》的研读，并且强调广泛参考古代医学经典与仲景之意相互发明补充。他说："仲景论不通诸医书以发明隐奥，而专一经者，未见其能也。须以古今方书，发明仲景余意。"（许叔微，《伤寒九十论》）他的著作中征引文献的范围较前人扩大许多。从医学经典到经史典籍，以及同时人的医学撰著，在他的书中皆有引用。单就其征引的医学经典来看，它们已经负担起了理解、发展、补充《伤寒论》的作用。

1. 解释仲景伤寒理论

许叔微在著作中常常引用《内经》来解释伤寒理论。比如，《伤寒发微论·论中风伤寒脉》曰："仲景以浮缓脉为中风脉，浮涩而紧为伤寒脉，中风有汗，伤寒无汗。何也？"许叔微引《素问·脉要精微论篇第十七》云："滑者阴气有余也，涩者阳气有余也。阳气有余则身热无汗，阴气有余则多汗身寒。"由此推出，中风与伤寒脉证之机理："大抵阴阳欲其适平而已，阳气不足，阴往乘之，故阴有余。阴气不足，阳往从之，故阳气有余。风伤于卫，则荣不受病，故阳不足而阴有余，是以中风脉浮而缓，必多汗也。寒伤于荣，则卫未受病，故阴不足而阳有余，是以伤寒脉浮涩而紧，亦为无汗也。"又如《论中暑脉不同》："仲景云：脉虚身热，得之伤暑。又云：其脉弦细芤迟。何也？《素问》曰：寒伤形，热伤气。盖伤气而不伤形，则气消而脉虚弱，所谓弦细芤迟，皆虚脉也。"此处引语出自《素问·阴阳应象大论篇第五》，以此解释伤暑之脉为何弦细芤迟。属于此类者，还有《伤寒百证歌·第一证伤寒脉证总论歌》引《素问·阴阳别论篇第九》"阳加于阴谓之汗"，《第十四证阴证阳毒歌》引《太阴阳明论篇第二十九》"起居不节，阴受之"，《第四十五证背恶寒歌》引《金匮真言论篇第四》"背为阳，腹为阴"，《伤寒九十论·夜间不眠证第十二》引《灵枢·大惑论》"卫气者，昼行阳，夜行阴"云云，《伤寒九十论·舌卷囊缩证第二十七》引《灵枢·经脉》"厥阴者肝脉也，肝者筋之合也，筋者聚于阴气，而脉络于舌本也"，《面垢恶寒证第七十五》引《阴阳应象大论篇第五》"伤寒形，热伤气"，《格阳关阴证第八十三》引《六节藏相论篇第九》"人迎四盛以上为格阳"云云，《太阳阳明合病证第八十四》引《素问·阴阳离合论篇第六》"太阳根起至阴，结于命门，名曰阴中之阳"云云，《懊憹怫郁证第八十五》引《逆调论篇第三十四》"胃不和则卧不安"，等等，不一而足。

《难经》是阐发《内经》理论为主的医学经典。许叔微的伤寒著述中引用是书的次数不及《内经》，多以之解释伤寒症状与病因。例如，《伤寒九十论·格阳关阴证第八十三》解释何为格阳关阴，"或曰：何谓格阳关阴？答曰：《难经》云：关以前动者阳之动也，脉当见九分而浮。过者，法曰太过，减者，法曰不及。遂入尺为覆，为内关外格，此阳乘之脉。又曰：阴气太盛，阳气不得营，故曰关。阳气太盛，阴气不得营，故曰格。阴阳俱盛，不能相营也，故曰关格。关格者，不得尽期而死矣"。又如，《湿温证第八十八》解释何为贼邪："或者难云：何谓贼邪？予曰：《难经》论五邪，有实邪、虚邪、正邪、微邪、贼邪。从后来者为虚邪，从前来者为实邪，从所不胜来者为贼邪，从所胜来者为微邪，自病者为正邪。又曰：假令心病，中暑者为正邪，中湿得之为贼邪。"此外，《伤寒发微论》卷上解释目盲见鬼、癫狂不定的病因等也征引《难经》中的理论作出说明。

2. 发展伤寒理论

许叔微在伤寒学术上的创获很大一部分来自《内经》的理论支持。他的伤寒以真气为主的观点就来自《素问·阴阳应象大论》中阳盛则身热、阴盛则身寒的理论。《伤寒发微论·论伤寒以真气为主》谓："伤寒不问阴证阳证，阴毒阳毒，要之真气完壮者易医，真气虚损者难治。谚云：伤寒多死下虚人，诚哉是言也。盖病人元气不固，真阳不完，受病才重，便有必死之道，何也？阳病宜下，真气弱则下之多脱；阴病宜温，真气弱则客热便生，故医者难于用药，非病不可治也，主本无力也。《素问》称岐伯云：阳胜则身热，腠理闭，喘粗，为之俯仰，汗不出而热，齿干以烦冤腹满死，能冬不能夏。阴胜则身寒，汗出，身常清，数栗而寒，寒则厥，厥则腹满死，能夏不能冬。黄帝曰：调此二者奈何？岐伯曰：能知七损八益，则二者可调。盖阳胜而汗不出者，伤寒也；阴胜身寒而汗出者，中风也。二者须知七损八益而已。盖女子二七天癸至，至七七止。男子二八精气溢，至八八而止。妇人月事以时下，故七欲损。男子精欲满而不竭，故八欲溢。如此则男子女人身常无病也。自身无病，真气完固，虽有寒邪，易于用药，故曰二者可调。是知伤寒以真气为主。"他以表里虚实贯穿仲景三百九十七法也源于建立在《素问》"邪之所凑，其气必虚"基础上的推论。《伤寒九十论·伤寒表实证第七十八》："或问：伤寒因虚故邪得以入之，今邪在表，何以为表实也？予曰：古人称：邪之所凑，其气必虚。留而不去，为病则实。盖邪之入也，始因虚，及邪居中反为实矣。大抵调治伤寒先要明表里虚实，能明此四字，则仲景三百九十七法可坐而定也。"

作为医学经典，《内经》论述了许多基础理论。在治疗伤寒的具体过程中，这些理论也成为许叔微辨证论治的重要依据。《伤寒九十论·下利服承气汤证第八十七》记一人病伤寒下利身热，众医以为虚证，许叔微以小承气下之。其论曰："《内经》云：微者逆之，甚者从之。逆者正治，从者反治。从少从多，观其事也。帝曰：何谓反治？岐伯曰：寒因寒用，通因通用。王冰以为：大热内结，注泻不止，热宜寒疗，结伏须除，以寒下之，结散利止，此寒因寒用也。小承气止利正合此理。"《内经》中的"反治"之法成为许叔微治疗伤寒的理论依据。以此理治伤寒，许叔微书中还有一案，《阴中伏阳证第十》云："乡人李信道，权狱官。得病六脉俱沉不见，深按至骨则弦细有力，头疼身温，烦躁，手指末皆冷，中满恶心，更两医矣，而医者不晓，但供调药。予往视之曰：此阴中伏阳也。仲景方无此证，而世人患者多。若用热药以助之，则阴邪隔绝，不能引导其阳，反生客热。用寒药，则所伏真火愈见销铄。须是用破阴丹行气导水夺真火之药，使火升水降，然后得汗而解。予令以冷盐汤下破阴丹三百丸作一服。"冷盐汤为阴，破阴丹主阳，合而服之故能治阴中伏阳，此是"反治"之理。

此外，许叔微治疗温疟证亦多依《内经》之说。《伤寒发微论·论温疟证》："予曾精意深究疟病一科，须是辨脉察证，穷究得病之渊源，故十治十中，无有失者。众人以疟为难治，予独以为易，要在辨其种类，识其先后。《素问·疟论》甚有妙处，当思而得之。"

3. 补充具体治疗方法

《内经》不仅阐述医学理论，也有具体的治疗方法。许叔微在书中也直接引用《内经》中的治疗方法。比如，《伤寒九十论·刺阳明证第五十五》引《素问·刺热论篇第三十二》论刺阳明穴治伤寒发热："《刺热论》云：热病先手臂痛，刺阳明而汗出。又曰：刺阳出血如大豆，立已。盖谓刺也，阳明穴在手大指内侧，去爪甲角，手阳明脉之所出也。刺可入同身寸之一分，留一呼。大凡伤寒热病，有难取汗者，莫如针之为妙。仲景云：凡治温病，可刺五十九穴。《素问》云：病甚者，为五十九刺。其详在注中。"又如，《伤寒百证歌·第三十七证可针不可针歌》云："熇熇之热漉漉汗，浑浑之脉安可失。"小注引《素问·瘧论篇第三十五》提示刺法禁忌："无刺熇熇之热，漉漉之汗，浑浑之脉。"

《备急千金要方》与《外台秘要》是以方剂为主的医学经典，故许叔微征引此二书多以方剂为主。例如，《伤寒百证歌·第二十二证阴阳易歌》谓："《千金》《外台》有猳鼠汤、橘皮汤亦可用。"《第五十三证发渴歌》："黑奴丸，《千金》方也。"《第七十证咽痛歌》谓："《千金》《外台》有乌扇膏治之。"《第八十七证不得眠歌》谓："《外台》有《肘后》乌梅汤。"《伤寒九十论·湿家发黄证第四十七》谓："其方见《外台·删繁》。"等等。

无论是对《伤寒论》的理解还是对仲景治法的补充，医学经典在许叔微的伤寒理论中都发挥了重要的作用。在这里，医经不仅仅是可以与《伤寒论》相互印证的文本，而且为《伤寒论》的解读提供了理论支持，成为伤寒理论发展的触媒之一。

（五）成无己征引医经考

成无己是宋代医家中被研究者关注较多的一位。他在著作中"引据《内经》《难经》以发明仲景诸说"（任应秋，1980：94）已经成为学术界的定论。他对医学经典的引用非常广泛，已有学者进行过详细考察，他在书中引用《内经》一百余次，引用《难经》《脉经》《千金方》等医书也有十余次（叶发正，1995：266-267；李玉清等，1999：3-5）。他的"以经释论"在范围上和程度上对医经的征引有所扩大和深入，成为理解《伤寒论》病因病机、治法与方剂的依据。

（六）小结：医经的作用与边界

由上面的分析可以看出，宋代的伤寒学发展并非如郭志松所描述的那样整齐有序。他对一些医家的定位也并不准确。韩祗和的理论不能仅仅被视为《伤寒论》与临床的结合，医学经典是他所建构的伤寒体系的重要基石。对于朱肱来说，尽管《活人书》有不少征引医经之处，但这些医学经典在他的理论建构中并不扮演重要角色，他对伤寒理论的贡献如强调经脉，重视辨证，以方类证等更多地来源于对《伤寒论》文本的分类编排与细读体悟而不是其他医学经典。许叔微与成无己以医经解释《伤寒论》，补充伤寒治法，医学经典在伤寒理论的建构中发挥了突出的作用。因此，医学经典在伤寒学术发展中所起的作用就不能一概而论，需要重新认识。郭志松揭示出了宋代的伤寒学术是《伤寒论》与古代医学经典不断融合的这一线索。我们固然不能否认医学经典对于伤寒理论的促进作用，但这只是历史的一个方面。正如郭志松所说，《伤寒论》具有独特的理论体系。以医经作为参照来解读《伤寒论》固然是其中一途，然而，六经辨证体系的理解，以方类证与以证类方等思路的提出，甚至八纲辨证的渐次深化，都与医学经典的关系不那么密切，却与对《伤寒论》这一独特文本的细读与体悟紧密相关，而这正是郭志松所忽视的。

二、解读《伤寒论》：以文本为中心

《伤寒论》的刊行与传播将一个长期被忽视的医学文本呈现在医者与士人面前，并不需要太多医学背景的准入门槛与不欲将性命委之庸医的执念使得一部分士人开始研读《伤寒论》文本。经典医书为理解《伤寒论》提供了诸多助益，但伤寒理论的进步更离不开对《伤寒论》文本本身的细读与体悟。以下将目光聚焦于宋代医者与士人对《伤寒论》文本的关照，讨论分类编排与文本细读对伤寒学术发展的作用。

（一）分类编排

庞安时是较早对《伤寒论》进行分类编排的医家。他在《伤寒总病论》中将《伤寒论》原文大致分为几组。一是六经证，二是诸可与不可证，三是结胸、心下痞证，四是阴阳毒、狐惑、百合证，五是痉、湿、暍证，六是伤寒劳复与阴阳易证，七是发汗吐下后杂病证。在他的这一分类中，桂枝汤、麻黄汤、葛根汤、大柴胡汤等这些在今天看来非常典型的六经病方剂并未包含在六经证部分中，而是在诸可与不可证中，这说明他对仲景的六经辨证尚未有深刻认识，其伤寒理论仍以汗、温、吐、下等治法为主。结胸、心下痞证在《伤寒论》中较易分辨，痉、湿、暍证与伤寒劳复、阴阳易证在《伤寒论》中有独立篇章，阴阳毒、狐惑、百合在《金匮要略》中有独立篇章，故庞安时将此数类病症分出而单独说明。除此之外，《伤寒论》中其他无明显区别特征的一些条文则与来自其他方书的药方一起被归入发汗吐下后杂病证。庞安时的分类反映着他对《伤寒论》的认识程度，由《伤寒总病论》的这一结构来看，六经辨证还没有成为他的诊病方法，他对《伤寒论》中大部分方剂的认识仍停留在对症下药的阶段。

朱肱的《活人书》实际上是从以下四个角度对《伤寒论》文本进行了重新分类编排。第一个角度是表里与阴阳。《活人书》的卷三与卷四强调治伤寒需辨表里与阴阳，也就是后世所谓八纲辨证中重要的四纲。事实上，表里、阴阳辨证，也就是把《伤寒论》的条文以表里、阴阳为线索重新加以编排。比如，《活人书》卷三第十五问，问表里两证俱见：

> 伤寒表证当汗，里证当下，不易之法也。发表攻里，本自不同。甘遂、神丹不可以合饮，桂枝、承气安可以并进？然而假令病人脉浮而大，是表证当汗，其人发热烦渴，小便赤，却当下，此是表里证俱见，五苓散主之。假令伤寒不大便六七日，头痛有热者，是里证当下，其人小便清者，知不在里仍在表，当须发汗，此是两证俱见，即未可下，宜与桂枝汤。假令病人心下满，口不欲食，大便硬，脉沉细，是里证当下，其人头汗出，微恶寒，手足冷，却当汗，此而证俱见者，仲景所谓半在里半在表也，小柴胡汤主之。假令太阳病表证未除，而医数下之，遂协热而利，利

不止，心下痞硬，仲景谓之表里不解，桂枝人参汤主之。本太阳，病医反下之，因尔腹痛，是有表复有里，仲景用桂枝加芍药汤，痛甚者桂枝加大黄汤。

在这一则中，朱肱将《伤寒论》中有关表里两证俱见的条文汇集在一起，在对比中使读者对其治法有更深的理解。

第二个角度是以症状类编《伤寒论》条文，这种编排方式自《外台秘要》《太平圣惠方》已然，但以仲景《伤寒论》中的方剂为主编次成书者当自朱肱始。《活人书》第八卷至第十一卷将伤寒常见症状归纳为发热、恶寒、自汗、头汗出、头疼、身体痛、筋惕、喘、渴、鼻衄、结胸、痞、呕、吐、利等数十类。每证下又据外证与脉象细分为数小类，分别述其治法。例如，《活人书》卷九第六十四问，问恶寒，答曰：

恶寒有二证：发热而恶寒者，发于阳也；无热而恶寒者，发于阴也。发于阳者，宜解表，脉必浮数，属桂枝汤、桂枝二越婢一汤、麻黄汤、青龙汤证也。发于阴者，宜温里，脉必沉细，属理中汤、四逆汤证也。若发热微恶寒者，属柴胡桂枝汤也。发汗后反恶寒者，虚故也，属芍药甘草附子汤。脉微而恶寒者，此阴阳俱虚也，不可更吐下也。发汗面色赤，有热者，为欲解，宜桂枝麻黄各半汤。伤寒大下后复发其汗，心下痞，恶寒者，表未解也，不可攻其痞，当先解表，表解乃可攻痞，解表宜桂枝汤，攻痞大黄黄连泻心汤云云。

以"恶寒"这一关键词为中心，朱肱把《伤寒论》中有关此症状的条文一一排比，详细辨析其中阴阳脉证，以求对症施治，不妄汗下。《活人书》中有四卷的内容皆是如此。例如，《活人书》卷十第八十六问，问多眠，答曰："多眠有四证，有风温证，有小柴胡证，有少阴证，有狐惑证。"又如，《活人书》卷十一第九十问，问发狂，答曰："发狂有二证。阳毒发狂，蓄血如狂，其外证与脉皆不同。"这样的编排方式强调了对同一症状的细致辨析，对辨证论治水平的提高大有助益。

第三个角度是以方类证。在方剂的编排上，朱肱上承孙思邈以方类证的思路，将《伤寒论》112方按其主要药物组成分桂枝汤类、麻黄汤类、葛根汤类、柴胡汤类、青龙汤类、陷胸汤类、承气汤类、桅子汤类、甘草汤类、泻心汤类、白虎汤类、附子汤类、四逆汤类等数十小类。并在每一方证下，将散见于不同篇章的主治条文抄纂在一起。以此，每一方剂的适应证、禁忌证、疑似证等相关问题可一目了然，脉络清晰、章法井然。这为后世柯韵伯等以方名证及分析病机治疗伤寒这一思路的提出奠定了基础。

在《活人书》中，朱肱还注意标明各种症状的六经归属，这是第四个角度。在《活人书》卷十二至卷十五中，大多数方剂下皆以小字注明六经病的归属，谓"属太阳""属阳明"云云。他认为，经络是伤寒六经病的生理基础，因此"治伤寒先须识经络"，倘若"不识经络，触途冥行，不知邪气之所在，往往病在太阳，反攻少阴；证是厥阴，乃和少阳，寒邪未除，真气受毙"（《活人书》卷一）。尽管刘元宾、庞安时等在著作中已有六经辨证的内容，但未把六经作为其诊断病症的重要方法。朱肱则绘制足六经的经络图以明其循行路线，并在诊断时通过问外证而知病人病在何经。"病家云发热恶寒，头项痛，腰脊强，则知病在太阳经也。身热，目疼，鼻干，不得卧，则知病在阳明经也。胸胁痛，耳聋，口苦，舌干，往来寒热而呕，则知病在少阳经也。腹满，咽干，手足自温，或自利不渴，或腹满时痛，则知病在太阴经也。烦满囊缩，则知病在厥阴经也。"又如，《活人书》卷八第五十六问，问发热，答曰："发热而恶寒者，属太阳也。身热汗出濈濈然者，属阳明也。脉细头痛，呕而发热者，属少阳也。"《活人书》卷九第七十三问，问渴，答曰："脉浮而渴属太阳；有汗而渴属阳明；伤风寒热，或发热恶风而渴，属少阳；自利而渴属少阴"云云。

以表里阴阳，以症状，以方剂，以六经，是朱肱把握《伤寒论》的四个维度，四者错杂而有序。朱肱在《活人书》卷十二序论中说："伤寒有证异而病同一经，药同而或治两证，类而分之，参而伍之，审知某证者，某经之病，某汤者，某证之药，然后用之万全矣。又况百问中，一证下有数种药方主之者，须是将病对药，将药合病，乃可服之。"这也就是张蔵在《活人书》序中所说的："据病可以识证，因证可以得方，如执左契，易如反掌。"朱肱对于《伤寒论》条目的四种分类编排方式，大大提高了辨证论治的水平，标志着宋代伤寒学的新高度，后世对《伤寒论》的理解皆不出此樊篱。

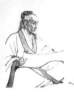

表里阴阳不仅仅是汇集《伤寒论》条文的线索，更是一种辨证思路。自朱肱之后，医家不再单独以此编类《伤寒论》，而是将其作为一种观照《伤寒论》的视角与方法。

侧重以症状编类《伤寒论》这一思路的医者有王实与成无己。南北宋之交的王实著有《伤寒证治》一书，全书共计十三篇，皆围绕《伤寒论》《金匮要略》中的症状，分类辨析，推求义例。其中，多以症状为线索编排《伤寒论》条文。比如，他论谵语的症状与治法云：

> 谵语无次也，凡胃实有燥屎，则谵语，故经曰：实则谵语，虚则郑声。郑声者，重语也。非轻重之重。谵语有数种，有胃实谵语可下证也。有合病者谵语。三阳合病，腹满身重，口不任，面垢，谵语，遗尿，白虎汤证。有少阳汗谵语，少阳不可发汗，只宜小柴胡汤。有火劫谵语，以火劫发汗，热气入胃故也，救逆汤。有汗多亡阳谵语，不可下也，宜柴胡桂枝汤和其荣卫，以通津液自愈。有下后谵语，伤寒八九日，下之胸满烦惊，小便不利，谵语，身重，不可转侧者，柴胡加龙骨牡蛎汤。有热入血室谵语，阳明病下血，谵语者，热入血室，但头汗出，刺期门。又妇人中风，经水适来谵语，为热入血室，小柴胡汤，刺期门穴。有肝乘脾谵语，伤寒腹满，谵语，寸口脉浮而紧，此肝乘脾，也名曰横，刺期门穴。有昼则明了，夜来谵语，此热入血室，无犯胃气，及上二焦不治自愈。（王好古，《医垒元戎》卷四）

在这里，王实以《伤寒论》为基础，区别胃实谵语、合病谵语、少阳汗谵语、火劫谵语、汗多亡阳谵语、下后谵语、热入血室谵语、经水适来谵语、肝乘脾谵语等各种谵语症状，并且针对各个症状都根据《伤寒论》提出了治疗方法。

成无己在《伤寒明理论》里集中讨论了五十个伤寒病症。他对这些症状的分析已经不仅仅限于排比《伤寒论》条文，辨别其中虚实寒热的差别，而是探究每种症状的病因病机。并且，他在其中对《伤寒论》的引用已经不是直接照录原文，而是融会贯通，如水中着盐，了无痕迹。同样以谵语为例，《伤寒明理论》卷二云：

伤寒谵语，何以明之？谵者，谓呢喃而语也。又作讝，谓妄有所见而言也。此皆真气昏乱，神识不清之所致。夫心藏神而主火，病则热气归焉。伤寒胃中热盛，上乘于心，心为热冒则神昏乱而语言多出，识昏不知所以然，遂言无次而成谵妄之语。轻者睡中呢喃，重者不睡亦语言差谬。有谵语者，有独语者，有狂语者，有语言不休者，有言乱者，此数者，见其热之轻重也。谵语与独语，虽间有妄错之语，若与人言有次，是热未至于极者也。《经》曰："独语如见鬼状，若剧者，发则不识人。"是病独语未为剧也。狂语者，热甚者也。由神昏而无所见觉，甚则至于喊叫而言语也。言语不休者又其甚也。至于乱言者，谓妄言骂詈善恶，不避亲疏，为神明已乱也。《经》曰："诸逆发汗微者难差，剧者言乱，是难可复制也。"谵语之由，又自不同，皆当明辨之。有被火劫谵语者，有汗出谵语者，有下利谵语者，有下血谵语者，有燥屎在胃谵语者，有三阳合病谵语者，有过经谵语者，有亡阳谵语者，《经》曰："大热入胃中，水竭躁烦，必发谵语。"又腹满微喘，口干咽烂，或不大便，久则谵语，是因被火劫谵语也。汗出谵语，此为风也，须下之，过经乃可下之。下之若早，语言必乱，以表虚里实故也，是汗出谵语者也。下利谵语者，有燥屎也，小承气汤主之，是下利谵语者也。下血谵语者，此为热入血室，当刺期门，随其实而泻之，是下血谵语者也。谵语有潮热，反不能食者，胃中必有燥屎五六枚也，是谓燥屎在胃谵语者也。腹满身重，难以转侧，口不仁而面垢，谵语遗尿，是三阳合病谵语者也。过经谵语者，热也，当以汤下之，是过经谵语者也。发汗多亡阳谵语者，不可下，与柴胡桂枝汤和其荣卫，是以有通津液后自愈，是亡阳谵语也。诸如此者脉短则死，脉自和则愈。又身微热，脉浮大者生，逆冷脉沉细，不过一日死，实则谵语，气收敛在内，而实者本病也。或气上逆而喘满，或气下夺而自利者，皆为逆也。《经》曰："直视谵语，喘满者死，下利者亦死，谓其正气脱绝也。"能知虚实之诊，能识逆从之要，治病疗病，则不失矣。

与王实相比，成无己首先分析了谵语的根本原因是真气昏乱，神志不清，又根据具体的致病之由将谵语分为七种。王实仅仅将《伤寒论》中涉及谵语的条文汇集到一起，成无己则辨析了不同谵语的病因病机。比如，被火劫谵语是因为大热入胃，水竭躁烦；汗出谵语是因为风；下利谵语是因为有燥屎；下血谵语是因为热入血室；等等。类编《伤寒论》条文无疑是其探究病因的重要前提。

以方类证的思路早在庞安时的著作中已有所萌芽，他的《伤寒总病论》中《四逆证》已经将有关四逆汤证的条文抄录在一起："四逆汤治病发热头痛，脉反沉，若不差，身体疼痛者；脉浮迟，表热里寒，下利清谷者；汗出热不去，内拘急，支节疼，四逆者；下利厥逆，恶寒者；下利腹胀满，身疼脉浮者。先用四逆温里，得利止，乃可随证用药攻表也。"此外，以方类证的思路在宋代的践行者还有李栝。李栝在《伤寒要旨药方》的《自序》里说明其编纂目的及义例谓："仲景论妙通造化，证治明白，其用心详细，唯恐后学不审，故期书详悉，不免重复，然皆有至理。予虑学者开卷之初，未易得其端绪，遂以仲景论所用药方，凡一百四道，每方为一门。凡证之用此方者，悉列于左，于本论无一字遗落。世之明医，固不假此，或所未阙，而命医之际，医谓合用某药，即检其方一门遍读之，与此相合则无疑矣。苟无此证而服之，必致害人，谨勿妄投也。"（程迥，《医经正本书》）《伤寒要旨药方》列方于前，类证于后，第一次以方剂为中心对《伤寒论》全书做了重新编排，但他未在这一基础上有所深入。

分类编排《伤寒论》条文对理解《伤寒论》发挥了重要作用。以表里阴阳为线索的分类推动了八纲辨证思路的发展。将相同的症状汇集在一起，一方面有助于体察相似症状在脉证上的细微不同，使得临床辨证精益求精；另一方面也促使医家进一步区分症状的阴阳寒热虚实属性，深化了对病因病机的理解。以方类证的编排易于发现同一方剂治疗不同症状的机理；对六经病的深入理解还有赖于新的理论增长点的出现，宋代的伤寒研究在这两个方面尚未有充分发展。

（二）文本细读

《伤寒论》一书虽以六经次序编排，但前后文间逻辑线索并不明晰。仲景的理论与治法常常意在言外。其中，前后照应、草蛇灰线之处，非精读深悟不能得仲景之旨。宋代士人通过对文本的细读不断尝试接近仲景理论的核心。

韩祗和的《伤寒微旨论》一书的写作目的就是纠正当下医家"去仲景之意已远"的情况。他对《伤寒论》的解读颇能推阐仲景之心，比如，在《治病随证加减药篇》中，他从《伤寒论》五首药方中药量之加减而悟得仲景治病随形证浅深增减药味之理，其云：

> 古今治伤寒无出于仲景方，仲景尚随证加减药味，量病而投之。《伤寒论·辨太阳证》小青龙汤方内：若渴去半夏加栝蒌根；微利，若小便不利，少腹满，去麻黄加茯苓；若喘，去麻黄加杏仁。又，伤寒五六日，中风，往来寒热者，小柴胡汤方内：若胸中烦而不呕，去半夏人参加栝蒌根；若腹中痛，去黄芩加芍药；胁下硬，去枣加牡蛎；若心下悸，小便不利，去黄芩加茯苓；若不渴，外有微热者，去人参加桂枝；若咳，去人参、枣、姜，加五味子、干姜。又，伤寒八九日，风湿相搏，桂枝附子汤方内：若其人大便硬，小便自利，去桂枝加术少许；又少阴伤寒病二三日不已，真武汤内，若咳加五味、细辛、干姜；若小便利，去茯苓；若下利，去芍药加干姜；若呕，去附子加生姜。又，霍乱理中丸方内：若脐上筑者，肾气动也，去术加桂；吐多，去术加生姜；下利多，还用术；悸者加茯苓；渴欲得水者加术；腹中痛加人参；寒者加干姜；腹满去术加附子。今据此五方中加减药味之法，乃是前贤训诲人之深意也。今之医者，见古方中有加减，竟即依方用之，若方中无加减，竟不能更张毫厘，所谓胶柱也。况《素问》有《异法方宜论》，岂是执一端而治病也？假令杂病方可用，治伤寒病者亦可投之，岂须待《伤寒论》中有法也？况古人之心，文笔不能尽言者多矣。

又如，韩祗和从仲景论汗下中体会出勿下之太早的训诫，以纠正世人三日前可汗、四日后可下的偏见，《总汗下篇》云：

> 世人为见《素问》云三日以前可汗，四日以下可下，乃执为定法。今深戒医流，不可将病人三日以前妄投汗药，四日以后妄投下切，切宜慎守。仲景曰：发汗吐下之相反，其祸至速，信矣。

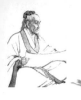

且古之圣贤立汗下二字，本谓调解阴阳偏胜之气，而今医者执汗下二字妄为主治伤寒。求之愈功，则失之远矣。况仲景治伤寒病，未尝有失汗下之戒，失下之过，但责其下之太早，此仲景之心也。后人或各擅家技，或自持己能，殊不究仲景心万分之一，诚可罪焉。

韩祗和在一些细节问题上确实能得仲景之心，但由于他的伤寒理论体系并非依据《伤寒论》而建构，故而无法更进一步发明仲景之论。

许叔微的著作中虽然没有对《伤寒论》进行分类编排，但通过细读条文，他同样体会到了仲景辨证论治的旨趣。比如，《伤寒九十论·桂枝加附子汤证第二》：

仲景第十六证云：伤寒脉浮，自汗出，小便数，心烦，微恶寒，脚挛急，反与桂枝汤以攻其表，此误也，得之便厥，咽中干，烦躁，吐逆者，作甘草干姜汤。若厥愈，足温者，更作芍药甘草汤与之，其脚即伸。若胃气不和，谵语者，少与调胃承气汤。盖第七证则为发汗漏不止，小便难。第十六证则为自汗，小便数，故仲景于证候纷纷小变异便变法以治之，故于汤不可不谨。

在这里，许叔微从仲景对同一个症状下的不同伴随症在用药上稍加变化，体会到汤药的运用必须谨慎。又如，在讨论少阴证与伏气的区别时，他强调了精详分别的重要性：

有人病伤寒数日，自汗，咽喉肿痛，上吐下利，医作伏气。予诊之曰：此证可疑，似是之非，乃少阴也。其脉三部俱紧，安得谓之伏气？伏气脉必浮弱，谓非时寒冷，着人肌肤，咽喉先痛，次下利者是也。近虽有寒冷不时，然当以脉证为主，若误用药，其毙可待。予先以吴茱萸汤救之，次调之以诸药而愈。论曰：仲景论伏气之病，其脉微弱，喉中痛，似伤寒，非喉痹也，实咽中痛，今复下利。仲景少阴云：病人手足俱紧，反汗出者，亡阳也，此属少阴证，法当咽痛而复吐利。此证见《少阴篇》。今人三部脉俱紧，而又自汗咽痛下利，与伏气异。然毫厘之差，千里之谬，须讲熟此书，精详分别，庶免疑惑矣。（《伤寒九十论·少阴证第三十二》）

"伤寒大证相似，脉与证稍异，通变为要，仔细斟酌。"（《伤寒九十论·阳明蜜兑证第七》）这是许叔微辨症论治伤寒的要诀。除了注重相似症状的脉证分别外，许叔微对仲景的言外之意也别有会心。比如，《阳明急下证第十四》：

> 乡里豪子得伤寒，身热目痛，鼻干不眠，大便不通，尺寸俱大，已数日矣。自昨夕，汗大出。予曰：速以大柴胡下之。众医骇然曰：阳明自汗，津液已竭，当用蜜兑，何故用大柴胡药？予曰：此仲景不传之妙，处诸公安知之。予力争，竟用大柴胡两服而愈。论曰：仲景论阳明云：阳明病多汗者，急下之。人多谓已自汗，若更下之，岂不表里俱虚也？论少阴云：少阴病一二日，口干燥者，急下之。人多谓病发于阴，得之日浅，但见干燥，若更下之，岂不阴气愈盛也？世人罕读，予以为不然。仲景称"急下之"者，亦犹"急当救表"、"急当救里"，凡称"急者"、"急下之"有三处。才觉汗出多，未至津液干燥，速下之，则为径捷，免致用蜜兑也。盖用蜜兑，已是失下，出于不得已耳。若胸中识得了了，何疑殆之有哉。

许叔微注意到《伤寒论》中有三处称"急者""急下之"者，急下背后的意图是抓住时机迅速治疗以截断病程，这是仲景举而未发之意。在这一医案中，许叔微针对病情处以大柴胡汤，在津液未竭之前速下之，避免了发展为津亏便竭的蜜兑证，可谓其善悟仲景之旨。

在以阅读文本为基础理解《伤寒论》的士人中，郭雍当为最著。"反复读经，当自得之"（《伤寒补亡论》卷十三《两感证五条》），这是郭雍读书解经之要义。他对《伤寒论》的条文别有妙悟心解，能够发掘出仲景文字背后的深义，以意逆志，梳解透辟，堪为后人立法垂范。比如，在《伤寒补亡论》卷十《可下四十八条》中，针对"阳明少阳合病，必下利，其脉不负者，顺也负者，失也。互相剋贼，各为负也"。郭雍谓：

> 仲景于此一证，特论脉负不负，盖欲后人当思阳明少阳土木剋贼之理而治之，可谓尽善矣。以是知合并病之论，虽二阳俱受病，邪气俱当去，又须审二经五行之气，毋令相剋贼，抑强扶衰，

以致和气，不使复生一秦，助桀为虐也，如是则胡越可同舟而共济矣。此证和二经，退邪气，与人事不少异，非天下至精，孰能与于此。

郭雍由此一条文而读出仲景论脉负与不负的背后，实际上是提示后人以五行相克之理治伤寒合病并病，可谓善于揣度仲景之意。

又如，《伤寒补亡论》卷十一《发汗吐下后七十三条》：

> 仲景曰：脉微而涩者，此为医所病也。大发其汗，又数大下之，其人亡血，病当恶寒，后乃发热，无休止时。夏月盛暑，欲着复衣；冬月盛寒，欲裸其身。所以然者，阳微则恶寒，阴弱则发热，此医发其汗，使阳气微，又大下之，令阴气弱。五月之时，阴气在里，胃中虚冷，以阳气内微，不能胜冷，故欲着复衣；十一月之时，阳气在内，胃中烦热，以阴气内弱，不能胜热，故欲裸其身。又阴脉迟濇，故知亡血也。庞氏曰：阳微宜四逆汤，阴弱宜苦酒艾之类。常氏云：宜小建中汤。雍曰：阳微阴弱之症，其候至微，亦未易言。仲景初谓亡血之人，病当先寒后乃发热。则一病之内，阳微阴弱之症，先后俱见也。故言医发汗，使阳气微，又大下之，使阴气弱，则知一病是二证也。夏月盛热，欲着复衣，冬月盛寒，欲裸其身，谓暑月犹有寒，不必重言其热，寒月犹有热，不必重言其寒也。若如是，则暑月有寒热，寒月亦有寒热，非五月病者独见寒，十月病者独见热也。故常氏用小建中汤，似得其意，令阴阳两建之，虽药证相得，第恐力微，此外亦无药矣。庞氏分寒热为两证，则阳微用四逆，阴弱用酸苦，然疾证初不分，用药又难分也。夫然，则当见寒时用四逆，又恐后乃发热时，热大甚不可制。若庞氏药，用之于表热里寒，表寒里热之证则相宜，盖表热里寒，表寒里热是自两病，非阳微阴弱同病之证也。粗工以表热里寒，表寒里热便为阳微阴弱者，尤非是。此证虽甚希有，而前人论说尚多失仲景之意，则后人用药宜审矣。

由仲景发汗则阳气微，大下则阴气弱而推出此一病是二证，从而读出仲景"夏月盛暑，欲着复衣；冬月盛寒，欲裸其身"的背后，实际上是"暑月犹有寒，不必重言其热；寒月犹有热，不必重言其寒"，因此提出阳微阴弱之症的本质并非表热里寒或者表寒里热，而是阴阳皆微，论治则用阴阳两建。其妙解仲景之文若此。

又如，《伤寒补亡论》卷十五《衄血吐血证十条》：

> 伤寒不大便六七日，头痛有热者，与承气汤，其小便清者，知不在里，仍在表也，当须发汗。若头痛者，必衄，宜桂枝汤。常氏云：疑字误也，设须发汗当用麻黄汤，不然用桂枝麻黄各半汤取其小汗出而已。雍曰：此症不言有汗无汗，故后人用药有疑，然反覆详读，似无可疑者，衄家固当用麻黄汤，仲景以病仍在表，虽当发汗，而里症不大便六七日，既不敢用承气攻，里亦不敢用麻黄大发汗，故止用桂枝逐表邪。表解，若见里症，待其可下，复用承气攻之也，此不用麻黄之意。若头痛必衄六字，是此症中一小变症，仲景不言治衄法，盖此症其初，里症似重，故仲景初欲与承气汤，后言仍在表者，是表症亦轻也，表轻则衄，衄则表当解，不必用药，虽桂枝亦不当服。当移宜桂枝汤四字于当须发汗之下看则意亦明矣。

此一条文郭雍通过细致辨析仲景用药法则分析了尽管"衄家固当用麻黄汤"而此证虽衄却不用麻黄的原因：病虽在表但已出现里症不大便六七日的症状，故仅能以桂枝解表。如是，则条文中"若头痛者必衄"六字只是一小变症，而"宜桂枝汤"四字当移至"当须发汗"后，文义则明。此一义例为后世理解《伤寒论》拓展了新的道路。

儒家自古有"以意逆志"的阐释传统，文字记载只是圣贤之意的一部分，更深层次的内涵则需要士人反复阅读能体会。《论语·述而》云："举一隅，不以三隅反，则不复也。"《公冶长》云："回也，闻一以知十。赐也，闻一以知二。"钱穆谓，颜渊闻孔子语，能另开一路，或另辟一方面说之，此即有所发明。天下事理至繁，若死在句下，闻一只知一而止，此仅是记闻之学。须细细推求，或从反面，或从旁面，自有阐发（钱穆，2010：167-168）。在面对《伤寒论》这一特殊的医籍时，士人在归纳排比之外常常透过文本去揣摩仲景的思路与方法。也正是这样的揣摩与参悟，使得士人对于伤寒理论有不同于一般医者的深入理解。

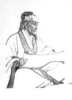

三、士人身份与伤寒学术

宋代的伤寒医家大多是士人出身，他们一面攻读举业，一面留心方书，在获取功名的同时也成就了治病救人的儒者之德。缺少临床经验的士人进入医生这一行业势必会带来许多新的面貌，士人身份的医者将儒者读书求理、宗经博古的风气注入其中，推动着宋代伤寒学术的进步。同时，临床实践在医学中渐渐退居次要的地位，在某种程度上也影响了后世医学的发展。

（一）校读与训释

对文本的校读与训释是士人理解《伤寒论》的第一步。校正医书局的儒臣在校订医书时大多以文本本身作为校勘的依据，正如林亿在《素问》序中所说，"一言去取，必有稽考，舛文疑义，于是详明"，《脉经》序谓："据经为断，去取非私。"林亿等在校订《伤寒论》时依据综合运用本校、他校、理校等方法对其中部分条文进行了校勘。比如，《伤寒论》卷二《辨太阳病脉证治上》桂枝加葛根汤方下注云："臣亿等谨按：仲景本论：太阳中风自汗，用桂枝。伤寒无汗用麻黄，今证云汗出也，第三卷有葛根汤，恶风，而方中有麻黄，恐非本意。证云：无汗恶风，正与此方同，是合用麻黄也。此云桂枝加葛根汤，恐是桂枝中但加葛根也。"又如，《伤寒论》卷四《辨太阳病脉证治下》甘草泻心汤方下注云："臣亿等谨按：上生姜泻心汤法，本云理中人参黄芩汤，今详泻心以疗痞，痞气因发阴而生，是半夏、生姜、甘草泻心三方，皆三于理中也，其方必各有人参。今甘草泻心中无者，脱落之也。又按《千金》并《外台秘要》治伤寒 食用此方，皆有人参，知脱落无疑。"同卷白虎汤方下注云："臣亿等谨按，前篇云：'热结在里，表里俱热者，白虎汤主之。'又云：'其表不解，不可与白虎汤。'此云'脉浮滑，表有热，里有寒'者，必表里字差矣。又阳明一证云：'脉浮迟，表热里寒，四逆汤主之。'又少阴一证云：'里寒外热，通脉四逆汤主之。'此表里自差明矣。"章太炎对林亿的校勘评价甚高，他说："林之校《伤寒论》，犹大徐之校《说文解字》也，其文

简质，缀学者观之欲卧，既读诸家书，则知林校之精绝矣。"（章太炎，1994：294）

一部分士人则依据临床经验或自己的理论体系对《伤寒论》一书进行校改。《伤寒论》"辨太阳病脉证病治"论二阳并病谓："二阳并病，太阳初得病时，发其汗，汗先出不彻，因转属阳明，续自微汗出，不恶寒。若太阳病证不罢者，不可下，下之为逆，如此可小发汗。设面色缘缘正赤者，阳气怫郁在表，当解之熏之。若发汗不彻，不足言，阳气怫郁不得越，当汗不汗，其人躁烦不知痛处，乍在腹中，乍在四肢，按之不可得。其人短气但坐，以汗出不彻故也，更发汗则愈。何以知汗出不彻，以脉涩故知也。"庞安时的《伤寒总病论》卷一《阳明证》改"熏"字为"蒸"字，"若汗出不彻"之后加"当短息"三字，删去"其人躁烦不知痛处，乍在腹中，乍在四肢，按之不可得"一句，谓"古本字多差误，以从来所见病人证候中符合如此，故改正"。韩祗和对《伤寒论》的改动更大，他将桂枝汤、桂枝加葛根汤、麻黄汤等条文按照自己的理论体系加以删改，如将桂枝汤证改为："太阳中风，三部脉浮紧数，关前寸脉短为阳虚，关后尺脉大为阴盛，常自汗出，啬啬恶寒，淅淅恶风，鼻鸣干呕者，宜桂枝汤。"并谓："今详此数方中，形证颇不相顺，及药物似不对病，非先贤之误，盖年代深远，或编简脱漏，或传写讹谬也。愚敢以短见，少开其意尔。"（萧源，1986：488）他对《伤寒论》的校改并非从张仲景的原意出发，而是以自己的理论作为标准。庞安时与韩祗和对《伤寒论》的删改显示了他们不同的学术个性，成为后世所谓"错简重订派"的先声。

成无己在注解《伤寒论》时也对文本进行了校勘，其方法主要是他校。《注解伤寒论》卷二《伤寒例》："然气候亦有应至而不至，或有未应至而至者，或有至而太过者，皆成病气也。"注释云："疑漏或有至而不去。此一句按《金匮要略》曰：有未至而至，有至而不至，有至而不去，有至而太过，何故也？师曰：冬至之后，甲子夜半，少阳起。少阴之时，阳始生，天得温和，以未得甲子，天因温和，此为未至而至也。以得甲子而天未温和，此为至而不至也，以得甲子，天大寒不解，此为至而不去也。以得甲子，而天温如盛夏五六月时，此为至而太过也。《内经》曰：至而和则平，至而甚则病，至而反者病，至而不至者病，未至而至者病，即是观

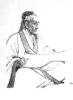
之，脱漏明矣。"《辨痓湿暍脉证》："伤寒所致太阳痓、湿、暍三种，宜应别论，以为与伤寒相似，故此见之。"注释云："痓，当作痉，传写之误也。痓者恶也，非强也。《内经》曰：肺移热于肾，传为柔痉。柔为筋柔而无力，痉谓骨痉而不随。痉者，强也。《千金》以强直为痉。经曰：颈项强急，口噤背反张者痉。即是观之，痓为痉字明矣。"

相比而言，郭雍对《伤寒论》的校正更为系统、全面。在底本的选择上，据李玉清的研究，郭雍《伤寒补亡论》所用的底本并非宋代校正医书局校正的《伤寒论》，他据以校勘的尚有《伤寒论》的其他版本。（李玉清，1998：1-3）对于其他学者的校正语，郭雍也加以辨析订正，比如，《伤寒论》卷四《太阳经证治》："伤寒脉浮缓，身不疼，但重，乍有轻时，无少阴证者，大青龙汤发之。雍曰：伤寒而脉浮缓，是伤寒见风脉也。少阴里证，大青龙发表药，故无少阴证者可服。少阴，口燥舌干而渴是也。庞氏云：当作无太阴证。且仲景于不可发汗证中已言少阴病不可发汗，况用大青龙汤尤为不可，则此用少阴字为无疑。"又如，《伤寒论》卷九《汗后四十四条》："若重发汗，复加烧针者，与四逆汤。雍曰：此证首尾都无四逆证，恐是字误。今详重发汗复加烧针，恐是火劫，亡阳惊狂者，则当与桂枝去芍药加蜀漆牡蛎龙骨救逆汤；若止是火逆，因烧针烦躁，则当与桂枝甘草龙骨牡蛎汤，亦救逆也。故恐四逆本是救逆汤字，校正者误书入四逆一方也。"

在《伤寒论》流传的过程中，其他一些医书也保存了许多与《伤寒论》相近的内容，如《脉经》《备急千金要方》《千金翼方》等。郭雍在《伤寒补亡论》中也依据这些医书对《伤寒论》的文字进行了校勘。

《脉经》卷七保存了《伤寒论》中"诸可与不可"的内容，故《伤寒补亡论》中"诸可与不可"的部分多以《脉经》相校正。郭雍对此的处理方法是：其中疑异之处则根据医理校改，无疑异则出校存之。例如，《伤寒补亡论》卷八《不可发汗四十条》"咳者则剧数吐涎沫咽中必干"云云一条，雍校曰："《脉经》以上二证合而为一。"《伤寒补亡论》卷十《不可下四十七条》："阳明少阳合病，必下利，其脉不负者，顺也；负者，失也。互相克贼，名为负也。"郭雍曰："按本论原误录宿食一证相连，非也。《脉经》以宿食别作一证为当。盖脉滑数，有宿食，故仲景可用承气汤。若胃为木尅，困而下利，安有用承气之理。今依《脉经》离而为二。"又如，"脉浮而大，心下反鞕，有热属藏者，攻之，不令发汗。属府者，不令溲数，溲数则大便鞕，汗多则热愈，汗少则便难，脉迟尚未可攻。"郭雍曰："此一证中有误字，《脉经》云：攻之不令微汗，属府，溲数则坚，汗多则愈，汗出小便难。文皆有误，不能通。"《伤寒补亡论》卷十《可下四十八条》："太阳病未解脉，阴阳俱停，必先振栗，汗出而解，但阴脉微者下之，而解宜大柴胡汤。《脉经》云：但阴微者先下之。雍曰：文当从《脉经》。"故郭雍谓"大抵读仲景论，仍须以《脉经》参校之。"（《伤寒补亡论》卷十《可下四十八条》）

《备急千金要方》卷九专论伤寒一证，其中有许多与今本《伤寒论》相近的内容。除"伤寒例"之外，所收"三阴三阳"条文计四十九条（钱超尘，1993：126）。郭雍以《千金方》校正《伤寒论》的条文如《伤寒补亡论》卷六《阳明经证治》："脉但浮，无余证者，与麻黄汤。若不尿，腹满加哕者，不治。雍曰：《千金》通续前证为证，似当理。"《伤寒补亡论》卷六《少阳经证治》："若已吐下发汗，温针谵语，柴胡汤证罢，此为坏病，知犯何逆，以法治之。"雍曰："《千金方》通前合为一证，则小柴胡首尾备见，为当温针谵语，亦宜桂枝甘草龙骨牡蛎汤。"《伤寒补亡论》卷十五《百合病》引《金匮要略》论百合病后雍曰："此论有言不甚明处，今皆以《千金》论中字足之。"

《千金翼方》的卷九、卷十除无《辨脉法》《平脉法》《伤寒例》外，包括了今本《伤寒论》的大部分内容（钱超尘，1993：127-130）。郭雍据《千金翼方》校勘的条文如《伤寒补亡论》卷六《阳明经证治》："阳明病，初欲食，小便反不利大，便自调，其人骨节疼，翕翕如有热状，奄然发狂，濈然汗出而解者，此水不胜谷气，与汗共并，脉紧则愈。又一本云脉去则愈。雍曰：《千金翼》作坚者则愈，无脉字。证既有误，未可便用麻黄汤也。若脉浮而紧无汗者，则可用。三书之误，是误以紧为坚、者为去，或漏脉字，或漏者字，当云脉紧者则愈。"《伤寒补亡论》卷七《少阴经证治》："少阴病下利止而头眩，时时自冒者死。"郭雍曰："《千金翼》作少阴。"《伤寒补亡论》卷十七《霍乱二十六条》引仲景"伤寒其脉微濇者本是霍乱"条后郭雍谓："《千金翼》合二论为一，是当经有缺文。"

《伤寒论》成书于汉末，其中部分字义存在古今差异，因此对字句的训诂也是士人理解《伤寒论》重要的途径。比如，庞安时解释"更衣"的古今意义不同，《伤寒总病论》卷二《可下证》谓："下利谵语者，有燥屎也，宜小承气汤。初一服，谵语止若更衣者，停后服，不尔，尽与之。小注：更衣即登厕也，非颜师古注《汉书》更衣之义。《集验方》痔有更衣挺出，颇妨于更衣，更衣出清血，故以知之。"成无己在著作中尤为重视词语的训解，他在《注解伤寒论》与《伤寒明理论》中对脉象、症状、方名及繁难字义等都进行了详细注释（黄作阵，2009：530-536）。注释脉象如《注解伤寒论》卷一《辨脉法》："脉萦萦，如蜘蛛丝者，阳气衰也。"注谓："萦萦，滞也，若萦萦惹惹之不利。""脉绵绵，如泻漆之绝者，亡其血也。"注谓："绵绵者，连绵而软也。"注释症状如《伤寒明理论·懊憹第二十一》："伤寒懊憹，何以明之？懊者懊恼之懊，憹者忧闷之貌，即心中懊懊恼脑，烦烦憹憹，郁郁然不舒畅，愦愦然无奈，比之烦闷而甚者，懊憹也。"《悸第二十八》："伤寒悸者，何以明之？悸者心忪是也。筑筑惕惕然动，怔怔忪忪，不能自安者是也。"《振第三十》："伤寒振者，何以明之？振者，森然然苦寒，耸然振动者是也。"《谵语第三十五》："伤寒谵语，何以明之？谵者喃，为呢喃而语也，又作谵，为妄有所见而言也。"注释方名如《伤寒明理论》释脾约圆："约者结约之约，又约束之约也。《内经》曰：饮入于胃，游溢精气，上输于脾，脾气散精，上归于肺，通调水道，下输膀胱，水精四布，五经并行。是脾主为胃行其津液者也。今胃强脾弱，约束津液，不得四布，但输膀胱，致小便数而大便硬，故曰其脾为约。"释五苓散方名："苓，令也，号令之令矣。通行津液，克伐肾邪，专为号令者，苓之功也。五苓之中，茯苓为主，故曰五苓散。"释大承气汤方："承，顺也。伤寒邪气入胃者，谓之入府，府之为言聚也。"释繁难词语如《注解伤寒论》卷二《伤寒例》："若过十三日以上不间，尺寸陷者，大危。"注谓："间者，瘳也。"《注解伤寒论》卷二《辨太阳病脉证并治》："太阳病，项背强几几，反汗出恶风者，桂枝加葛根汤主之。"注谓："几几者，伸颈之貌也。动则伸颈，摇身而行。项背强者，动则如之。"

　　对文本的校读与训释是士人阅读儒学经典的基本方法，他们进入医学领域后，必然会将这一阅读方法带入对医籍的解读中。对文本的校勘通过不同版本或相关医书的对比，择善而从，为士人与医者提供了一个基本可靠的文本。对字词的训释则通过考究字源，析词辨义，理顺了医书中的疑难字句，为义理的探求扫清了障碍。

（二）儒经与医经

由于士人身份的医者在医学知识与临床经验上与专业的医者不可同日而语，从文本进入也就成了他们修习医学最便捷的途径。他们不仅重视医学经典与关注文本本身的校读，对医学经典之外四部书籍的广泛涉猎与征引成为他们区别于家传医者的显著特征。

引用儒家经典注释医书发轫自唐代王冰注释《素问》，其注释多引《老子》《庄子》等书，也有引用《易传》《礼记》《尚书》等儒家经典，但仅限于《月令》《洪范》等有关阴阳五行及节令的篇章。比如，《黄帝内经素问》卷一《上古天真论》："阴阳和，故能有子。"下注云："男女有阴阳之质不同，天癸则精血之形亦异，阴静海满而去血，阳动应合而泄精，二者通和，故能有子。《易系辞》曰：'男女构精，万物化生'，此之谓也。"《黄帝内经素问》卷一《金匮真言论》："秋善病风疟。"注引《礼记·月令》："孟秋行夏令，则民多疟疾也。"《黄帝内经素问》卷二《阴阳应象大论》："木生酸。"新校正云："凡物之味酸者，皆木气之所生也。《尚书·洪范》曰：'曲直作酸。'"至宋代校正医书局校注《素问》一书，引经的范围进一步扩大，《左传》《周礼》甚至郑玄注都成为解释医经的参照。引《左传》者如，《黄帝内经素问》卷二《阴阳应象大论》"风胜则动"。新校正云："按《左传》曰：'风淫末疾'，即此义也。"又"湿胜则濡泻"，新校正云："按《左传》曰：'雨淫腹疾。'则其义也。"引《周礼》者如卷一《金匮真言论》："故春气者病在头。"新校正云："按《周礼》云：'春时有痟首疾。'"《黄帝内经素问》卷十九《六微旨大论》："歧伯曰：'出入废则神机化灭，升降息则气立孤危。'"新校正云："按《易》云：'本乎天者亲上，本乎地者亲下。'《周礼·大宗伯》有天产、地产；《大司徒》云动物、植物，即此神机气立之谓也。"引郑注者如，卷一《生气通天论》："其气九州岛岛九窍、五藏、十二节，皆通乎天气。"新校正云："详通天者生之本，《六节藏象》注甚详。又按郑康成云：'九窍者，谓阳窍七，阴窍二也。'"按此为《周礼·天官》郑玄注文。《黄帝内经素问》卷一《阴阳应象大论》："其音角。"王冰注："仲春之月，律中夹钟，夷则所生，三分益一，管率长七寸五分。"新校正云："按郑康成：'七寸二千一百八十七分寸之千七十五。'"按此为《周礼·春官》郑玄注文。儒者在解释医学典籍时不自觉地带入了自身的阅体验，这是宋臣注释医书的独特视角。儒学与医学在这里开始产生交集。

在宋代专于伤寒的士人中间，这一特点也较为明显。韩祗和引用《礼记》与《素问》相参证以说明异法方宜的道理，强调古今气候不同，人体素质差异较大，桂枝汤在当今之世过于辛热，不可服。《戒桂枝汤篇》云：

> 夫用药之法，同时而异方者，因贵贱忧乐不同耳。况太平与乱世之人，岂可一概而治之耶？《素问》立《异法方宜论》，用是随五方风俗而调治也，故《礼记·王制》篇云："五方之民，言语不通，嗜欲不同，达其志，通其欲。"《著至教论》云："足以治群僚，不足以治王侯。"注云："布衣与血食主疗亦殊矣。"《方盛衰论》云："论必上下，度民君卿。"注云："度量民及君卿，三者调养之殊异，何者？忧乐若分，不同秩也。"此同时之人尚分忧乐，何况异世之人乎？且仲景本建安人也，汉末之际，兵革未尝少息，居民无逸乐之聚，故嗜欲寡，滋味薄，则人之精气充实，邪毒难犯。虽有伤寒之病，非桂枝不能发表。方今之时，太平久矣。居民忧逸相传，近及数世。恣酒嗜欲，耗散精血，筋骨柔脆。其于豪贵之家，多是服芳草石药，为养命之术。因兹肌体之间，阳气多而阴气少。阳气既多，时遇邪气为害，若至热药发表，足可以助阳为病，兹知其桂枝汤不可容易与人服也。戒之哉！（萧源，1986：486）

成无己在《注解伤寒论》中引用《易经》《左传》与《论语》与伤寒理论相参证。《注解伤寒论》卷一《辨脉法》："寸口脉浮而紧，浮则为风，紧则为寒。风则伤卫，寒则伤荣。荣卫俱病，骨节烦疼，当发其汗也。"注释引《易经》："《脉经》云：风伤阳，寒伤阴。卫为阳，荣为阴，风为阳，寒为阴，各从其类而伤也。《易》曰：水流湿，火就燥者，是矣。"《注解伤寒论》卷二《伤寒例》："是以春伤于风，夏必飧泄；夏伤于暑，秋必病疟；秋伤于湿，冬必咳嗽；冬伤于寒，春必病温。此必然之道，可不审明之。"注释引用《左传》"风淫末疾""雨淫腹疾"来解释伤于风则当发于四肢，伤于湿则当发为下利的道理。《注解伤寒论》卷五《阳明病篇》："夫实则谵语，虚则郑声。"注释引《论语》："谵语者，言语不次也；郑声者，郑音不正也。《论语》曰：恶郑之乱雅乐。又曰：放郑声，远佞人。郑声淫，佞人殆。言郑声不正也。"

许叔微在《本事方》中则联想到了《诗经》与《孟子》。《本事方》卷一论中风寒冷湿痹谓："此疾积习之久，非一日所能攻，皆大剂久而取效。《唐书》载王太后中风，暗默不语，医者蒸黄芪数斛以熏之得差，盖此盖也。今人服三五盏便求效，责医也亦速矣。孟子曰：七年之病，三年之艾，久而后知尔。"《本事方》卷二论椒附散云："一亲患项筋痛，连及背髀不可转，服诸风药皆不效。予尝忆《千金》有肾气攻背项强证，予处此方与之，两服顿差。自后与人皆有验。盖肾气腰自夹脊上至曹谿穴，然后入泥丸宫。曹谿一穴，非精于搬运者不能透，今逆行至此不得通，用椒以引归经则安矣。肾气上达椒下达，《诗》言：椒聊且，贻我握椒。皆此意矣。"

除了儒家经典，史书中记载的医事也成为士人对话的对象与启发治疗思路的媒介。庞安时以《素问》与《伤寒论》的理论辨析了《魏志·华佗传》中可能出现的错误记载。《解华佗内外实说》云：

> 《魏志·华佗传》有府吏倪寻、李延共止，俱头痛身热，所苦正同。佗曰："寻当下之，延当发汗。"或难其异。佗曰："寻外实，延内实，故治之宜殊。即各与药，明早并起。某深疑陈寿误用内外字，非华佗本意也。病者颈痛身热，恶寒，为阴邪外实，法当发汗。病者头疼身热，但蒸蒸发热，不恶寒，为阳邪内实也，法当下之。所谓外实者，外为阳为表也，阳气这寒所折，争于表间，阳衰而阴胜，故发热复有恶寒之证，可以汗而发之，以复阳气也。所谓内实，者内为阴为里也，极阴变阳，寒甚生热，阳气反胜而入里，故胃府内实，蒸蒸作热，不恶寒，可以泄利以复阴

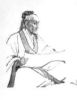

气。言实者非正实，乃邪实也。《素问》云：邪气盛则实，所以知佗传内外二字差谬矣。"（庞安时，《伤寒总病论》卷六）

许叔微以《南史·范云传》徐文伯强汗治范云疾的医案告诫医者治疗伤寒须顾其表里、待其时日方可用药。《伤寒九十论·麻黄汤证第四》云：

> 仲景虽云不避晨夜，即宜便治，医者亦须顾其表里虚实，待其时日。若不循次第，虽暂时得安，亏损五脏，以促寿限，何足尚哉。昔范云为陈霸先属，霸先有九锡之命，期在旦夕矣。云偶感寒疾，恐不及豫盛事，请徐文伯诊视之。恳曰：便可得愈乎？文伯曰：便差甚易，但恐二年后不复起尔。云曰：朝闻道，夕死可矣。况二年乎？文伯以火烧地，布桃柏叶，设席置其卧上，顷刻汗解，以温粉扑之。翌日愈，甚喜。文伯曰：不足喜也。后二年果卒矣。夫取汗先期尚促寿限，况不顾表里，不待时日，便欲速愈乎？每见病家不耐三四日，昼夜促汗，医者顾利，恐别更医，随情顺意，鲜不致毙。故书此以为龟鉴。

在《寒热类伤寒证第八十》中，许叔微又从《史记·扁鹊仓公列传》仓公治济北王侍者绣女的故事分析女尼寒热间作病的缘由：

> 一尼病恶风体倦，乍寒乍热，面赤心烦，时或有汗，他医以伤寒温疟治之。见其寒热往来，时方疫气大作也，大小柴胡杂进，数日愈甚，转剧。予诊之曰：两手不受邪，厥阴脉弦长而上鱼际，此非伤寒，乃阴动不得阳也。此正与仓公治一绣女病同，投以抑阴等药，数日愈。论曰：昔褚澄云：治师尼寡妇别制方，盖有为也。师尼寡妇，独居怨旷，独阴而无阳，欲心屡萌而不适其欲，是以阴阳交争，乍寒乍热，虚汗倦怠，全类温疟，久久成痨瘵矣。尝记《史书·仓公传》载济北王侍者绣女，病腰背寒热，众医皆为寒热也。仓公曰：病得之欲男子而不可得也。何以知之？诊其脉，肝部弦出寸口，是以知也。男子以精为主，女子以血为主，男子精溢则思室，女子血盛则怀胎。肝摄血者也，今肝脉弦长上寸口及鱼际，则血盛欲男子之候也。然则治师尼寡妇，尤不可与寻常妇人一概论也。

郭雍也将从史书中悟得的道理用于伤寒的治疗。《伤寒补亡论》卷十三《两感证五条》：

> 雍谓汤药至此不如针灸。汤药虽可内攻，而内攻未必至，虽至而药病方有胜负。针艾可以外泄，随其轻重，必有泄而出者。昔虢太子之死，扁鹊治之，盖外泄之术也。方其厥气上行，绝阳破阴，有甚于两感不知人之证。扁鹊以为阳脉下坠，阴脉上争，令气闭而不通。夫厥气，亦邪气也。阳脉阴脉者，即阳经阴经也。阳脉下坠，犹传之阳也。阴脉上争，相搏而不能受也。气闭不通，以阴阳俱邪实，故不通，不通则水浆不入矣。越人于是不施汤剂，而遽用针石，外取三阳五会，有间，太子苏。是知汤不能达于外，而针尚可泄于外也。即苏而得为五分之熨，以逐余邪。邪去然后得服汤药，二旬而复故。倘使汤先，必不能得入，何缘有复苏之理。今两感之邪，与尸厥之邪，其暴杀人一也，诚能效越人先针后汤之术，取之三阳，使三阳气缓，然后灼三阴之会，以泄其邪。邪气未尽，方以汤攻，使无所逃，即尽，则以汤养之。虽生死未可必，而其为治有所据而不谬矣。故愚意欲先取昆仑、委中，乃去其血，以泄太阳；次取三里，以泄阳明；后取邱墟、阳陵泉，以泄少阳；三阳气即缓，急灸三阴交穴以泄三阴之邪。……以是思之，则三阴合病之中，脉有负者，亦宜灸刺以治之。且如阳明少阳合病，其脉负者，少阳木气盛也。泻邱墟、阳陵泉，则少阳木气不得不平。补三里，则阳明之土不得不旺。或不精补泻者，第以刺为泻，灸为补。古人皆有是法。如是，则虽死亦有可生理。所谓十中三四愈者未必不如孙氏之言也。虽然，天下之事固有大小同异，而其理一也。昔洪水横流泛滥于中国，禹决九州岛，然后人得平土而居之。愚因诵此而得通病有外泄之理。使早得而熟之，则越人氏之学何难至也。颜渊曰：舜何人也，予何人也。有为者亦若是，况卢扁乎。惜余得之暮年，所用之小也。然亦不敢不告诸来者，故备言之。

郭雍从《史记·扁鹊仓公列传》所记扁鹊以针灸治虢国太子尸厥之事而联想到治伤寒两感之法：汤药内攻未必至之时，正可以针灸外泄其邪。又从大禹以疏导治洪水的故事而悟得病有外泄之理。《史书》的这一记载在郭雍这里成为创设新治法的触媒，广泛的阅读为士人带来了解读《伤寒论》的新途径。

（三）同中求异与异中求同

对经史典籍的旁征博引是士人身份的医者区别于家传或师传医者的一个重要特征，但更值得关注的是士人的思维方式，他们经由儒学教育所形成的知识素养与思考方式在伤寒学术的发展中发挥了更为重要的作用。本章前文所提及的许多例子实际上已经包含了士人思维方式的特质，现集中作一梳理。

概而论之，士人在探究医理时表现出来的思维特质有同中求异与异中求同二端。同中求异即是通过对比发现相似症状、药物之间的不同之处，许叔微所谓"伤寒大证相似，脉与证稍异，通变为要，仔细斟酌"（《伤寒九十论·阳明蜜兑证第七》）是也。异中求同则是在不同的病症、方剂背后求得共同的机理，郭雍所谓"天下之事固有大小同异，而其理一也"（《伤寒补亡论》卷十三《两感证五条》）是也。

同中求异的思维在《伤寒论》的解读中体现得最为明显。在伤寒与温病等相似病的辨别上，刘元宾、韩祗和、庞安时、朱肱皆有论说，至郭雍则集诸家之大成，条析缕分，辨别名义，并提出了即时新感温病说。它还体现在对伤寒同一症状不同病因的具体分析上，比如本章前文提及的谵语一症，则有胃实谵语、合病谵语、少阳汗谵语、火劫谵语、汗多亡阳谵语、下后谵语、热入血室谵语、经水适来谵语、肝乘脾谵语数种，每种谵语的脉象与外症皆不同，毫厘之差，则千里之谬，故须精详分别，方能用药不妄。由于古今气候、人的体质等因素的不同而导致古今用药的差异也是求异思维的体现。

关注事物之间的不同将认识导向精深，发现细节背后的物理。异中求同的理路则使思维跳出细节的纷扰，在不同之间寻找两宜之点，发现贯通之处。这种思维方式在郭雍身上体现得最为明显。郭雍《伤寒补亡论》一书多以近世庞安时、朱肱、常器之三家之说补充仲景之论，但这三家的观点时有不同，郭雍在按语中加以辨析调和。比如，卷四《太阳经证治上》：

病人身大热，反欲得近衣者，热在皮肤，寒在内髓也。身大寒，反不欲近衣者，寒在皮肤，热在骨髓也。朱氏曰：热在皮肤者，表热里寒，宜先与阴旦汤，寒已，次以小柴胡加桂以温其表。寒在皮肤者，表寒里热，宜先以白虎加参汤除热，次以麻桂各半汤解其表。大抵病有标本，治有先后，表热里寒，脉必沈而迟，手足微厥，下利清谷也。所以阴证亦有发热者，四逆汤、通脉四逆汤主之。表寒里热者，脉必滑而厥，口燥舌干也。所以少阴恶寒而踡，时时自烦，不欲厚衣，用大柴胡汤下之而愈。雍曰：皮肤固为表，而骨髓为里有二说，所以仲景不直言表里，而曰皮肤骨髓也。夫表里者，人身之阴阳也。《灵枢》六篇曰：内有阴阳，外亦有阴阳。在内者，五藏为阴，六府为阳；在外者，筋骨为阴，皮肤为阳。今朱氏虽从表里法治之，然是以在内治里之法，而治在外之里也。常器之只用桂枝麻黄各半汤，虽亦有理，又疑麻黄虽能和营卫，而不至骨髓。朱氏似失之深，常氏似失之浅。宜于二者之间消息用药，或用朱氏之药则少与之，用常氏之药则多与之可也。

在郭雍看来，表里实际上有两层含义，表中亦分表里，里中亦分表里，正如《灵枢》所论内外各有阴阳。张仲景用皮肤、骨髓而不用表里正是为了避免读者理解的偏差，而朱肱皆以表里释之，混淆了内外各有表里，导致"以在内治里（五藏）之法而治在外之里（骨髓）"，故用药偏重。常器之认为皮肤、骨髓皆在外，故用桂枝麻黄各半汤，但疑此药又不能至于骨髓。故郭雍中和二人之说，"宜于二者之间消息用药，或用朱氏之药则少与之，用常氏之药则多与之可也"。郭雍的这一说法在现在看来也有失偏颇，但他通过对比二者的治方而调和折中的思路仍值得我们注意。

调和折中是二者择优而从，仍在同一个层次上论说。在《伤寒补亡论》中，郭雍更多地是站在更高的层面拈出看似相互矛盾的几种说法之间的共通之处，存异求同，在古书与古书、古书与今症之间找到对话的可能性，以此帮助辨析与治疗当下的各种病症，这正是他高于众人的识见所在。

在罗列诸家论说进行对照时，郭雍擅于在不同的论述背后发现"实"或"理"的相同，比如他论温毒云：

东晋中书令王珉有《伤寒身验方》云：枳桦木皮浓汁冷饮，

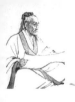

主伤寒时行热毒疮特良。此即今之豌豆疮，当时谓之时行热毒疮也。故庞氏方中载桦皮饮子者本之此。至巢氏论疫疠疱疮候曰：热毒盛则生豌豆疮，周匝遍身，状如火疮，色赤头白者毒轻，色黑紫黯者毒重，亦名为登豆。此即热毒疮。至巢氏而后，有疱疮、豌豆之名，至今呼之。以二者考之，则疮谓为温毒疮不谬也。凡冬感于寒，纵其病热甚极，不过为斑、为黄，终不成疮，惟感冬温非节之暖者则成疮。故庞、朱皆言温毒之为疮，而王中令、巢氏皆以热疮为时行、为疫病，诸家虽异同，其实一也。"（《伤寒补亡论》卷二十《小儿疮疹》）

诸家论说虽不同，名称各异，但探究此疮致病的原因，皆为感冬温非节之暖而成，由此可以依古方而治今病。

郭雍这种异中见同、贯之以理的通达思路不仅体现在对诸家学说的解释上，更体现在对具体证状的分析上。比如，《伤寒补亡论》卷八《可发汗五十八条》：

病人脏无他病，时发热自汗出而不愈者，此卫气不和也。先其时发汗则愈，属桂枝汤证。雍曰：前证言荣气和而反不及卫，此证言卫气不和而不及荣，其实一证也。但前证谓常发热而汗出者，此证谓发热汗出有时者，故论言先其时发汗则愈。其用桂枝，则二证皆同。

"前证言荣气和而反不及卫，此证言卫气不和而不及荣"，郭雍指出，二证虽有不同，但其病机皆是治荣卫不和，故当用桂枝汤发汗解肌。此即症状虽异而辨证相同，已有后世推求病机用药的意味。又比如，《伤寒补亡论》卷十四《发黄三十条》：

雍曰：巢氏黄病一论，未为该通，而诸家伤寒论中多从之。夫致黄之由非一，或误下，或火熏，皆能成黄，非止寒热谷气而已。大抵寒邪中，人久不能去，变为热毒，假春风发动，表为可出之时，既动则不可复回，而腠理不开，无由作汗而出，郁而在里，终不能散，淫邪泮衍，血脉传流。其毒之重者，遇血相搏不能胜，为之变结，或如豚肝，或如墨色，此为邪气所败之血也，无以泄其邪，则血枯而人死。其轻者鼓血而上，随衄可出。涩者因促滑气而下，随溺可去。既不能与血相搏，又不能开腠理而生汗，上不可出，下不可去，乃散于毛窍之际，已失所舍，而无可定止，进退不能，郁为至黄之色，以待汗与溺而后通。此毒非不欲出也，犹人之行及门而无路也。医者疏通其道而指示之，不为汗则为溺，未有不去之理。然毒在腠理之内，与正气争持，正邪相窒，毛空亦不可开，是以不能作汗，必从开窍利小便而出。此所以毒气在里不能出者，必成黄血二证，虽轻重上下不同，其理一也。"

此论发黄、血证的机理，虽有轻重上下不同，皆由毒气在里不得泄而致病，正是异中见同思路的体现。又比如，《伤寒补亡论》卷十三《阴阳交十一条》：

予考阴阳交之证，大抵伤寒脉不为汗解者，皆阴阳交也。何以不为汗解？曰：独阴独阳之病，一汗则解。阴兼阳、阳兼阴之病，一汗不能解。盖汗解其阴，阳脉不得退，汗解其阳，阴脉不得退，此所以不为汗衰也。然则阴兼阳，阳兼阴者何病也？余悉索之，则两感之证似之。一日太阳与少阴俱病，二日阳明与太阴俱病，皆阴兼阳，阳兼阴也。阴阳相兼而病，故其病名曰交。是以太阳汗解而少阴未得解，阳明汗解而太阴未得解者，岂非因其相交而不为汗衰乎？观二证之言，初若不相同，合二证阴阳之理，则无异也。故《素问》言两感，本非病名，至阴阳交，则曰病名阴阳交。盖两感言其始感，阴阳交者，著其名也。故阴阳交之证，有日复得汗，脉静者生，是邪气再出而复生也。仲景亦曰发表攻里，本自不同，岂非再乎。故遇斯病者，当参二证而治之。

《素问》载阴阳交之病，仲景但言两感不言阴阳交。郭雍考察诸家论说后认为，此二证初若不相同，但论其阴阳之理则无异，故治法亦不相远。

对于各家不同的观点与纷乱的细节，郭雍更关注它们背后的相同、相通之处，也就是"理"。这个抽象的"理"为"天下之事"相互贯通提供了可能。郭雍之父师事程颐，著有《兼山易解》。雍传其父学，通世务，隐居峡州，著有《郭氏传家易说》，四库馆臣谓"雍书大抵剖析义理，与

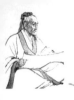

程传相似"（《郭氏传家易说》卷前提要）。倘若考察理学对医学的影响，郭雍是最好的例子。他虽然精于《易》学，但他在医学上的造诣与后世所谓"医易相通"的思路并不相同。儒学修养与《易》学研究带给他的毋宁说是一种万物一理的新的观照方式。他存异求同的思路中则包含了宋儒"天地之间，人物之众，其理本一，而分未尝不殊也"（朱熹，《孟子或问》）所谓"理一分殊"的道理。在前辈的伤寒学者致力于不同症状间的细微差异时，郭雍以这样一种贯通的智慧在医书与症状之间相形连类，间有所悟。其思理之绵转超胜，足可为今天阅读医书所借鉴。

同中求异与异中求同，这是士人体认万物，获得新知的重要方法，具有士人身份的医者在进入伤寒研究这一领域时将这一方法不自觉地带入对《伤寒论》的解读中去，他们一方面细致辨析症状，另一方面也探求伤寒之理，伤寒学术便在这探求异同的过程中不断进步。

面对《伤寒论》这一特殊的文本，士人出身的医者在阅读研究时发挥了他们自身的优势。对《伤寒论》的重新分类编排与文本细读是士人解读《伤寒论》最基本的方法。以八纲、症状、方剂、六经的维度成为后世理解《伤寒论》的出发点。在士人身份医家的著述中，《素问》《难经》《脉经》《备急千金要方》等医书不断被征引。借助其他医学经典对《伤寒论》所做出的阐释说明与相互参证使这一部晚出医书的面貌日益明晰，并渐渐融入经典的行列中。宋代对于《伤寒论》的尊奉促使士人努力细读文本，发掘圣贤的微言大义，试图透过文字得其设方立法之旨。文本分析与旁征博引体现着士人的身份特征，经书的道理与历史的往事开始与医学产生交集，儒学教育带给士人的会通求理的思维方式大大促进了医学的发展。

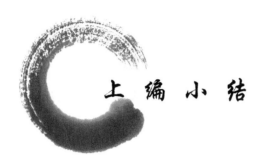

上 编 小 结

　　宋代是伤寒学术发展史上较为重要的一个时期，久藏于秘府的《伤寒论》得以刊行于世，越来越多的士人与医者开始关注与研究这部治疗外感热病的方书。北宋末年《伤寒论》正式被纳入官方医学教育体系，标志着其经典地位被官方所认可。《伤寒论》之所以能够成为经典，"根本的原因无疑是其具有的'潜质'"（廖育群，2010:30），《伤寒论》经典化的过程，也可以看作是其中的潜质逐渐被发掘与认知的过程。当然，这一过程也有赖于其他内部与外部的因素创造条件与相互作用。宋代气候的剧烈变化与疫疾的频发促成了《伤寒论》的刊行并为它的应用提供了临证实践的场域；宋代政府对医药的重视是《伤寒论》经典化重要的制度与舆论背景；印刷术的发明与医书的广泛刊行与传播为其奠定了物质基础；士人身份的医者成为发掘与认知《伤寒论》潜质的主体，大量具有儒学素养士人进入医学领域为理论研究带来了新的面貌。这些因素相互作用，促成了《伤寒论》在宋代的经典化，促进了伤寒学术的发展。

　　在诸多因素之中，士人身份对医学的影响最受研究者关注，但多数学者对其作用的阐释稍显不足，甚至更多地突出了士人进入医学领域所带来的负面作用①。从宋代伤寒学的发展来看，士人身份的医者对医学理论的解

---

　　① 例如，陈元朋总结道："他们徒知以治儒学的方法，从前代的医籍中获取医学知识，但却无法将这些知识，放在其所从属的学术体系中来加以理解。在尊经传统的阴影下，这类士人不仅将医学古典奉之如不可移易的圭臬，更对新说新识的提出嗤之以鼻，在传统中国医学发展的过程中，他们所代表的一股反动的势力。"（陈元朋，1997：126）图娅在谈到士人崇古与注经的行为时评价道："唯古是式，唯

读与应用显然促进了学术的发展，《伤寒论》在宋代的经典化过程本身就向我们展示了士人身份与经典阅读的正面作用，复加申述如下。

首先，面对一个失传已久的文本，对《伤寒论》的解读必然要依赖文字训诂、分类编排这些基本的解释方法，而这一工作需要由一定知识水平的士人来完成。不知道"更衣"的确切含义就无法辨别相关症状；不了解古今词义的变化就不能正确理解"熬"即是"炒"，从而导致炮制方法的错误。当然，相比字词训释更为重要的是医理的把握。一方面，仲景之论自古就被认为是难于理解的。《诸病源候论》卷三十八谓："仲景义最玄深，非愚浅能解。"《外台秘要》卷二十八谓："其意理殊绝，殆非常情所及，亦非《本草》之所能开悟，实拯救人之大术矣。"另一方面，在宋代人看来，仲景之论在诸多方书之中却是最有规矩的。张耒的《跋庞安常伤寒论》谓："古之良医皆不预为方，何也？病之来无穷，而方不能尽，使不工者惑其疑似而用之，则其害大矣。惟仲景《伤寒论》论病处方，纤悉必具，又为之增损进退之法以预告人。嗟夫，仁人之用心，且非通神造妙者不能为也。"王实说："张仲景书在世，如法家有《刑统》，苟用之皆当，可使天下无冤人。"（叶梦得，《建康集》卷三《书〈伤寒治要〉后》）郭雍通过张仲景与华佗的比较说明仲景之学规矩准绳明备，实为百世之师。《伤寒补亡论》卷一："问曰：仲景元化之术孰优。雍曰：未易优劣。大抵仲景之术得于学识，元化之术得于心悟。心悟则变化无常，自用多奇，而学者鲜能从。必欲从上圣之精微，为百世之楷模，非仲景而谁与？故仲景之于医道，守其常也。元化之医道，从其变也。"又谓："要之仲景规矩准绳明备，足为百世之师。"难于理解，故需待有识之士发明隐微；规矩最备，故须待有心之人揭櫫义法。士人身份的医者以其自身的知识水平与儒学素养阅读《伤寒论》，正可将其中内在的规矩准绳与最玄深之义理发掘出来。程颢说："医者不诣理，则处方论药不尽其性，只知

<hr />

经是信，言必称歧黄仲景，造成了中医体系价值判断标准的严重倾斜。检验医学理论、判断医学成就的尺度标准究竟是什么？'实践是检验真理的唯一标准'，不仅是哲学界争论的问题，更是任何领域都无法回避的现实，恰恰在这个问题上，医经注释的思想方法导致以圣贤经典取代实践检验作为标准，这个标准不可能是客观的。……'经学传统及医经注释风气对中医理论创新体系发展产生了勿庸讳言的负性效果'。"（图娅等，1992：166，172）

逐物所治，不知和合之后其性又如何。"（程颢和程颐，《二程遗书》卷十五）他认为，作为一名合格的医者，必须要识其理尽其性。师承朱熹之学的包恢为黎寿民《黎居士简易方》撰写的序言中说："以士为医，故读书尤机警，而知道理深处。"（冈西为人，2010：797）由于士人最能知道理深处，因此对于《伤寒论》内容的识理尽性也必然要由士人来完成。正如欧阳守道所说："吾尝谓医非儒学不明。今也市人之子，义之不知，而曰读医书。读医书者多矣，况未之读乎。古语曰：医，意也。今之医，则可谓意也。夫彼之意，何如其意也。"（欧阳守道，《巽斋文集》卷十一"项国秀灸法序"）"医者意也"的"意"并非凭空而起，而是建立在阅读医学经典后对古人之心与医书之理的体悟上。医书中蕴含的主观的意与客观的理正需要士人的推寻与会通才能得以阐发，仅有经验而无理论与恃书以为用的"俗医"远不能担此重任。

其次，在宋代伤寒学领域里，士人身份的医者也并非一味埋头于理论，他们对临床实践仍然非常重视。这表现在以下三个方面。

第一，以自己的临床经验丰富仲景的伤寒理论。比如，庞安时在辨证时注意到病人手指与掌心的温凉变化，以此来鉴别桂枝汤证与麻黄汤证，在细节上补充仲景了诊断方法。《伤寒总病论》卷二《可发汗证》云："凡桂枝汤证病者，常自汗出，小便不数，手足温和。或手足指梢露之则微冷，覆之则温浑身热，微烦而又增寒，始可行之。"又云："外证必发热，无汗，或喘，其人但憎寒，手足指末必微厥，久而复温，掌心不厥，此伤寒无汗，用麻黄证。"此外，在描述干姜甘草汤的适应证时，庞安时说："热少厥微，指头寒，嘿嘿不欲食，烦躁数日，小便自如，此热除也，宜干姜甘草汤。"在论述"诸四逆，不可下"时，他说："若下证悉具而见四逆者，是失下后气血不通使然，但手足微厥，掌心常温，时复指稍温便下之，不可拘忌也。"（《伤寒总病论》卷二《不可下证》）这些细致的诊断，大大提高了伤寒辨证的精确性。朱肱自己的临证经验也是他撰写《活人书》的重要依据。朱肱强调以外证与脉象来鉴别病症，故其临床经验也多关注于此。《活人书》卷四第二十五问："大率以脉为主，诸数为热，诸迟为寒，无如此最验也。"对亲手得效的治法的总结也被纳入仲景伤寒体系中。比如，《活人书》卷四第二十八问："大抵热厥须脉沉伏而滑，头上有汗，其手虽冷，时复指爪温，须便用承气汤下之，不可拘忌也。若病人寒热而厥，面色不泽冒昧而两手忽无脉，或一手无脉者，必是有正汗也。多用绵衣包手足令温暖，急服五味子汤，或兼与麻黄细辛甘草汤之类服之，晬时必大汗而解矣。"《活人书》卷十第七十七问："审知是痞，先用桔梗枳壳汤尤妙。缘桔梗、枳壳行气下膈，先用之无不验也。"《活人书》卷十一第八十九问，问发黄："伤寒欲发黄者，急用瓜蒂末，口含水，搐一字许入鼻中，出黄水，甚验。即用茵陈蒿汤调五苓散，服之最良。"许叔微的《伤寒发微论》《伤寒九十论》《本事方》中记载的大量医案更是以自己的亲证、亲悟说明了辨证应用仲景方的惊人疗效。

　　第二，通过理论思辨获得的认识需要实践的检验。比如，韩祗和对阴黄证的认识就经历了先理论后实践的过程。《伤寒微旨论·阴黄证篇》谓："伤寒病发黄者，古今皆为阳证治之，往往投大黄栀子蘗皮黄连茵陈之类，亦未尝得十全。愚每于怀卫二郡间，其病伤寒人有黄证，风俗相传多以新汲水浴之，其病有愈者有不愈者。又于邢磁二郡间，病伤寒人有黄证，风俗相传以热汤浴之，或以汤渍布搭其胸腹，或以汤盛瓢中坐在脐下熨之，其病亦有愈者有不愈者，其医流莫能知其不愈之故。见此二端，愚深惑之。且黄病既为阳证，何故以汤浴之即有得愈者。岂不谓治黄病有证者乎。尝遍讨诸医书，并无热药治黄病及无治阴黄法。"韩祗和通过对怀卫、邢磁二地治黄证不同方法的分析而认识到黄证本有阴阳之分，"因是而别撰成阴黄症证并方六七首，凡十余年不逢病阴黄者，自疑无凭"，后来终于在元丰二年（1079）与元丰五年遇到阴黄证病人十余人，投以所处之方，皆愈。他感叹道："愚向日所思阴黄病处方六首，初虑不能为用，今既治数人，皆得中病，不可不传焉。"

　　第三，在遇到诸家学说相矛盾时，医理固然重要，临床效用也是判断去取的标准，这一点在郭雍身上体现得最为明显。郭雍的《伤寒补亡论》广泛汇集前人之说，在没有来自经典的直接支持下，他自己的临证实践，比如，《伤寒补亡论》卷十四《发斑十三条》云"睹其效验，故主其说"。《伤寒补亡论》卷二十《小儿疮疹》："雍曰：余家值小儿将作疮疹，未辨伤寒时行，即依朱氏法，先服升麻葛根汤。服之疮未出，而恶风发执头痛诸症不罢者，即是药性缓，次日更兼败毒散服之。若是疮子，一夕便出，或不成疮，亦以汗解，仍能解疮毒，重者便轻，屡验。"又云："《活人书》等书诸方，如升麻汤，固必先用。疮出不快，烦躁不眠者，用升麻汤、黄芩加木香汤；毒攻咽喉，心烦者，用牛蒡子汤；咽喉肿者如圣汤、牛李膏猪尾膏；疮毒入眼成翳者，用通圣干柿。皆亲经用，殊效。""疮毒好攻人眼目，须预防之。方感此患，便以蝉退去土，入热水放冷，乘温曰饮，至疾愈，毒气永不入眼。温冷任服，甚验。"屡验、殊效、甚验等这些词汇表明，实际的疗效才是检验医学理论的最终标准。来自医书的理论与来自实践的经验如一鸟之两翼，二者缺一不可，一方面古代医书的理论与方药经过临证应用得以继承；另一方面临证经验也为医学理论的构建提供了现实依据。

再次，对仲景之说的推崇促进了对《伤寒论》的理解，而所谓的"尊经法古"并非一味墨守经典，不变之中蕴含着变化本身就是中国医学的发展方式。

宋代对于《伤寒论》的研究过程呈现出明显的文本先行或者说理论先行的态势。一部分士人与医者对仲景之说的信奉促使他们努力细读文本，发掘圣贤的微言大义，探寻经典蕴含的道理，这些都加深了我们对《伤寒论》的理解。

如同儒家经典一样，医学经典并非包罗一切的万有之书，它通过对具有示范性的事例的记述提示着一种隐含的"标准"作为诊断与用药的依据。它也是学术共同体的一种共通的语言，为彼此间的对话提供了平台。刘元宾在陈说他注释《脉诀》的动机时说："今之医者，多所诵习，然问之旨趣，则十有十，百有百，未有以知之元者。孰不知叔和之意，皆出于黄帝之书矣。"（丹波元胤，2007：116）因此，刘元宾以《素问》《难经》《诸病源候论》等医书为之参证疏义。议论纷纭，各执己见，不求深理的状况需要依赖医学经典作为规范加以去取衡量。历经千年而流传后世的医学经典实际上也是古人实践经验的一种记述，通过阅读与阐释，来自医学经典的"先验"经验成为后世的医者与士人把握症候与治法的方式，从而成为他们面对当下疾病的依据，这是医学经典的实质。在后人的不断阐释中，医学经典也在渐渐与当下的实践相结合，其内涵也越来越丰富。换一个角度来看，这也就是医学发展的过程。

《韩诗外传》里记载孟子说："夫道二：常之谓经，变之谓权。怀其常道而挟其变权，乃得为贤。"《易传·系辞》说："变则通，通则久。"经典是医学中的"常道"，倘欲其长久，则必然要有"变"。谢观的《中国医学源流论》谓："自宋以后之医学，实由医家以意推阐得之。其人多本治儒学，即非儒学，亦不能无囿于风气，遂移儒者治经谈道之说，以施于医。"（谢观，2004：47）本于经典，理论先行是宋以后医学的主要发展模式。本于经典，故阐释蜂起，删补不辍；理论先行，故六经注我，诸说纷纭。在"尊经法古"的表面之下，医家或删其衍，或补其亡，或移易篇第，以求合于圣贤之心。在这一过程中，"旧有的名词、概念往往早已被多次赋予新的解释与内涵；同时，这些新旧概念又被无数次地加以重组——再建体系。这就是传统医学发展的历史、自我改造的历史，或者说是'革命'的历史"（廖育群，2006：50）。认识到这一点，那么本于经典与理论先行也就并非"一股反动的势力"（陈元朋，1997：126），它本身就是医学在中国古代特有的文化风土下呈现出的发展态势。

尽管有文化因素的羼入，《伤寒论》在宋代及之后的一千年中不断被解读与研究这一过程的本身已然包含了临床实践在其中。实践性是医学的基本属性之一，任何具有生命力的医学理论必然是经历了实践的检验，倘若没有实际的疗效，《伤寒论》不会在士人与医者间成为研读讨论的对象。医学文献流传或亡佚的自然过程在一定程度上也是其经受实践检验而淘汰的结果。一千年后，同样是"学问家之医生"的章太炎评述《伤寒论》时与宋代的医家并无二致："夫仲景方法本甚圆活，用之得当，效如桴鼓。"（章太炎，1994：156）临床疗效是医学文献是否具有生命力最基本的因素。在时间的洪流中，实践考验下的医学经典为它自身的存在做出了最好的辩护。

下　编

宋代伤寒文献考论

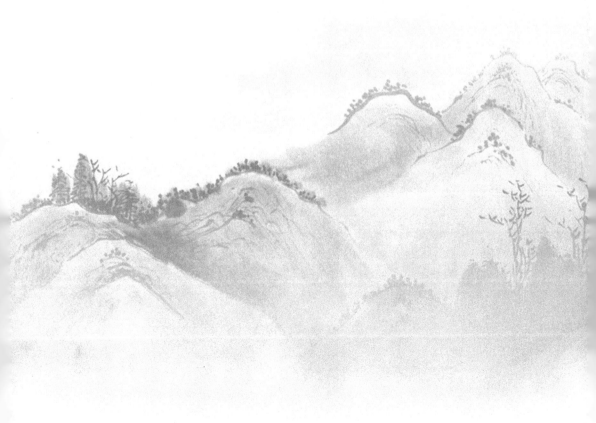

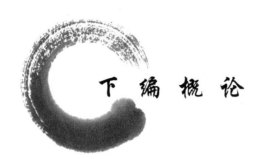

下 编 概 论

　　下编分别考察现存、散佚与存目的宋代伤寒著作。对于现存的伤寒著作，从作者生平、成书时间、版本源流等几个方面进行考论。一些伤寒著作如《伤寒十论》《伤寒解惑论》等，由于多附刊于其他医籍，未独立成书，故附于此一部分最末。对于散佚的伤寒著作，则尽量蒐讨佚文，或考其作者生平，或撮辑作者旨意。一些著录于宋代目录类书籍中的伤寒著作，由于不能确考其作者生平及成书年代，作为附录存疑。每一部分所著录伤寒文献的先后以作者年代或成书时间为序，无具体年代可考者则依作者或著作的大致时限编次。

　　对于考论中涉及的诸家书目，为方便行文，预作说明如下。

　　书中所考察的伤寒著作多收录在《医方类聚》一书中。《医方类聚》是朝鲜金礼蒙等收辑中国明代以前医籍一百五十余种加以分类汇编而成的一部大型医书。于1443年开始编纂，成书于1447年。《医方类聚》属于传统意义中的类书，但因其医书汇纂的体例是将"诸方以世代先后，分门编入，不分细目"，并未像一般类书那样将整部书拆为逐条编目，而是基本依原书面貌汇入各卷的"主题"中，因而避免了饾饤零落。在汇编时，对于药方重出的现象以互见法注明，其《凡例》谓："一门内一药重出，而治证、药材、服法无加减，则于初见处，书某方同；大同小异，则其异者分附；小同大异，则全方附录。"通过稽考比较现存医书与《医方类聚》的收录情况可以发现，在此书不同的"主题"下往往收录整卷原书。而比核全部卷帙，发现基本无整卷遗漏或整段脱落的情况。在文字系统上，由于《医方类聚》成书较早，所用底本多保留了早期刊本的面貌，而辑合各卷则可在一定程度上复原这些刊本的原始面貌。在一定意义上，《医方类聚》中所保存的医书汇编后，亦可视为一个独立的版本。《医方类聚》一书在朝鲜不传，日本人丹波元坚将家藏残本（原书二百六十六卷，存二百六十卷，缺卷一五五、卷一五六、卷二〇九、卷二二〇）于1861年重刊，为江户学训堂本。九州出版社2002年据此本影印出版。

《崇文总目》是宋代庆历元年（1041）编修完成的一部国家藏书目录，共六十六卷，按四部分为四十五类。《崇文总目》在后代散失。清乾隆间编纂《四库全书》时自《永乐大典》引文中辑出部分小序与提要，依天一阁抄本之序，以类补入，分为十二卷。后嘉庆年间钱侗以天一阁抄本为基础，搜采《欧阳文忠公集》《南丰文集》《玉海》《通志·艺文略》《文献通考》《宋史·艺文志》等书，撰《崇文总目辑释》五卷，《补遗》一卷。虽然《崇文总目辑释》著录的图书多辑自其他目录，如《通志·艺文略》《宋史·艺文志》等，但在考察中标示《崇文总目》之名仍有重要意义。文中引用《崇文总目》皆用钱侗辑本，仍题"崇文总目"。

《郡斋读书志》是南宋晁公武所撰的一部私家藏书目录，此书主要有衢本与袁本两个系统。《郡斋读书志》成书后最早的两个刊本皆为蜀刻本，其一为晁氏门人杜鹏举所刻四卷本，其二为门人姚应绩所刻二十卷本，二本今皆不存。南宋淳祐九年（1249），游钧据其先人在蜀刻二十卷本在衢州重刻此书，称衢本。这一系统较为通行的是清汪士钟艺芸书舍刻本。淳祐九年黎安朝在袁州重刻蜀四卷本，又刻赵希弁据自己的藏书续撰的《读书附志》一卷，次年刻赵氏据衢本补编的《读书后志》二卷和《考异》，这四部分合为七卷，称袁本。袁本今有宋刊本存世。今人孙猛以衢本汪士钟艺芸书舍刻本为底本，合校以宋刊袁本，并加以点校注释，由上海古籍出版社1990年出版，是现在最为通行的版本。文中引用晁氏此书，皆题"郡斋读书志"，并标示衢本或袁本。

《直斋书录解题》是南宋陈振孙编著的一部私家藏书目录，其版本现存最早的是北京图书馆所藏元抄本，仅四卷(卷四七至卷五〇)。清代四库馆臣从《永乐大典》辑出，重编为二十二卷，刻入武英殿聚珍版丛书流传。后卢文弨以四库馆本为基础，校以元本残卷两种，恢复原先次第，名以"新订直斋书录解题"，被称为卢校本。1987年，上海古籍出版社出版了校点本，以聚珍版为底本，以元抄本及卢校本为主要校本，为今之通行本。本书中引用此书皆据此点校本。

《文献通考》是马端临编著的一部由上古到宋朝宁宗时期的典章制度通史，是继《通典》《通志》之后，规模最大的一部记述历代典章制度的著作。其中《文献通考·经籍考》一门共七十六卷，是全书二十四门中卷数最多的一门，依四部分类法著录图书。由于《经籍考》的体例是辑录前代官修、私修的目录而成，如《崇文总目》、《郡斋读书志》（书中用衢本系统，录为"晁氏曰"）、《直斋书录解题》（书中录为"陈氏曰"）等，而自清迄于今，学者已参考《文献通考》做了充分的辑录，故其中所著录的图书多已见于其他目录。下编所论医书除仅见于《文献通考·经籍考》者或卷帙与诸书著录有异者加以注明外，一般不引此书。

有关书目的其他具体问题，论及相关著录时再加以说明。

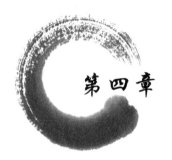

第四章　现存宋代伤寒著述考

一、庞安时的《伤寒总病论》

庞安时（1042—1099），字安常，蕲州蕲水人，生于世医家庭。父授脉诀，不以为意，独取黄帝、扁鹊之脉书治之。凡经传百家之涉其道者，靡不通贯，尤长于伤寒。著有《难经解》《主对集》《本草补遗》等，皆佚。事见张耒《庞安时墓志铭》《宋史·庞安时传》。

（一）名义

现存庞安时的伤寒著述称《伤寒总病论》，但《伤寒总病论》的定名似不出于庞安时。张耒《庞安时墓志铭》记戊寅（1098）之春见庞安时于蕲水山中，庞氏自述其著述曰："予欲以其术告后世，故著《难经解》数万言。观草木之性与五脏之宜，秩其职位，官其寒热，班其奇偶，以疗百疾，著《主对集》一卷。古今异宜，方术脱遗，备伤寒之变，补仲景《伤寒论》。药有后出，古所未知，今不能辨，尝试有功不可遗也，作《本草补遗》一卷，吁，其备矣。"其中未言及《伤寒总病论》之名。今宋刊本《伤寒总病论》卷六庞安时的《上苏子瞻端明辨伤寒论书》自谓："安时所撰《伤寒解》，实用心三十余年。"庞安时自称其书为"伤寒解"，亦不称《伤寒总病论》。

庞安时撰毕此书，呈送书稿请苏轼、黄庭坚作序。苏轼《序》谓："惠示《伤寒论》，真得古圣贤救人之意。"黄庭坚《序》谓："其所总辑《伤寒论》，皆其日用书也。"此外，黄庭坚在书信中也屡次提及此书，《与范长老书》云："近编写得蕲州庞老《伤寒方论》一部，极臻致，欲付成都开板，试与问士人家有能发心开大字一本，即作序并送矣。……庞老《伤寒论》，前袁道人一见，欣然欲了此缘。遂便与作序，并以新抄手数本付之矣。不知师舜更用就成都开否，若欲开印，报示元监院，归时并写序一本去。"（《山谷老人刀笔》）《报云夫七弟书》云："庞老《伤寒论》无日不在几案间，亦时时择默识者传本与之。此奇书也，颇校正其差误矣，但未下笔作序。序成，先送成都开大字版也，后信可寄矣。"（《山谷老人刀笔》）张耒又有《跋庞安常伤寒论》一篇，亦称其书为"庞安常《伤寒论》"。张蔵《活人书序》谓："蕲水道人庞安常作《伤寒卒病论》。"张仲景的《伤寒卒病论》一书常被简称为《伤寒论》，"卒"字或为"雜"字之误，此处作"卒"或以此。以上凡提及庞安时著述者皆不称"伤寒总病论"之名，而只称"伤寒论"。据张耒的《墓志铭》，庞安时卒于元符二年（1099）二月初六，黄庭坚《序》作于元符元年（1100），张蔵的"序"作于大观五年（1111）。据此，庞氏离世时尚未有"伤寒总病论"之名，故可知此书名非其亲定。

《伤寒总病论》现存最早的刊本是宋刊本，今藏日本静嘉堂文库。是书卷六之末有"政和岁次癸巳门人布衣魏炳编"十三字，陆心源谓："宋讳皆为字不成，丸不改圆，盖政和中刊本。"（《仪顾堂续跋》卷九《宋椠伤寒总病论跋》）《伤寒总病论》之得名，似政和年间门人魏炳编辑刊行时所定。

后世称此书亦多作"伤寒论"，不作"伤寒总病论"。《遂初堂书目》著录作《庞安常伤寒论》。陈振孙《直斋书录解题》卷十三："（安时）所著书传于世者，惟《伤寒论》而已。" 南宋淳熙间袁文的《瓮牖闲评》卷六引是书亦作《庞安常伤寒论》。故是书原名似应从《遂初堂书目》作《庞安常伤寒论》。《通志·艺文略》著录《巢氏伤寒论》《玉川伤寒论》《张果先生伤寒论》《朱旦伤寒论》《曾谊伤寒论》等伤寒类著作，是书命名之义盖与此同。

（二）主要版本

《伤寒总病论》的现存版本主要有以下几种。

1. 宋刊本

日本静嘉堂文库藏宋刊本《伤寒总病论》一部六卷，附《伤寒论音训》

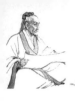

一卷、《修治药法》一卷。《静嘉堂秘籍志》卷七著录为北宋政和癸巳（1113）刊本。陆心源《仪顾堂续跋》卷九谓：“卷六后有‘政和岁次癸巳门人布衣魏炳编’十三字。……宋讳皆为字不成，‘丸’不改‘圆’，盖政和中刊本，即士礼居刊本所祖也。黄《序》、苏《札》，其名皆空，盖徽宗崇宁时党禁甚严，苏黄文字皆毁版，故刻其文而隐其名。”

卷前有《庞先生伤寒论序》，元符三年（1100）黄庭坚《序》、苏东坡《答庞安时札》。正文半叶十行，行二十字，注文小字双行，行二十五字，单黑鱼尾，间有双黑鱼尾，左右双边。卷端题“伤寒总病论卷第一／蕲水庞安时撰”。书札后有手书“庞学士《伤寒方》，奇书也。坡仙赏音宜矣。伯忠咸淳”十九字。每卷前有本卷目次。

是书目录缺卷一至卷三“结胸证”。正文卷五、卷六与前文版式不一，当为后人补抄。卷五第十五页版心有“宋本原阙从薛氏抄本补”十字。此“薛氏”即黄丕烈《题宋刻庞安常伤寒总论后》中提及的薛性天，黄氏谓：“五卷十五页，宋本缺，惟薛性天家抄本有之，字迹行款与原本殊，未知何据。”（士礼居刊本，《伤寒总病论》书后）薛性天即承基，字公望，号性天，乾嘉时苏州名医。

卷中钤“有竹居”“袁氏尚之”“玉韵斋图书印”“袁廷梼印”“五砚主人”“士礼居”“黄丕烈印”“宋本”“平阳汪氏藏书印”“汪文琛印”“三十五峰园主人”“士钟”“阆源父”“秋浦”“宪奎”“金匮蔡氏醉经轩考藏章”“蔡廷相印”“伯卿”“梁溪蔡氏”“卓如甫”“无锡葛元兆”“归安陆树声所见金石书画记”诸印记。

2. 明《永乐大典》本

现存《永乐大典》卷三千六百十四、卷三千六百十五中“寒”字下“诸寒证治”中引用《伤寒总病论》共二十一条，文字多与宋本同，更有数则可补宋本之阙。例如，“伤寒脉浮缓”条“太阴当发黄”，宋刊本无“黄”字，清顾之逵抄本“黄”字作“汗”。《千金翼方》卷九正作“病脉浮而缓手足温，是为系在太阴，太阴当发黄”。又如，“脉浮紧者，法当身疼痛”条，“此必软紧而迟”，黄丕烈覆宋本作“此若软紧而迟”，谓：“原本‘若’字破损，照薛本补。”行草“必”“若”二字倘笔画残损则极易混，按文意似当从《永乐大典》作"必"字。

3. 清《四库全书》本

《四库全书》中收录《伤寒总病论》六卷附《伤寒论音训》一卷、《修治药法》一卷，据大学士于敏中（1714—1780）家藏本抄录。

文渊阁《四库全书》本卷前有《伤寒总病论提要》，黄庭坚和苏轼《伤寒总病论原序》，正文半叶八行，行二十一字，小字双行同，单鱼尾，四周双边，卷端题"伤寒总病论卷一／宋庞安时撰"。

与宋刊本相校，二者文字略有不同。例如，《伤寒总病论》卷三《结胸证》"结胸证，其脉尺寸浮大者不可下，下之则死"，宋刊本下有双行小字"复宜发汗也"，文渊阁《四库全书》本无此五字。卷四"大青消毒汤"条，"石膏四两"下宋刊本作"豉半升"，文渊阁本下注明"阙"字。

二者相校，文渊阁本对宋刊本正文中校为明显的错误有所补充、订正。补充者如，宋刊本序文中黄庭坚与苏轼名皆铲去，卷前《伤寒总病论提要》谓"此本犹从宋本抄出，故仍其旧耳"，文渊阁本抄录时将二人名字补完。卷末《伤寒论音训》中"白气貍证"条，"貍□捕物而有杀心亦若金类"，文渊阁本"□"处作"善"。订正者如，《伤寒总病论》卷二《可下证》大柴胡汤方条，宋刊本"后服大柴胡胡汤"，文渊阁本改为"后服大柴胡汤"。《伤寒总病论》卷三《发汗吐下后杂病证》元祐五年条，"下草一分"文渊阁本改为"甘草一分"。《伤寒总病论》卷三《伤寒劳复证》芦根汤条"温饮一盏大故"，"故"改作"劾"。《伤寒总病论》卷三《阴阳易证》"手足拳则皆死"，"皆"改作"暴"。《修治药法》"牵牛子"条"半生半炒一两取末半两入一下"中的"一下"文渊阁本改作"二分"。

同时，文渊阁本也删去了一些内容。例如，《修治药法》中，宋本"生葛根"条后有"□参去芦"一味药，文渊阁本删去。宋本"百合"条下双行小字最末四字以"□"代替，文渊阁本径删。"桂枝"条后有一味药，宋本以"□□"代替，文渊阁本径删。

但文渊阁本也有一些明显的误字，例如，《伤寒总病论》卷三《发汗吐下后杂病证》作甘烂水法条"以杨柏枝击水""枝"误作"板"。《伤寒总病论》卷三"黄芩芍药汤"条，"鼻衄"误作"鼻血"，似是误抄而致。

4. 清黄丕烈士礼居刊本

道光三年（1823），黄丕烈以宋刊本为底本覆刻《伤寒总病论》。据黄丕烈的《题宋刻庞安时伤寒总病论后》，其所据之宋本由朱兑文游家散出，先至小读书堆顾之逵家，又归五砚楼袁廷寿插架，终为黄丕烈购得。然以黄丕烈的晚岁力绌，举赠诸艺芸书舍。复自艺芸借得宋刻，校以诸家影抄本，付诸剞劂。

黄丕烈覆宋刊本《伤寒总病论》正文六卷，附《伤寒论音训》一卷、《修治药法》一卷、《札记》一卷。内封面镌："道光癸未仲春 士礼居影宋重雕。"卷前有《庞先生伤寒论序》，元符三年（1100）黄庭坚《序》、苏东坡《答庞安时札》，次目录及正文。正文半叶十行，行二十字，白口，单黑鱼尾，左右双边。卷端题"伤寒总病论卷第一／蕲水庞安时撰"。卷末附《伤寒论音训》《修治药法》《庞先生伤寒论序》《重雕宋刻伤寒总病论札记》《题宋刻庞安时伤寒总病论后》。卷末有牌记："道光癸未岁吴门黄氏士礼居开雕同邑施南金书。"

据黄丕烈《题宋刻庞安时伤寒总病论后》，原宋刻本在归于艺芸书舍前，已有顾抱冲、施少谷与黄丕烈三家影抄本。黄丕烈谓："（原宋刻本）三卷三十三叶，唯少谷影抄本有之，余本都缺。五卷十五叶，宋本缺，惟薛性天家抄本有之，字迹行款与原本殊，未知何据。后见抱冲所抄者，中亦有此叶，谓是王宇泰活字本补入。今余覆刻，据薛本补，据观本校，存其异同可耳。宋刻不无误处，余复借张蒔塘家藏抄本、薛性天家藏抄本、顾容安家藏抄本，虽未知其同出一源与否，而字有异同，悉为标出。可从者，或改正文以就之，未敢信者，或存校语以参之。"事实上，黄丕烈在书后《重雕宋刻伤寒总病论札记》中的说明更为确切，其云："今将宋刻庞论翻雕，未敢辄改原文。即有抄本义长者，亦第摘取备考，别疏为札记附于后。"黄丕烈所刻《伤寒总病论》一书，全据宋本影写翻雕，仅卷三第三十三页据施少谷抄本补入，卷五第十五页据薛抄本补入，卷五第十五页版心有"宋本原阙从薛氏抄本补"十字。

《伤寒总病论》一书的版本源流较为简单，黄丕烈士礼居刊本的意义不仅在于覆刻宋本，促进了此书的广泛流传，更在于保存了以抄本形式流传的其他版本的异文，为《伤寒总病论》的校勘提供了有力的参照。

5. 附王肯堂活字本

黄丕烈《题宋刻庞安时伤寒总病论后》谓："（宋刊本）五卷十五页缺……后见抱冲（顾之逵）所抄者中亦有此页，谓是从王宇泰活字本补入。"又谓："是书自王宇泰活字印行之后，未见重梓，即王本相传，止有二百部，故行世绝少。余侄曾有之，为友人借去被焚，故未及一校为憾。"王肯堂（1549—1613），字宇泰，号损庵，江苏金坛人，儒医，著有《六科证治准绳》，辑刻有《古今医统正脉全书》四十四种。

（三）主要内容及编纂义例

是书卷一为六经病，摘取《伤寒论》中三阴三阳相关条文分别编次，间有案语。卷二为诸可与不可，此一部分编排次序与《脉经》、《千金翼方》、《太平圣惠方》、宋本《伤寒论》、《金匮玉函经》皆有不同，其内容据诸书选摘裒辑而成。卷三的主要内容可分为四部分，一是属伤寒范畴的结胸与心下痞二证，二是属杂病范畴的阴阳毒、狐惑、百合证，三是与伤寒相鉴别的痉湿暍证，四是发汗吐下后杂病及伤寒劳复与阴阳易证。卷四、卷五论温热诸病。时医多不别伤寒、温病，往往误治，庞安时详辨寒温之别，化裁古方，分而治之。卷六则载伤寒、妊娠杂方，伤寒、热病、温病死生候及差后禁忌，并对仲景脉学、华佗内外实说及古方的用量与剂型提出了自己的看法。《上苏子瞻端明辨伤寒论书》为全书最末一篇，其内容与《辨论》多有重复，古人著书未见自附书信者，疑此书札为门人编刻此书时补入。

卷六《辨论》中，庞安时自述其纂辑义例谓："今解释前言，详正脱误，择其笃论，删其繁方，仍增入新意，不敢穿凿，冀新学易见，览斯文已得七八矣。此方皆古圣贤撰用，其效如神，更不一一具姓名，载其所出。其间自有所见，经手得验者，具缉成卷，在识者览而知焉。"《伤寒总病论》有标明"庞曰"者，有直接引述不作标明者，又有小注。标明"庞曰"诸条目多为庞安时结合临床与经典而"自有所见"者，文下之小注多是对正文的补充阐释，今总此二端，就其义例略作疏解如下。

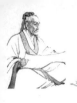
1. 解释前言、详正脱误

解释前言之例多在小注中，所释内容不外字义、病机、方义。训解字义如《太阳证》："风者，解表而不了了者，十二日愈。"小注云："《方言》曰：南楚疾愈或谓之差，或谓之了。"《可下证》："下利谵语者，有燥屎也，宜小承气汤。初一服，谵语止；若更衣者，停后服，不尔，尽与之。"小注："更衣即登厕，非颜师古注《汉书》更衣之义。《集验方》痔有更衣挺出、颇妨于更衣、更衣出清血，故以知之。"解释病机、推阐方义如《心下痞证》："伤寒发热，汗出不解，心下痞硬，呕吐下利者，大柴胡汤主之。"小注："汗出，呕吐下利，是胃中津液燥，里有结实，非胃虚也，故以大柴胡汤下之。"《可发汗证》："下后，脉促，胸满者，桂枝去芍药汤主之。"小注："桂枝汤内去芍药，只用四味也。芍药味酸，脉促，胸满，恐成结胸，故去芍药之佐，全用辛甘，发散其毒气也。"

庞安时尝据临床及医理校正医书中的错误，如《或发汗证》："伤寒脉浮缓，身不疼，但重，乍有轻时，无少阴证者，大青龙汤主之。"小注："少阴当言太阴。按太阴证内有脉浮缓，手足温者，系太阴。太阴当发汗，证属青龙汤，似桂枝证，反无汗而脉紧，似麻黄证，反身不疼而脉浮缓。"《太阳证》："尺寸俱浮者，太阳受病也。当一二日发，以其脉上连风府，故头项痛而腰脊强。"下有小注云："此是太阳膀胱经，属水，《病源》云小肠者，非也。"

对《伤寒论》中有证无方及方剂服法的补充也是《伤寒总病论》的重要内容。比如，《不可下证》："动气在左，不可下，下之则腹里拘急不止，动气反剧，身虽有热反欲倦。"小注："先服干姜甘草汤，方在太阳证中，后服建中汤，方在不可汗证中。"《和表证》："妇人伤寒发热，经水适来，昼日明了，暮则谵语，如见鬼状，此为热入血室，无犯胃气，必自愈。"小注："先宜小柴胡汤，不愈，可刺期门。"《温病发斑治法》："常行疮豆，紫草汤最良。患其服之太少不能中病，但多槌切好紫草。"小注："以汤沃之，用物合定，候温去滓，分减服。每紫草半升，用汤一升为准也。"

2. 择其笃论，删其繁方

张仲景《伤寒论》计一百一十二方，《伤寒总病论》采录其中八十一方，当皆为庞安时效验所得。《上苏子瞻端明辨伤寒论书》谓："广寻诸家，反复参合，决其可行者始取编次，从来评脉辨证，处对汤液，颇如实效，不敢轻易谬妄，误人性命。"是书卷一、卷二为六经病及诸可与不可，这是《伤寒论》的主要内容，庞安时并非悉录《伤寒论》原书，而是采要编入，略可见庞安时"择其笃论，删其繁方"之意，其目如表4-1所示。

表4-1 《伤寒总病论》与《伤寒论》对照简表

卷数	类目	出处（《伤寒论》标号根据陈亦人主编《伤寒论译释》次序）
卷一	太阳证	伤寒例，2~3，4，5，8，10，24，20~29，34
	阳明证	伤寒例，庞，无，无，220，48，235，234，无，203，189，221，无，202
	少阳证	伤寒例，263，伤寒例，265，266，267，264，268，219，269，270，271
	太阴证	伤寒例，273，千金翼卷九（玉函经卷二）~278，279
	少阴证	伤寒例，281，290，无，301，302，庞，292，296，289，298，297，299，300，302，321，309，311，317，319，310，318
	厥阴证	伤寒例，326，338，327，332，334，庞，庞，335~336，334，332，无，355，356，357，359，360~348，无，350，庞
卷二	可发汗证	原，12，24，庞，20，21，28，14，43，庞，庞，无，38，39，31，32，33，庞，无，庞，千金要卷三十，外台卷一（肘后方卷二），无，无，无，无
	不可发汗证	50~100，庞，无，无，庞，千金要卷三一，千金要卷五二，无，原，原，原，原，原，原，原
	四逆证	92，351
	和表证	40，23，25，26，庞，146，96，101，脉经卷七（玉函卷二、五、千金翼卷九），144，145，143，229-230，231
	可下证	原，253，原，无，原（256），原~240，242，212，105，239，原，104，165，136，原（214），250，原（374），207，70，105，123，249，原（236），原（152），外台卷一，外台卷三，124，106，自，庞
	不可下证	原，原，原，原，原，原，原，原，庞，原，原，原，庞，无
	可水不可水证	庞，无，244，386
	可吐不可吐证	庞，庞，脉经卷七（玉函经卷五、千金翼卷九），庞，无，无
	可灸不可灸证	117，292，362，脉经卷七（玉函经卷六），116，115，无
	可火不可火	脉经卷七（玉函经卷六、千金翼卷十）
	可温证	原，324，无
	火邪证	112，118，庞，无

注：庞，即标明"庞曰"者。原，即宋本《伤寒论》诸可诸不可中条文。无，即庞安时以己意概括，无原文可考。

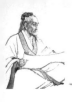
（四）伤寒理论

庞安时的伤寒学术思想集中反映在《伤寒总病论》卷一、卷四、卷五中，其颇有创获者如下。

第一，对伤寒及类似证给出了明确的界义。他在《素问》的基础上重新定义《难经》中提到的诸多相似病：

> 《素问》云："冬三月是谓闭藏，水冰地裂，无扰乎阳。"又云："彼春之暖，为夏之暑，彼秋之忿，为冬之怒。"是以严寒冬令为杀厉之气也。故君子善知摄生，当严寒之时，周密居室而不犯寒毒，其有奔驰荷重劳房之人，皆辛苦之徒也。当阳气闭藏，反扰动之，令郁发腠理，津液强渍，为寒所搏，肤凑反密，寒毒与荣卫相浑。当是之时，勇者气行则已，怯者则着而成病矣。其即时成病者，头痛身疼肌肤热而恶寒名曰伤寒，其不即时成病，则寒毒藏于肌肤之间，至春夏阳气发生，则寒毒与阳气相搏于荣卫之间，其患与冬时即病候无异。因春温气而变，名曰温病也；因夏暑气而变，名曰热病也；因八节虚风而变，名曰中风也；因暑湿而变，名曰湿病也；因气运风热相搏而变，名曰风温也。其病本因冬时中寒，随时有变病之形态尔，故大医通谓之伤寒焉。其暑病、湿温、风温，死生不同，形状各异，治别有法。（《伤寒总病论》卷一《叙论》）

庞安时论暑病依然沿用《伤寒例》的说法："冬伤于寒，夏至后至三伏中，变为暑病，其热重于温也。"（《伤寒总病论》卷四《暑病论》）他又根据《诸病源候论》将时行寒疫单列出来进行说明："从春分以后至秋分节前，天有暴寒，皆为时行寒疫也。三月、四月，或有暴寒，其时阳气尚弱，为寒所折，病热犹轻；五月、六月，阳气已盛，为寒所折，病热则重；七月、八月，阳气已衰，为寒所折，病热亦微，其病与温病、暑病相似，但治有殊耳。"（《伤寒总病论》卷四《时行寒疫论》）

庞安时最大的创获是将温病与伤寒明确区分开来，并对暑病、温病的治法提出了新的见解。庞安时对此颇为自负，"乡人皆谓我能与伤寒语，我察伤寒与四温之变，辨其疑似而不可乱也"（张耒，《庞安常墓志铭》）。

庞安时在《上苏子瞻端明辩伤寒论书》中说道："四种温病、败坏之候，自王叔和后，鲜有明然详辩者，故医家一例作伤寒，行汗下。感异气复变四种温病，温病若作伤寒行汗下必死，伤寒汗下沿或错谬，又况昧于温病乎？天下枉死者过半，信不虚矣。"庞安时承袭《诸病源候论》的说法，认为暑病的病因是"冬伤于寒，夏至后至三伏中变为暑病"，故其治法以仲景伤寒太阳表证诸方为本，加入知母、石膏等苦寒之品，随证代桂枝汤、麻黄汤等使用。根据《诸病源候论》，庞安时认为伤寒是冬三月感寒毒而即时发病，而温病则是"冬时伤非节之暖，名曰冬温之毒，与伤寒大异"。有即时发病温者，有未即发病，至天气暄热时发病者。又有"四时自受乖气，而成腑脏阴阳温毒者，则春有青筋牵，夏有赤脉攒，秋有白气狸，冬有黑骨温，四季有黄肉随，治亦别有法"。其治则或刺或汤，刺法如"风温取足厥阴木、手少阴火，温毒专取手少阴火，温疟取手太阴金，湿温取足少阴水、手少阴火"。汤剂则本之《千金要方》而略加化裁，随症加减。庞安时辨治温病，本之六经，合以脏腑，兼及四时五行，而用药则多用苦寒之品，为后世温病学说提供了思路与经验。

第二，以经脉解释伤寒的病机与传变。《伤寒论》六经之名源于《素问》"热论"，庞安时解释六经时强调了经脉的循行与六经病的相互关联。《伤寒总病论》卷一《叙论》谓："天寒之所折，则折阳气。足太阳为诸阳主气，其经夹脊膂，贯五脏六腑之腧，上入脑，故始则太阳受病也。"在分论六经病症时，每经病的第一条皆引《伤寒例》中经络循行的条目作为"提纲"，如《少阳证》："尺寸俱弦者，少阳受病也。当二三日发，其脉上循胁，络于耳，故胸胁痛而耳聋。"在解释六经病的传变时，明确地将其归为足经而非手经。《伤寒总病论》卷一《叙论》谓"以其经贯五脏六腑之腧，故病有脏腑传变之候。以其阳经先受病，故次第传入阴经。以阳主生，故足太阳水传足阳明土，土传足少阳木，为微邪。以阴主杀，故木传足太阴土，土传足少阴水，水传足厥阴木"云云。又如，《太阳证》首条小注云："此是太阳膀胱经，属水，《病源》云小肠者，非也。"他指出此太阳应是足经而非手经。

第三，折中古今，重定方剂的剂量与剂型。这也是庞安时的得意之论。昔高若讷欲以古方治疾，然每"以升量汤剂多过，而用性温平药，治疾少劲"

（《隆平集》卷十一《高若讷传》）。庞安时意识到了这一问题，他说："近世常行煮散，古方汤液存而不用。古方升两大多，或水少汤浊，药味至厚。殊不知圣人专攻一病，决一两剂以取验，其水少者，自是传写有舛，非古人本意也。"（《伤寒总病论》卷六《辨论》）对于其中之原因，庞安时认为，古代天灾多而地脉薄，药物产量较少，故药多煮散。"汤液之制，遭值天下祸乱之久，地脉薄产之时，天灾众多之世，安得不吝惜而为煮散。"（《伤寒总病论》卷六《上苏子瞻端明辨伤寒论书》）然今时用药，若夏月则多应煮散；若病势重者，则不可煮散。对于因古今度量单位变化而造成的用药剂量的不同，庞安时谓："裁减古方，宜依徐氏《大和济要方》，以合今之升秤。"又谓："古之三两准今之一两，古之三升，今之一升。若以古方裁剪，以合今升秤，则铢两升合之分毫难以从俗。莫若以古今升两均等，而减半为一剂，稍增其枚粒，乃便于俗尔。"（《伤寒总病论》卷一《太阳证》）庞安时此论固非尽善，却为后世古今用药的折算提供了有益的探索思路。

（五）影响

庞安时与苏轼、黄庭坚、张耒等士人交往颇深，故这些士人的思想对其影响较大。庞安时当时即"以医闻淮甸"（张杲，《医说》卷三），从之者颇多①。庞安时的伤寒学术流布甚广，几年后成书的朱肱《证类活人书》已有征引，郭雍谓："朱氏作《活人书》，亦多取蕲水庞安常之说。"（《伤寒补亡论》卷二十）后许叔微的《伤寒百证歌》《伤寒九十论》《普济本事方》及程迥的《医经正本书》、郭雍的《伤寒补亡论》《永乐大典》、李时珍的《本草纲目》、王肯堂的《证治准绳》等著作亦尝援引其说。他对治疗温病有益的探索为后世温病学说的发展奠定了基础。

二、朱肱的《活人书》

《活人书》是宋代影响最大的伤寒著作。作者朱肱字翼中，自号无求子，

---

① 据宋罗愿《鄂州小集》，张扩从庞安时学习时，有"同学六十人"。据毛德华《庞安时弟子考正》（毛德华，1991：43-45），从庞安时学习者今可考者仅张扩、李百全、王寔、魏炳、胡道士、栾医生、屠光远数人。

吴兴人，哲宗元祐三年（1088）进士，后除医学博士，精于伤寒。朱肱的《活人书》刊行多次，名称也数次改易。《直斋书录解题》卷十三"南阳活人书"条谓："以张仲景伤寒方论各以类聚，为之问答，本号《无求子伤寒百问方》，有武夷张蔵作序，易此名。"与此相对应，现存版本也有《伤寒百问》与《活人书》两个系统。

（一）主要版本

1.《伤寒百问》系统

衢本《郡斋读书志》卷十五著录《伤寒百问》三卷，谓："题曰无求子，大观初所著书。"《遂初堂书目》著录有《伤寒百问方》。《通志艺文略》著录《伤寒百问经络图》一卷。现存的《伤寒百问》有两个版本，一是元燕山活济堂刊本《伤寒百问经络图》，二是日本宝历三年（1758）涩川清右卫门刻本《伤寒百问》。

（1）元刊本《伤寒百问经络图》

日本宫内厅书陵部藏元刊本《伤寒百问经络图》一部，九卷。今影印收入曹洪欣主编的《海外回归中医古籍善本集粹》第二十册。

是书卷末有丹波元胤文政辛巳（1820）六月七日识语谓："朱氏《伤寒百问》，《读书后志》作三卷。若其《经络图》一卷，见于《通志艺文略》。此本则合以二书，更析为九卷，非朱氏之旧也。卷首页面上层有'燕山活济堂栞'六字。据窦桂芳《针灸四书序》，活济堂，其父汉卿药室也。此本以版式纸质定之，当属元刊。"森立之的《经籍访古志补遗》著录聿修堂藏元刊本《伤寒百问经络图》九卷，即系此本。识曰："此本不记刊行年月，然纸刻精朗，实元代锓本之佳者。"

是书不题作者姓名，无目录，内封正中题"燕山活济栞／经络图／伤寒百问"。书名左右栏有识文四行，曰："百问之书，盖本于仲景《伤寒论》而作，首论三阳三阴之经络，终及妇人小儿之时气，一问一答整而条，辨脉、审病、订证、治药四事具备。凡方调理伤寒者，舍此□□取焉，用不被秘，敬梓行之。"正文半叶十一行，行二十字，小字双行同，黑口，鱼尾，左右双边。卷首误掺入宋嘉定六年（1213）张松序，卷端题"伤寒百问经络图卷第一"。

是书卷一至卷六为百问部分，卷七至卷九为方药部分。百问部分的次序与宋刊本《重校证活人书》不同，具体内容亦差别较大。方药部分共六十三方，皆为《伤寒论》中方剂，其中"栀子生姜汤"一方重出。根据所载方剂来看，百问部分提到的许多重要方剂如承气汤类、四逆汤类皆不载，故此书原本似不止九卷。

是书"第几问"有墨盖，每问中有"又问"或"问"者亦有墨盖，部分引文中的书名或人名也有墨盖，如第十四问"类纂"，第二十问"甲乙经"，第二十三问"孙真人""王叔和"。

活济堂本的"经络图"附在第二问至第七问各问之下，宋刻本《重校证活人书》"经络图"在卷一总论后。从"经络图"的具体内容来看，"与宋刻本《重校证活人书》相比，最大的差异在于活济堂刊刻时去掉了宋本'经络图'中原先绘有的经脉循行双线。而且，此本'经络图'的人形特征、人物姿势与宋本《重校证活人书》亦有较大差异"（申玮红，2006：43）。

卷中钤"隋寿殿书籍记""多纪氏藏书印""医学图书""帝国博物馆图书"诸印记。

（2）日本宝历三年（1758）刊本《伤寒百问》

中国中医科学院图书馆藏日本宝历三年（1758）涩川清右卫门刊本《伤寒百问》一部，六卷。今影印收入《续修四库全书》。

是书内封面镌："宋奉议郎朱肱著／伤寒百问／南阳活人书原本。"卷前有朱肱大观元年（1107）《伤寒百问序》，次目录，次正文。正文半叶十行，行二十字，白口，双鱼尾，四周单边，版心下镌："称觥堂藏版。"卷端题"伤寒百问卷一／宋奉议郎医学博士朱肱著"。卷末镌："宝历三年癸酉正月吉旦／大坂心斋桥顺庆町／书林 涩川清右卫门。"

与元燕山活济堂刊本相对照，二书百问次序皆相同，唯清右卫门刊本中无经络图及第七至第九卷方剂部分。此外，活济堂本作双行小注者清右卫门刊本多作大字，活济堂本第四问"黄帝针经曰"至"善太息"，第十二问"伤寒者无汗"下"脉涩故也"三字，第三十七问最后"随其虚实治之"，第四十一问"阳明少阳脉近里，阳脉弦细"下"外证只发热不恶寒者属阳明也，往来寒热而呕者属少阳也"，第六十四问"呕而发热者小柴胡也"下"太阳病过经"至"半夏泻心汤主之",第六十六问"故干呕也"下"桂枝小青龙小柴胡十枣甘草泻心汤",最后"白通汤"至末尾,第六十七问"故咳嗽"下"小青龙汤加五味细辛","发热而嗽者"下"小柴胡汤人参大枣生姜加五味子干姜","声重多涕"下"温肺汤降气汤","自下利而哕"下"玄武汤加五味子细辛干姜也","泄利而咳"下"四逆汤加五味子干姜也","不得眠而咳"下"猪苓汤主之",以及第七十问至第九十八问中大多数的方药及治法,清右卫门刻本皆作大字。据此,清右卫门刻本所据之本在时间上似晚于活济堂本。也有一些文字仅见于活济堂本,如第十八问,问痓之下有小注"痓音识,又作痉,巨郢反,痉者,强直也,古人以强直为痓"。第三十四问最后有小注"厚朴厚肠胃,所谓治热以寒温而行之"。第四十六问小注"盖疾微故也"下多"只可用此"四字,最后有小注"治中汤主之"。活济堂本刊刻时当别有所据。

2. 《活人书》系统

《活人书》在宋代已有数次刊刻。政和八年(1118)朱肱《活人书序》谓:"仆乙未(1115)秋以罪去国。明年就领宫祠以归。过方城,见同年范内翰,云《活人书》详矣,比《百问》十倍,然证与方分为两卷,仓促难检耳。及至洛阳,又见王先生,云《活人书》京师、成都、湖南、福建、两浙,凡五处印行。惜其不曾校勘,错误颇多。遂取缮本,重为参详,改一百余处,及并证与方为一卷,因命工于杭州大隐坊镂板,作中字印行。"《活人书》在南宋乾道、淳熙间又有数次刻印。成书于淳熙丙申(1176)的程迥《医经正本书》中谓:"(《活人书》)今建州、饶州民间各刊旧本,池州公库刊校正本,然二本互有得失。"

衢本《郡斋读书志》《宋史·艺文志》等皆著录《南阳活人书》二十卷。大观五年(1111)张蔵《活人书序》:"张长沙南阳人也,其言虽详,其法难知,奉议公祖述其说,神而明之,以遗惠天下后世,余因扬其名,为《南阳活人书》。"是为得名之由。同年朱肱的《进表》谓:"谨遣男遗直赍臣所撰书一函八册共二十卷,躬诣检院,投进以闻。"以是故知,朱肱最早进上时《活人书》共二十卷。宋本二十卷《南阳活人书》今不存。

现存版本主要有十八卷、二十卷、二十二卷几种，述之如下。

（1）宋刊本

日本静嘉堂文库藏《重校证活人书》一部，十八卷。《静嘉堂秘籍志》卷七著录为南宋刊本。版心有刻工姓名，如王安、陈伸、郭可、江清、余十八等，皆为南宋绍兴间浙江地区刻字工人。

卷前有《活人书序》，题"政和八年季夏朔朝奉郎提点洞霄宫朱肱重校"，次《青词》《进表》《谢表》《谢启》，次目录及正文。卷端题"重校证活人书卷第一"。正文半叶十行，行十九字，注文小字双行约二十四字，白口，单黑鱼尾，左右双边。卷十八末有大观元年（1107）朱肱后序。首卷系影写抄补。

是书卷一论经络，卷二论切脉，卷三论表里，卷四论阴阳，卷五论治法，卷六论伤寒、伤风、热病、中暑、温病、温疟、风温、风疫、中湿、风湿、湿温、痉病、温毒之名，卷七论痰证、食积、虚烦、脚气与伤寒相似，卷八论发热，卷九论恶寒，卷十论结胸与痞，卷十一论咳逆，卷十二、卷十三论药证，卷十四、卷十五杂方，卷十六妇人伤寒，卷十七论小儿伤寒，卷十八论小儿疮疹。

是书共一百零一问，每问不标序号。每问中又有问题者，问题部分加以墨盖标明。卷十二至卷十四药方部分每卷前有本卷药方之目录，并标明序号。卷中有多处字句以黑底白文标示，如卷二第十问问七表，浮、芤、滑、实、弦、紧、洪，第十一问问八里，微、沉、缓、涩、迟、伏、濡、弱；卷十二桂枝汤中"加减法""黄芩一分""知母半两石膏一两或加升麻一分""戒曰"二十三字等，似是着意强调。卷十八麻黄黄芩汤与升麻麻黄汤下有小注云："伍味在小儿方第十九卷中。"似删改未尽，犹有宋本二十卷之旧貌。

书中钤有"谦牧堂藏书记""兼牧堂书画记""汪士钟印""左允直""臣陆树声""归安陆树声叔桐父印"诸印记。

（2）元刊本

台湾图书馆藏《增注类证活人书》一部，十卷。《"国立"中央图书馆善本书目》著录为元刊本。

正文半叶十一行，行二十字，注文小字双行同，黑口，三黑鱼尾，左右双边。是书为残本，存卷一至卷十，共八十六问，全书卷数不详。卷端题"增注类证活人书"。与宋刊本《重校证活人书》相对照，无自序、青词、进表、谢表、谢启、目录。书前有《辨误》，对方剂剂量及炮制方法进行补正，内容涉及第二、第三、第四、第十三、第三十一、第三十二、第三十三、第三十四、第三十八、第三十九、第四十、第五十三、第六十、第八十四、第九十、第九十五方。次《释音》，分身体、病证、药、制锻、器用、拾遗六类，对书中的难字注音释义。次为卷一至卷十正文。分卷情况与宋刊本皆相同，百问部分仅存八十六问，第八十七问以后及方药部分缺。

是书正文有缺页，卷二脉穴图缺气口穴、人迎穴、太豀脉、冲阳脉图及释文。卷三缺自卷首序言至第十三问"溅溅然一时许为佳不欲"。卷六缺自第四十一问"暑与汗后一解表药"至四十四问"夏伤于暑必病疟此"。卷八缺第六十一问小注"发汗不解蒸蒸发热"下至第六十二问"大病差后劳复者枳实栀子"。卷九缺自卷首至第六十三问"若下后七八"。卷十缺第七十九问"逆冷冷汗自出"至第八十三问末。

卷端正文前有一段刊印说明，当是重刻时所撰："旧本经络脉穴殊不详明，间有方论阙略，字画讹谬。今重增注校正，仍附入《释音》《药性》及近时李子建《伤寒十劝》，凡可备校阅者，写作大字刊行，以广其传。"故知是书原本除《辨误》《释音》外，尚有《药性》与《伤寒十劝》。按，李子建《伤寒十劝自序》云："予每念父祖俱死于伤寒，及取仲景所著，深绎熟玩。八年之后，始大通悟，阴阳经络，病证药性，俱了然于胸中。缘此年江淮之民冒寒避寇，得此疾者颇重，遂依仲景法，随证而施之药，所活不啻数百人。""江淮之民冒寒避寇"似谓南渡之事，李子建约为南北宋之交人。刊印说明云"近时李子建"，故知此段文字撰写时间为南宋初年。

与宋刊本《重校证活人书》相比，正文及小注与宋刊本大致相同，其所谓"重增注校正"除辨误与释音外，主要包括以下几个方面。

第一，宋刊本每问最末一句皆有"何也"二字，是书皆删去。

第二，增加序号。是书每问皆以次编号，并在百问部分的方剂下标明方剂在药证与杂方中的序号，便于检索。

第三，增加注释。较宋刊本增加的注释在形式上有大字与小字两种，以小字双行为多。卷一经络图部分，在宋刊本经络循行与主治之后，每一经又增补《灵枢经》中有关经脉循行的文字加以注释补充，皆作小字双行。此外，正文中也有补充的注释，亦作小字双行，在形式上与宋刊本《重校证活人书》无别。卷一第一问"此足太阳膀胱经受病也"。补注："仲景云：太阳病欲解时从巳至未上。"第二问"此足阳明胃经受病也"。补注："仲景云：阳明病欲解时从申至戌上。"第三问"此足少阳胆经受病也"。补注："仲景云：少阳病欲解时从寅至辰上。"第四问"此足太阴脾经受病也"。补注："仲景云：太阴病欲解时从亥至丑上。"第五问"此足少阴肾经受病也"。补注："仲景云：少阴病欲解时从子至寅上。"第六问"此足厥阴肝经受病也"。补注："仲景云：厥阴病欲解时从丑至卯上。"卷二关元穴最末补注："气海穴或作脐下一寸。按，《针灸经》云：脐下一寸曰阴交穴，阴交下五分曰气海。"卷六第五十问，最末补注："《活人续集解惑论》云：合面而卧为阴痓，仰目者为阳痓。又云：因湿家发汗多，则发痓也。"又有补注作大字者，卷五第三十三问后的按语云："谨按：黄帝《素问•调经论》云：阳虚则外寒，阴虚则内热，阳盛则外热，阴盛则内寒，盖阳主外，而阴主内。又曰：阳虚阴盛，汗出而愈，下之则死。阳盛阴虚，汗出而死，下之则愈。今三十三问误写作：阳盛则内热，阴盛则外寒。窃详内外寒热不同，则汗下差误，便分死生。又按将作监簿王宗正《难经疏义》有《阴阳盛虚汗下图》，与《素问》合。以理考之，此是三十三问误写，合行刊正，勿误后人。"

元刊本《活人书》正文及小注的形式与宋刊本《重校证活人书》间有出入。卷三第十四问："内热是也，内热者里之弱。"宋刊本作大字，元刊本作小字双行。卷六第四十八问："身肿者，甘草附子汤加防风。"宋刊本小字双行，元刊本作大字。宋本卷八最末一条，有"《广济》疗患劳复雄鼠屎方，许仁则七味葱白汤皆可选用之"。元刊本作"雄鼠屎汤、七味葱白汤，皆可选用之"补入正文"麦门冬汤"下。

此外，尚有一则值得注意，卷一第五页与其他页在形式上不同，似为元刊本之后补入。此页足太阴经后引"《灵枢经》云"为单行小字，上空两行，并且"腨"字注音"示兖切"三字有两条边框，与其他作小字双行不同；内容上，这一页补版先言经脉循行及主病，次述脏腑生理，其他部分经脉循行及主病后有双行小注注经脉表里，并且无脏腑生理。

（3）明刊本

1）《医方类聚》本

《医方类聚》收录了朱肱《活人书》的全部内容，题"无求子活人书"，并标示原有卷数，以此可推见所据之本的面貌。《医方类聚》卷三十、卷三一收录了《活人书》百问部分的内容，原书卷数为卷一至卷一一。卷五四、卷五五收录《活人书》正方与杂方的内容，对应的原书卷数：卷一二至卷一五为正方，卷一六至卷一八为杂方。此外，《医方类聚》卷二一五收录《活人书》《说药证并药方加减法》与《妇人药方》，卷二二四收录《妊娠伤寒药方》，卷二三五收录《产后药方》，卷二六二收录《小儿伤寒》，卷二六三收录《小儿疹痘》，皆未注明卷数。由此可推断，《医方类聚》所依据的版本至少有十八卷。

《医方类聚》本卷一之前有《伤寒十劝》《释音》《伤寒药性》《妇人药性》《小儿药性》。与元刊本《活人书》相对照，经络图、文字、注文等形式皆相同，属同一系统。唯卷六之末较元刊本多出一段文字"《南阳活人书》问初春病人"云云，不知所据。

与宋刊本相比，《医方类聚》本还增加了六首方剂：卷一六杂方天雄散（十四）下附续添正元散、退阴散二方，卷一七杂方竹皮汤（二十七）下附有添干姜汤、续添青竹茹汤、续添当归白术汤三方，务成子萤火圆（五十）下附续添圣散子方。由于元刊本《活人书》的药方部分今本已缺，因此无法核验，这很有可能是元刊本中已有的内容。

2）吴勉学《古今医统正脉全书》本《增注类证活人书》

《古今医统正脉全书》是王肯堂辑、吴勉学校刻的一部大型医学丛书，汇辑了《内经》《伤寒论》《脉经》等多部医学经典。其中收录朱肱《增注类证活人书》二十二卷。

北京大学图书馆藏有蕴古堂、百城楼重刊本。《古今医统正脉全书》第一册内封大字题"古今医统正脉全书"，上有"医学准绳"四字，右栏小字题"金坛王宇泰先生汇订"，左栏下方为"金陵蕴古堂、百城楼藏板"。卷首有万历辛丑（1601）彭好古及吴勉学序。朱肱的《增注类证活人书》收录于小丛编《伤寒全书》中。内封面中间大字题"伤寒全书"，右栏小字为"张仲景先生著"，左栏上方为"伤寒全书"的书目"伤寒论、明理论、金匮要略、活人书"，左栏下方题"吴门蕴古堂、百城楼藏板"。

其中所收《增注类证话人书》卷前有大观元年（1107）朱肱的《类证活人书序》，大观五年（1111）张蕆的《增注类证活人书序》，政和元年（1111）朱肱的《进表》《谢启》《释音》《增注类证活人书辨误》《伤寒药性》及目录。正文半叶十行，行二十字，注文小字双行同，白口，单黑鱼尾，左右双边与四周双边。卷端题"增注类证活人书／明新安师古吴勉学校"。

《增注类证活人书》的卷一至卷十一与宋刊本相同，卷十二至卷十五为正方，卷十六至卷十八为杂方，卷十九为妇人伤寒，卷二十为小儿伤寒，卷二十一为小儿疮疹，卷二十二为李子建《伤寒十劝》，题"无阂居士李子建撰　新安师古吴勉学校"。是书卷十八与卷二十一卷末有"秣稜吴鸣凤重校"七字。按，嘉靖间有长洲人吴鸣凤历官淳安典史（《淳安县志》卷首），乌程训导（文征明，《甫田集》卷二十九《赵硕人墓志铭》），绍兴尉（《（万历）绍兴府志》卷二十八），于嘉靖三年（1524）尝刊《淳安县志》，或即此人。

中国国家图书馆、上海图书馆、北京大学图书馆等又藏有映旭斋印本，与蕴古堂、百城楼印本同版。卷首删彭好古序，内封与上书版式相同，唯右栏下增小字"映旭斋藏板"，左栏下改为"步月楼发兑"。左下钤"映旭斋藏板"朱文方印，上方钤圆形图形印。

这两个版本的《医统正脉全书》所收的《活人书》在形式上有以下显著特征。

第一，缺页。卷十三柴胡加龙骨牡蛎汤（三十三）"铅丹、人参、桂枝"后接"汗多恐亡阳故也"云云，盖缺一页拼版而成，缺柴胡加芒硝汤（三十四），大青龙汤（三十五）二方。

第二，边栏不一。是书边栏多为四周双边，但亦有数页为左右双边，然字体多相类。左右双边者有卷一：6、7、10、11、12、13页，卷三：1、

2、7、8、9页，卷四：1~9页，卷五全部，卷六：1~8页，卷七全部，卷八：1~6页，卷九：7、8页，卷十：1~8页，卷十一全部，卷十二：1~4、11、12、15、16页，卷十三：5、6、13页，卷二十二：3、4页。

《中国中医古籍总目》著录有"秣陵吴鸣凤校刻本"，现藏于中国科学院图书馆。它多被学者当做一个独立的版本，但经过比对，这一版本与医统本是同一书版的不同印本。除上面提到的这些特征完全相同外，甚至印刷时的缺坏也并无二致，比如，卷十五第三页右下三角形的缺字与《伤寒十论》第五、第六、第九、第十条底部的大片模糊。因卷十八与卷二十一卷末有"秣陵吴鸣凤重校"七字，故题"秣陵吴鸣凤校刻本"，其实是《医统正脉全书》的零本，不必与医统本分作两个版本讨论。

医统本似由元刊本《活人书》而来。由元刊本《活人书》现存的部分来看，二书版式行款皆相同。二书卷首皆有《辨误》，但医统本较元刊本的《辨误》中少第三十四、第三十八、第三十九、第四十、第五十三、第六十、第八十四、第九十、第九十五方，疑为漏刻。医统本卷一之首删去元刊本《活人书》的刊印说明，但却保留了卷五第三十三问的按语。元刊本卷一第五页足太阴经后引"《灵枢经》云"为单行小字，上空两行，且"腨"字注音"示兖切"三字有两条边框，这些特征，医统本卷一第六页明显根据元刊本版式而来。宋刊本与元刊本《活人书》有所出入之处，医统本皆与元刊本相同。这些都可以看出二者的密切关系。唯医统本卷六末增加一问，题"又五十问，初春病人肌肉发班瘾疹如锦纹，或咳嗽心闷，但呕清汁者"，这是宋刊本中的内容，说明医统本在校正时应当也参考了其他版本。

此外，与宋刊本相比，医统本增加了六首方剂：卷十六杂方天雄散（十四）下附续添正元散、退阴散二方；卷十七杂方竹皮汤（二十七）下附有添干姜汤、续添青竹茹汤、续添当归白术汤三方，务成子萤火圆（五十）下附续添圣散子方。这些内容极有可能也源于元刊本。

3）万历四十四年（1616）张惟任序刊本《活人书》

中国国家图书馆、中国中医科学院图书馆、台湾图书馆等藏有万历四十四年（1616）张惟任序刊本《活人书》二十卷。中国中医科学院藏本影印收入《续修四库全书》。

张惟任序刊本《活人书》卷前有万历丙辰（1616）张惟任的《南阳活人书叙》，大观五年张蔵的《活人书序》，鄉绅诸公助刊姓氏附来复识语，朱肱的《青词》《进表》《谢表》《谢启》，万历十九年（1591）徐镕的《后序》，徐镕集的《南阳活人书征说》《南阳活人书释音》、次目录、次正文。正文半叶九行，行二十字，注文小字双行同，眉批小字双行，行六字，白口，单黑鱼尾，四周双边。目录首页题"大明应天匿迹自隐逸人徐镕镕之父重校正／关中来复阳伯甫校批"，卷端题"活人书卷第一／大明应天浴沂人徐镕镕之父重校正"。

卷首徐镕辑《南阳活人书征说》末有识语谓："余业传五代，学究册年，遇术寻访睹板，四样凑之，止得刻本十一卷，余九卷系四样抄本。其正方四卷，有仲景方法，雠校庶无差讹。若杂方及妇人小儿疮疹五卷，间有三同者，因附的字于其下。至岁甲辰，西入秦中三原来复海阳伯甫宅，因睹正德十四年宁夏刻本，九卷一册，因去了的字。若九卷抄本及刻本，鱼鲁亥豕，无从对阅，则仍其旧云。因此不合序言九万一千三百六十八字也。始于辛卯季春，完于壬辰孟夏，春沂徐镕谨识。"以是故知，（甲）是书明代有数本流传。（乙）徐镕所用校本前十一卷为刻本，后九卷采自"四样抄本"及来复所藏正德十四年（1519）宁夏刻本。（丙）徐镕校勘此书，始于辛卯（1591）季春，完于壬辰（1592）孟夏。

徐镕校正后似未刊刻，来复在徐镕校本基础上重加校批，迟至万历四十四年（1616）方刊行于世。关于具体的批校时间，来复序谓："所批校诸方书颇多，半为人索去。丙辰入都，偶携数种，以备查稽，《活人书》其一也。侍御张觉庵先生、民部王任吾先生见而嘉赏之。遂约同乡诸荐绅先生见住长安者，各捐金命工，不数月告成。……是编经徐春沂镕与不佞复考纂，又共社友胡含素廷器，梁君晋希，渊君王应圻，家弟驭仲临校正，庶几无大讹谬，观者鉴其苦心。"故知来复丙辰（1616）入京时，《活人书》早已批校完毕。张惟任《序》谓："阳伯今通籍宦途，颇厌离此道，余惧其久而佚也，谋于乡绅慨然同好，遂醵赀付梓，以广其传。乃阳伯则自有远且大者，无俟此为名高也。"既谓来复早已厌离此道，则知此书校毕已久，于万历四十四年方刊刻行世。是书眉批为徐镕、来复所撰，其中凡来复眉批皆以"阳伯按"标明。

与之前各本相对照，张惟任刊本有几个以下特点。

第一，张惟任刊本分卷情况与之前版本皆不同，其大要参见表4-2。

表4-2　张惟任刊本分卷情况对照表

之前版本 张惟任	宋刊本	元刊本	《医方类聚》本	医统本	张惟任刊本
自序、青词、进表、谢表、谢启	卷首	缺	缺	卷首	卷首
伤寒十劝	无	缺	卷首	卷二二	无
辨误	无	卷首	卷首	卷首	无
释音	无	卷首	卷首	卷首	无
伤寒药性	无	缺	卷首	卷首	无
百问部分	卷一至卷一一	卷一至卷一一	卷一至卷一一	卷一至卷一一	卷一至卷一一
正方部分	卷一二至卷一三	缺	卷一二至卷一五	卷一二至卷一五	卷一二至卷一五
杂方部分	卷一四至卷一五	缺	卷一六至卷一八	卷一六至卷一八	卷一六至卷一八
妇人伤寒	卷一六	缺	卷数不明	卷一九	卷一九
小儿伤寒	卷一七	缺	卷数不明	卷二零	卷二零
小儿疹疹	卷一八	缺	卷数不明	卷二一	卷二零

第二，张惟任刊本在校订时增补了许多内容。

①宋刊本、元刊本、《医方类聚》本百问部分皆无"答曰"，张惟任刊本添"答曰"二字。

②依徐镕校书的体例，卷二至卷一一中，各方剂后皆标明出处，元刊本、《医方类聚》本漏标者张惟任刊本多补全。例如，《医方类聚》本卷十第八十问"小青龙汤主之"下无注，张惟任刊本补注"正三十六"，"小柴胡汤主之"下张惟任刊本补注"正方二十九"。

③卷一二至卷一五，仲景"正方"部分每方下标有六经归属，宋刊本、《医方类聚》本有缺者张惟任刊本皆补全。例如，卷一二桂枝去芍药加蜀漆牡蛎龙骨救逆汤（十）后补"属太阳"，卷一四五苓散（六十六）后补"属

霍乱",卷十五蜜煎导法(百十一)后补"属阳明",烧裈散(百十二)后补"属易瘥篇"等。

④张惟任刊本在有些条目下补以小注,加以说明。例如,卷四第二十八问问手足逆冷下有小注"《溯洄集》辨厥与逆异"。卷一八脾约圆(六十六)后有小注"与正方九十异同,分两各别"。半夏生姜汤(九十二)后有小注"即《金匮》小半夏汤",大青四物汤(九十六)后有小注"一名阿胶大青汤"。

⑤宋刊本、《医方类聚》本、医统本中有多处小字注文,标明治法或方剂的出处,然小注与本书内容多不相一致,当据早期刊本而来。张惟任刊本或删去不注,或据全书方剂顺序重新校改,见表4-3。

表4-3　张惟任刊本小字注文异同对照简表

卷	条目(张惟任刊本顺序)	宋刊本	类聚本	医统本	张惟任刊本
卷三	第十三问"须是桂枝麻黄汤加黄芩、石膏、知母、升麻也"	小注"加减法在第十二卷药方中"	同宋本	同宋本	无注
卷八	第五十七问"此名为风温"后	小注"在第六卷第七问也"	同宋本	同宋本	无注
卷十	第七十八问最后	小注"法在第七卷第四问"	同宋本	同宋本	无注
	第八十二问"此阳毒"后	小注"在第四卷第四问中"	同宋本	同宋本	无注
	第八十六问"萎蕤汤"后	小注"在第六卷中第四十五问"	同宋本	同宋本	无注
	第八十六问最后	小注"在第十一卷中第十三问"	同宋本	同宋本	无注
	第八十九问"于寒湿中求之"后	小注"第六卷第十问"	同宋本	同宋本	小注"第六卷第四十七问"
卷十一	第九十问"此阳毒也"后	大字"治法药方在"小注"第四卷第五第六问"	小注"治药方在二十一问"	小注"治药方在二十一问"	无注
	第九十九问"亦有数种不可攻者"后	小注"在第三卷第二问中详言之矣"	同宋本	同宋本	小注"在第三卷第四十问中详言之矣"

续表

卷	条目（张惟任刊本顺序）	宋刊本	类聚本	医统本	张惟任刊本
	小柴胡汤（一）"无犯胃气及上二焦"后	小注"方见第十卷中"	缺	同宋本	无注
	小柴胡汤（一）"致使如疟状者"后	小注"方见第十卷中"	缺	同宋本	无注
	刺期门穴（二）	小注"期门穴见第二卷中"	缺	同宋本	无注
卷十九	阳旦汤（三十）	小注"方见第十卷中"	缺	同宋本	小注"方在十八卷一百一十六"
	治痉法（三十一）	小注"法在第六卷第十三问中"	缺	同宋本	小注"法见第十六卷问中"
	神功圆（三十二）	无注	缺	同宋本	小注"方在十八卷六十八"
	小柴胡汤（三十八）	无注	缺	同宋本	小注"方在第十二卷二十九"

⑥张惟任刊本与元刊本、《医方类聚》本相比，增加了一些内容，当据别本校补。比如，张惟任刊本卷四第三十问"名曰阴阳易"下增"若二男二女，并不相易"九字。卷六第四十三问"小柴胡加五味子"下增"烦躁、发渴、脉实、大便秘涩者，大柴胡微利也"十八字。张惟任刊本卷六第四十六问"宜蒌蕤汤"下增"土无正行，因火而名，当随其轻而取之"十六字。张惟任刊本卷九第六十七问"中湿自汗"下增小注"风湿相搏，关节烦疼，脉沉而细，汗出短气，小便不利"二十字。张惟任刊本卷九第六十八问最后增"下之愈，宜承气汤主之"九字。张惟任刊本卷九第七十二问最后增"若阴证喘促，脉伏而厥者，唯返阴丹，五味子汤主之"。张惟任刊本卷九第八十四问增"阳明病其人喜忘者"至"属阳明"一大段。张惟任刊本卷一七务成子萤火圆（五十）下增"昔刘子南佩之"一大段。张惟任刊本卷一七小续命汤（五十七）下增"寒中三阳"至"减桂枝一半"一段。

第三，方剂部分改动较大。宋刊本、《医方类聚》本、医统本妇人伤寒、小儿伤寒、小儿疮疹三卷方剂皆无序号。张惟任刊本则将卷一九、卷二十妇人伤寒与小儿伤寒重新编号，并且文字多有改动，方剂中药物的次序，剂量多不一致。与医统本相对比，可以很明显地看出张惟任刊本的特点。

①张惟任刊本中的方剂，多作"宜服""此主之"，并且每一方前张惟任刊本有"治"字，医统本皆无。例如，白通汤（九十六），医统本作"少阴病下利脉微者，白通汤主之"，张惟任刊本则作"治少阴病下利脉微者"。

②方剂顺序多按照药名、主治、方药、服法排列。异于此者则略作改动，以合此例。比如，张惟任刊本卷十九妊妇伤寒药方中，葱白一物汤条，医统本作"葱白一物汤，葱白一把，水一升，煮令熟，服之取汗，食令尽。亦主安胎，若胎已死者，须臾即胎出也"。张惟任刊本则改为"葱白一物汤（二十五）。治妊娠热病，主安胎，若胎已死者，须臾即胎出也。// 葱白（大字）一把（小字）。// 上以水一升，煮令熟，服之取汗，食令尽"。将葱白单列，主治在前，服法在后。又如，卷一八大半夏汤（六十四），医统本作"治痰饮及脾胃不和，半夏不拘多少，如法薄切，焙干，每遇膈间有寒痰用半夏茯苓生姜各一分，细切。水二盏半"云云。张惟任刊本作"大半夏汤，治膈间有寒痰。// 半夏汤洗，如法薄切，焙干，茯苓，生姜各一分 // 上为粗末，每遇膈间有寒痰，只作一服。水两盏半"云云。

③张惟任刊本将每方下原本不加分别的主治、方药、服法区分开来。张惟任刊本卷一六大橘皮汤（四），医统本煎服法中有"每服五钱，生姜四片，枣子一枚，以水三大盏，煮取一盏，去滓，分二服"。张惟任刊本在方剂中有"生姜一两、枣子八个"。考仲景"正方"部分，姜枣皆在煎服法中，此或为徐氏所改。与此相类似的还有药物的小注。张惟任刊本卷一六黑奴丸条（二十），"小麦未成熟时，丛中不成麦，捻之成黑勃是也，无此亦得"。此一句医统本在煎服法中，张惟任刊本则改在方药小麦奴下作双行小注。张惟任刊本卷一七獤鼠粪汤条（二十六），"鼠屎两头尖者善也"一句医统本在煎服法中，张惟任刊本亦改在方药獤鼠粪十四枚下作双行小注。

④方剂中的药物剂量，张惟任刊本与医统本形式上也有不同，其中用量相同的药物多合并。医统本卷一六阳毒升麻汤（十七），药方组成作升麻二分、犀角屑一分、射干一分、黄芩一分、人参一分、甘草一分，张惟

任刊本在甘草下注各一分。张惟任刊本卷一八枳实理中丸（八十一），医统本作茯苓二两、人参二两、枳实十六片麸炒、白术二两、干姜二两炮，甘草二两炒。张惟任刊本则调整顺序作茯苓、人参、白术、干姜炮、甘草炙，各二两、枳实十六片麸炒。

　　与之前的刊本相对照，张惟任刊本虽有所校改，但也保留了一些改而未尽的痕迹。比如，张惟任刊本卷一二桂附汤（十七）有批云："原本作桂附汤，即桂枝附子汤证也。又于六十九中重出桂枝附子汤。今校改而去其重，因识之。"删去一方，则正方部分应为一百一十二方，而张惟任刊本目录部分卷一二之下有小字未改，仍作"以下计一百一十三方系正方各方具证治"。又比如，《医方类聚》本卷四第三十问，竹皮汤、干姜汤、青竹茹汤、当归白术汤下有小注"并杂廿七"。张惟任刊本卷一七杂方廿七竹皮汤下附有续添干姜汤、续添青竹茹汤、续添当归白术汤三方。张惟任刊本亦在竹皮汤、干姜汤、青竹茹汤、当归白术汤下注"并杂二十七"，然张惟任刊本卷一七"杂二十七"仅有竹皮汤一方，《医方类聚》本所附三方皆无。青竹茹汤、当归白术汤见于卷一九。此外，从元刊本"辨误"的部分也能看出张惟任刊本删改之迹。元刊本前有"辨误"，内容涉及卷一二桂枝麻黄各半汤（二）、桂枝二麻黄汤（三）、桂枝二越婢一汤（四）、桂枝加大黄汤（十三）、卷一三柴胡桂枝汤（三十一）、柴胡桂枝干姜汤（三十二）、柴胡加龙骨牡蛎汤（三十三）、柴胡加芒硝汤（三十四）、大陷胸汤（三十八）、大陷胸丸（三十九）、小陷胸汤（四十）、附子泻心汤（六十）、黄连阿胶汤（八十四）、抵当丸（九十）、竹叶石膏汤（九十五）、半夏桂枝甘草汤（五十三）共十六条。在《医方类聚》本的药方正文中，第二、第四、第十三、第三十三条未按辨误改正，故正文中有小字"又见辨误"以注明，张惟任刊本亦有"又见辨误"四字，但却无《辨误》部分。由此可见张惟任刊本与之前版本的关系。

　　以上张惟任刊本所做的校改并非皆出自徐镕之手，也可能是徐镕所据之本即如此。卷中眉批部分是徐镕的批校，从这些校语来看，徐镕并不轻易改字，而只是加按语注明。徐镕所做批校主要是对《活人书》的校勘、注释与评论，具体来说有以下几个方面。

　　第一，注明脱衍与异文。比如，《活人书》卷一第六问眉批："别本

'一生'下有'勿从容极救，今病人水浆不入，汤液不下，无可奈何也'二十一字。"《活人书》卷四第二十四问眉批："别本作'大柴胡下之'。又本作'大柴胡减大黄'。"徐镕校勘《活人书》，不仅仅利用"四样抄本"，更广泛参校相关医书进行"他校"，例如，《活人书》卷一第一问眉批，"仲景并作头痛，奉议作疼字，误，后仿此"。《活人书》卷一足厥阴肝之经上眉批："自'络'字起'器'字上十五字，诸本俱无，依《灵枢》文补之，《甲乙经》并同。"《活人书》卷一第一问眉批云："别本桂枝汤下无'之类'至'者'字，却有'轻者只与柴胡桂枝汤'。麻黄汤下无'之类'至'者'字，却有'轻者只与桂枝麻黄各半汤'。惟钱闻礼《百问歌》同别本，其李知先《活人书括》、杨仁斋《活人书括》与今本同。"

第二，对书中的疑难文字有"音释"。《活人书》卷首徐镕述其体例谓："音释识字悉从许氏《说文》及四书五经与《洪武正韵》，若已上等书未载有者却用《海篇直音》以训之，其身体、病证、药名、制锻、器用等类名物，则系《灵》《素》《金匮》《甲乙》《千金》诸书中采辑以释之。"例如，《活人书》卷五第三十问眉批，以反切注音者曰："差，是懈切。"以直音注音者曰："中，音众。"

第三，补充注释《活人书》。徐镕对文中提及的病证或方剂在批校中标注了互见卷次。例如，《活人书》卷二第十二问眉批："促脉病证见十二卷中桂枝去芍药汤、桂枝去芍药加附子汤、葛根黄芩黄连汤三方下。"《活人书》卷四第二十四问眉批："按，大柴胡辨见三卷表热里寒答中。"在眉批中，徐镕还对朱肱的论说进一步加以阐释说明。例如，《活人书》卷三第十四问"小便自如乃攻之"眉批："李知先云：小便自如谓如常也。每日三行今日亦三行，不多不少故曰自如。"《活人书》卷十第八十三问"脾脏有热则津液枯少"。《活人书》卷十一九十四问"痛甚者，加大黄"眉批："仲景云：大实痛者，桂枝加大黄汤主之。乃胃中邪实结燥而痛。今云痛甚，则与大实证全别矣。"

第四，对朱肱的某些观点提出疑问，进行商榷。例如，《活人书》卷三第十四问眉批："若伤寒六经传变，虚实热无非气之气为。今云有积，何耶？且所举四证，太阴及少阴乃下后乘虚内陷之邪也，少阴燥干不大便乃传经入里之邪也。是邪是积，明者鉴焉。"《活人书》卷十一小序眉批："按，咳逆，俗以呃逆与忒逆呼之。然咳逆二字，仅见辨脉、平脉法中，其余篇但有哕而无咳逆，后人遂谓哕即咳悄。而曰咳逆者哕逆之名，由是哕与咳逆之名义紊矣。仲景《金匮》法中谓哕逆但指与干呕同类者言，何尝指咳逆言乎？咳逆言其才发声于喉间则遽然止，轧然连续数声，然而短促不长，有若咳嗽之咳然，故曰咳逆。哕逆者，则言其侯欲呕物以出而无所处，但声之浊恶，长而有力，直至气尽而后之，非如此干呕之轻而不慎，故曰哕逆。今乃以哕逆当咳逆，何耶？"

要之，张惟任序刊本与之前版本相比做了较大范围的改动，这些改动使得全书的体例更加整齐统一，其所做批校也为后人理解《活人书》提供了有益的参考，是较有特色的《活人书》版本。

4）天启间河南重刻本

台湾图书馆藏《活人书》一部，二十卷，著录为天启间河南重刊本，以其卷末有河南按察司分巡大梁道副使曹尔桢《南阳活人书跋》故也。曹尔桢，顺天人，万历末年任河南按察副使（《[顺治]河南通志》卷十四）。曹尔桢所刊医籍存世者尚有天启五年（1625）重刊《重修政和经史证类备用本草》，结衔题"山东等处承宣布政使司左布政使直隶和洲曹尔桢"。

天启间河南重刻本《活人书》卷前有万历丙辰（1616）张惟任的《南阳活人书叙》，大观五年张藏的《活人书序》，乡绅诸公助刊姓氏附来复识语，朱肱《青词》《进表》《谢表》《谢启》，万历十九年（1591）徐镕的《后序》，徐镕集的《南阳活人书征说》《南阳活人书释音》、次目录、次正文。目录首页题"大明应天匿迹自隐逸人徐镕镕之父重校正 关中来复阳伯甫校批"，卷端题"大明应天浴沂人徐镕镕之父重校正"。正文半叶九行，行十八字，注文小字双行同，眉批小字双行，行四字，白口，单黑鱼尾，四周双边。版心下有刻工姓名，如崔聪、良、许、雷、登、祚、禛、仁、郭、贞、云、舟、春、贵、羊、江、欠、冬、王正、佳、沈、夏等，多为明万历间刻工。

书中钤有"国立中央图书馆考藏""吴兴刘氏嘉业堂藏书记""柳蓉春经眼印""博古斋收藏善本书籍"诸印记。

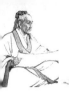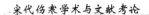

5）《永乐大典》本

现存《永乐大典》卷三千六百十四、卷三千六百十五中"寒"字条引用此书题为朱肱的《伤寒活人书》，共七条。与宋刊本相校，为卷三第十七问，卷十二桂枝汤（一）"桂枝汤自西北二方居人四时行之"一段，卷十二桂枝加葛根汤（十八）"伊尹汤液论，桂枝汤中加葛根，今监本用麻黄，误也"一句，卷一第二问，卷十二麻黄汤（二十）"伤寒热病，药性须凉"一段，卷六第四十问，卷九第六十九问"又问发汗后身疼痛"一段。由于所引用的这一部分内容诸本相同，尚不能判断其所依据的版本。

（4）清刊本

《活人书》在清代的刊本不多，所见多是晚清的本子。其中年代较早的是光绪十年（1884）上海江南机器制造总局刊本，之后各地刊本多据此本翻刻。

1）光绪十年（1884）上海江南机器制造总局刊本

上海江南机器制造总局刊《增注类证活人书》一部，二十二卷。内封面牌记"上海江南机器制造总局刊版"。卷前有光绪十年（1884）潘露的《续刻类证话人书序》；大观元年（1107）朱肱的《增注类证活人书序》；大观五年（1111）张蔵的《增注类证活人书序》；政和元年（1111）朱肱的《进表》《谢启》《增注类证活人书辨误》，徐大椿的《活人书论》及目录。卷端题"增注类证活人书卷一／明新安师古吴勉学校"。正文半叶十行，行二十字，注文小字双行同，黑口，双黑鱼尾，左右双边。卷末有《增注类证活人书释音》《伤寒药性》。是书据医统本刊刻，卷二十一末保留了原有的"秣陵吴鸣凤重校"字样。

卷前潘露序记刻书事："国朝刻书之盛为古来所未有，独于此书未见单行善本，岂僻陋所未知耶？癸未秋，得明刻《医统》中本，模糊残缺，错悮复多，而坊间已难得矣。此书若不续刻，朱君类集之功、活人之志殆将湮没，继绝衍绦后人之责，亟付本局官匠缮雕，并嘱赵君静涵任斯校对，以精于医而博学者也。"

2）光绪十二年（1886）刊本

光绪丙戌刊本《增注类证活人书》二十二卷。内封 A 面镌"增注类证活人书"，内封 B 面镌"丙戌仲秋之月重刊"。部分印本右下有"苏州交通益记图书馆精造书籍"朱文戳记。

卷前有大观元年（1107）朱肱的《增注类证活人书序》，大观五年（1111）张藏的《增注类证活人书序》，政和元年（1111）朱肱的《进表》《谢启》《增注类证活人书辨误》及目录。卷端题"增注类证活人书卷一／明新安师古吴勉学校"。正文半叶十行，行二十字，注文小字双行同，黑口，双黑鱼尾，左右双边。卷末有《增注类证活人书释音》《伤寒药性》及徐大椿的《活人书论》。是书据上海江南机器制造总局刊刻，版式行款皆相同。

3）光绪二十三年（1897）广州拾芥园重刊本

光绪二十三年（1897），广州拾芥园重刊《增注类证活人书》二十二卷。内封面中间大字题"增注伤寒类证百问活人书"，左栏题"进士朱肱先生著"，右栏题"光绪廿三年　广州拾芥园重校刊"，版心下镌"拾芥园"。卷前有大观元年（1107）朱肱的《增注类证活人书序》，大观五年（1111）张藏的《增注类证活人书序》，政和元年（1111）朱肱的《进表》《谢启》《增注类证活人书辨误》及目录。卷端题"增注类证活人书卷一／明新安师古吴勉学校"。正文半叶十行，行二十字，注文小字双行同，黑口，双黑鱼尾，左右双边。是书据上海江南机器制造总局刊刻，版式行款皆相同。

4）光绪二十三年（1897）儒林堂刊本

光绪二十二年（1897），儒林堂刊《活人书》一部，二十卷。内封 A 面中间大字题："南阳活人书"，左栏题"朱肱老夫子鉴定"，右栏题"儒林堂藏板"。内封 B 面中间大字题"伤寒发明"，左栏题"光绪丁酉重镌"，右栏"翻刻必究"。卷首有张惟任序的《南阳活人书叙》，乡绅诸公助刊姓氏附来复识语，大观五年（1111）张藏的《活人书序》，朱肱的《青词》《进表》《谢表》《谢启》，万历十九年（1591）徐镕的《后序》，徐镕集的《南阳活人书征说》、《南阳活人书释音》、次目录、次正文。卷端题"活人书卷第一／大明应天匿迹自隐逸人徐镕镕之父重校正"。正文半叶九行，行二十字，注文小字双行同，白口，单黑鱼尾，四周双边。是书据张惟任序刻本重刊。

（5）附说

朱绪曾的《开卷有益斋读书志》卷四著录《增注类证活人书》十八卷。此本前集十卷，后集五卷，活人外书三卷，题政和元年奉议郎致仕朱肱撰。朱绪曾谓："此本乃宋刻之极精者。"冈西为人《宋以前医籍考》辨证之："其非朱氏之旧不待言而知之矣。且云，后集析为百问，有建宁通守钱闻礼目次，汤尹才序，外书十三篇，一百四十五方，信阳军管干王实编示云云。盖知后人妄辑诸家之说，揭以肱书之名者，要出俗手而已。"

清末江阴朱文震校刻《医统正脉》，其中收录《类证活人书》二十二卷，题无求子著。考其内容，自卷一中风起至卷二十二遗滑止，凡六十二问，无一言及伤寒。盖朱氏以清人林开遂《活人录汇编》充《类证活人书》刻入，又伪造绍兴元年甲戌仲秋朱元裕序冠于卷首，虽卷数相同，实与朱肱书无关。光绪三十三年（1907）京师医局、中华民国十二年（1923）北京中医学社重刊《活人书》皆沿袭此误。

（二）伤寒理论

1. 独尊仲景，推重《伤寒论》

宋代伤寒学术，至朱肱始独尊仲景，推重《伤寒论》，这体现在以下三个方面。第一方面，尊经称圣。在《活人书》中，朱肱多次称仲景为"圣人"，似是宋代最早称仲景为圣人者。《活人书》卷十六："此一卷载杂方大率仲景证多而药少，使皆如仲景调理既正，变异不生，则麻黄、桂枝、青龙用之而有余，以后世望圣人难矣。"（以下引文皆据宋刊本）《活人书》卷十九："比见民间有妇人伤寒方书，称仲景所撰，而王叔和为之序，以法考之，间有可取，疑非古方，特假圣人之名，以信其说于天下耳。"《活人书》卷十一则称《伤寒论》为经："伤寒咳逆，此证极恶，仲景经中不载。"又如，大观元年自序亦谓："伤寒诸家方论不一，独伊尹、仲景之书，犹六经也。其余诸子百家，时有一得，要之不可为法。"第二方面，划清边界。一门学科成熟的标志往往是与其他学科边界的划清。在《活人书》中，卷十二至卷十五为《伤寒论》一百一十三方，卷十六至卷十八是《伤寒论》之外的"杂方"，仲景方与非仲景方之间的界线分明正标志着《伤寒论》独特的辨证论治体系已经从之前混杂的伤寒治疗体系中独立出来。第三方面，与之相应的是，以仲景体系为中心，附以其他学说。《活人书》卷五谓："古人治伤寒有法，非杂病之比。五种不同，六经各异，阴阳传受，日数浅深，药剂温凉，用有先后，差之毫厘。"据此，仲景伤寒之脉证论治可为治疗他病立法，所谓"知其治者，若网在纲"者也。是书以仲景六经证及一百一十三方为主，将温病、风温等伤寒的区别证（卷六）及痰证、食积等伤寒的类似证（卷七）附入以相鉴别。对于《伤寒论》中有证无治者，朱肱则"以意寻比仿效"（《活人书》卷五第三十六问），或补以仲景之方，或据《外台》《千金》等书补而完之（如《活人书》卷十六至卷十八）。这正体现出以仲景《伤寒论》为中心建构辨证论治体系的旨趣。

2. 分别名义，辨识寒温

《活人书》卷六谓："天下之事，名定而实辨，言顺则事成。又况伤寒之名，种种不同，若识其名，纵有差失，功有浅深，效有迟速耳。不得其名，妄加治疗，往往中暑乃作热病治之，反用温药，湿温乃作风温治之，复加发汗。名实混淆，是非纷乱，性命之危，危于风烛。"伤寒有广、狭二义，广义伤寒为一切外感热病之总称，《素问》"热论"谓"今夫热病者，皆伤寒之类也"。其中包括中风、伤寒、湿温、热病、温病等。朱肱在《活人书》卷六中详辨诸病之症状，"于逐问之下，详载疾状而名之曰某病，庶几因名识病，因病识证，如暗得明，胸中晓然，无复疑虑，而处病不差矣"。然而朱肱并不太关注这些相似病的病因病机，而是从症状与脉象的角度去定义病名，重视对每种病症的治法。比如，《活人书》卷六第四十二问："大抵中暑与热病外证相似，但热病者脉盛，中暑者脉虚，以此别之。"又比如，《活人书》卷六第四十五问论风温："其人素伤于风，因复伤于热。风热相薄，即发风温。主四支不收，头疼身热常，自汗出不解，治在少阴、厥阴。不可发汗，发汗即谵言、独语、内烦，躁扰不得卧，若惊痫目乱无精，疗之者复发其汗，如此死者，医杀之也。风温不可发汗，宜葳蕤汤。风温身灼热者，知母干葛汤。风温加渴甚者，栝蒌根汤。风温脉浮身重汗出，汉防己汤。"

痰证、食积、虚烦、脚气等证亦与伤寒症状相似，然并非伤寒。医者见其发热恶寒，往往作伤寒治之，误用汗下，故朱肱别辟一卷论之，先正其名实，复论其方药，冀朱紫相别，玉石判二。

3. 六经辨证，重视证脉

在《活人书》中，朱肱论伤寒特重辨病分经与阴阳表里。他认为，治疗伤寒须先识经络，知邪气所在，次辨其表里虚实。尽管刘元宾、庞安时等在著作中已有六经辨证的内容，但未把六经作为其诊断病症的重要标准。朱肱则绘制经络脉穴图以明其所在，总结六经病的主要病征，把以经络为物质基础的六经辨证提升为首要的诊断方式。比如，《活人书》卷八第五十六问，问发热，答曰："发热而恶寒者，属太阳也。身热汗出濈濈然者，属阳明也。脉细头痛，呕而发热者，属少阳也。"《活人书》卷九第七十三问，问渴，答曰："脉浮而渴属太阳；有汗而渴属阳明；伤风寒热，或发热恶风而渴，属少阳；自利而渴属少阴"云云。又如，《活人书》卷十二至卷十五论药证，每方下皆注明六经病的归属，谓"属太阳""属阳明"云云。

其论表里，分表证、里证、表里两证俱见、无表里证、表热里寒、表寒里热，条分缕析，汗下有法。其论阴阳，分阴证、阳证、阴毒、阳毒、阴证似阳、阳证似阴、阴盛隔阳、厥逆、蛔厥、阴阳易，辨别入微，随证给方。

与之相应，对于诊法，朱肱强调先须问诊以知外证而辨六经归属，次须切诊以知脉象而辨阴阳表里。《活人书》卷二谓："大抵问而知之，以观其外；切而知之，以察其内。证之与脉，不可偏废。"外证与脉象是朱肱诊断病症的重要依据，故朱肱记诸病外证与脉象颇详。比如，《活人书》卷十一第九十问发狂："发狂有二证，阳毒发狂，蓄血如狂，其外证与脉皆不同。病人烦躁，狂走妄言，面赤，咽痛，脉实，潮热，独语如见鬼状，此阳毒也。病人无表证，不发寒热，唇燥但欲漱水不欲入咽，其脉微而沉，小腹硬满，小便反利，大便必黑，身黄发狂，此血证谛也。"《活人书》卷十一第九十二问谵语："谵语、郑声亦相似难辨，须更用外证与脉别之。若大小便利，手足冷，脉微细者，必郑声也。大便秘，小便赤，手足温，脉洪数者，必谵语也。以此相参，然后用药万全矣。"是书卷六辨伤寒与伤风、热病、中暑等病时，自卷六三十八问至四十五问皆从外证与脉象二者言之。王好古于此赞之曰："活人辨证，不取诸于他，而独取诸脉，无如此最为验也。其言可谓尽善矣，可谓尽美矣。"（《阴证略例》）

宋版《伤寒论》中有《辨脉法》《平脉法》二篇，宋初医家鲜有议论。宋代的医者修习脉学除世家授受外，多来自《脉诀》。《脉诀》，旧题王叔和作，陈言谓实为六朝高阳生所作（陈言，《三因极一病证方论》卷一《脉经序》），是书立七表、八里、九道之目，将数种脉象编为七言歌诀，便于诵读。曾经参加过《开宝本草》编定的宋初医者陈昭遇，随刘铢入宋后为翰林医官，"所治疾多愈，世以为神医。绝不读书，诘其所习，不能答。尝语所亲曰：'我初来都下，持药囊，抵军垒中，日阅数百人。其风劳冷气之候，皆默识之，然后视老幼虚实，按古方用汤剂，鲜不愈者，实未尝寻《脉诀》也。'"（江少虞，《宋朝事实类苑》卷四十八）陈昭遇不习《脉诀》，但从他的话中可知彼时医者已多习《脉诀》。元祐间刘元宾，"晚得《王叔和脉诀》，观其词语，亦甚鄙俗。今之医者，多所诵习，然问之旨趣，则十有十，百有百，未有以知之元者"（刘元宾，《通真子补注王叔和脉诀自序》）。因此，刘元宾援引《难经》《素问》及其他医经注释《脉诀》。自是，刘元宾《补注脉诀》大行于世，陈言谓："刘元宾从而解之，遂使雪曲应稀，巴歌和众。"（陈言，《三因极一病证方论》卷一"脉经序"）

朱肱论伤寒脉法部分来源仍是《脉诀》，如《活人书》第十问、第十一问分别解释何为七表，何为八里；但他开始注意到《伤寒论》本身所透露出来的张仲景的脉法，并参引诸家论说，为之疏证。《活人书》卷二《叙论》："治伤寒先须识脉，若不识脉，则表里不分，虚实不辨。仲景犹诮当时之士，按寸不及尺，握手不及足，必欲诊冲阳，按太溪而后慊，况于寸关尺耶？"之后朱肱在卷二中引详论气口、人迎、太溪、冲阳诸脉，可谓得仲景三部九候、手足并诊之意。其诊脉之法来源较为驳杂，裒集诸家之论以为说。《活人书》卷二第九问问脉息之证云："脉之字，从肉从爪，又作衇。盖脉以肉为阳，衇以血为阴。华佗云：'脉者，气血之先也。气血盛则脉盛，气血衰则脉衰，气血热则脉数，气血寒则脉迟，气血微则脉弱，气血平则脉缓。又长人脉长，短人脉短，性急则脉急，性缓则脉缓，反此者逆。'按《内经》云：'形盛脉细，气少不足以息者危，形瘦脉大，胸中气多者死，形气相得者生，参伍不调者病。'《难经》云：'数者腑也，迟者脏也，数则为热，迟则为寒，诸阳为热，诸阴为寒。'王叔和云：'脉沉为在里，脉浮为在表，迟则在脏，数则在腑，滑为实为下，数为虚为热。'张仲景云：'脉大、浮、数、动、滑，此名阳也，脉沉、涩、弱、弦、微，此名阴也。阴病见阳脉者生，阳病见阴脉者死。大抵阳脉常浮而速，阴脉常沉而迟。'七表属腑病，在于阳，春夏见之易治。八里属脏病，在于阴，秋冬见之犹轻。假令数在左寸，浮之得者，热入小肠，沉之得者，热入于心。余皆仿此。脉理精微，非言可尽，论其梗概，不出于此矣。王叔和云：'在心易了，指下难明，亦在乎人熟之而已矣。'"在这里，朱肱引用华佗、《内经》、《难经》、王叔和及《脉诀》中有关脉证的说法，与仲景脉法相联系，以归纳理解《伤寒论》中的脉学思想，为仲景脉法的进一步解读与应用做出了有益的尝试。

4. 明辨浅深，不妄汗下

辨证准确，方能有的放矢。世医知妄意汗下之祸，皆谓不妄汗下，然或分类粗简、语焉未详如刘元宾（《医方类聚》卷二十九《神巧万全方·伤寒总论》）；或以慎守为要、宁迟勿早如韩祇和（《伤寒微旨论·总汗下篇》），皆不得其要。朱肱也强调不妄汗下、立法施治的重要性，并将其进一步细化，在细致辨证的基础上，把不妄汗下落实在究邪气之浅深与药性之紧慢上。比如，他根据邪气之浅深将伤寒方药分表里，表证用药又分正发汗与和解剂两类，里证用药分为宜下之与微和其胃气两类。《医方类聚》卷五第三十四问："伤寒表证须看荣卫浅深，故仲景有正发汗汤剂，如麻黄汤、桂枝汤、大青龙汤是也。有和解其表，如小青龙汤、桂枝麻黄各半汤、白虎汤、桂枝二越婢一汤、柴胡桂枝汤、小柴胡汤是也。"卷五第三十五问："伤寒里证须看热气浅深，故仲景有宜下之，如大承气汤、小承气汤、十枣汤、大柴胡汤是也。有微和其胃气，如调胃承气汤、脾约圆、少与小承气微和之之类是也。"对于里证之转药，他又细加分辨道："大承气最紧，小承气次之，谓胃承气又次之，大柴胡又次之。"又如，对三阴中寒一证的用药，他根据病情浅深分为四等，《医方类聚》卷四第十八问："三阴中寒，微则理中汤，稍厥或中寒下利即干姜甘草汤，大段重者用四逆汤，无脉者用通脉四逆汤。"这种细致的分类使得伤寒的辨证论治更加完善。

5. 据症辨治，以方类证

以症状编类伤寒方自《外台秘要》《太平圣惠方》已然，但专以仲景《伤寒论》中的方剂编次成书者当自朱肱始。《活人书》第八卷至第十一卷将伤寒常见症状归纳为发热、恶寒、自汗、头汗出、头疼、身体痛、筋惕、喘、渴、鼻衄、结胸、痞、呕、吐、利等数十类。每证下又据外证与脉象细分为数小类，分别述其治法。比如，《活人书》卷九第六十四问，问恶寒，答曰："恶寒有二证：发热而恶寒者，发于阳也；无热而恶寒者，发于阴也。发于阳者，宜解表，脉必浮数，属桂枝汤、桂枝二越婢一汤、麻黄汤、青龙汤证也。发于阴者，宜温里，脉必沉细，属理中汤、四逆汤证也"云云。《活人书》卷十第八十六问，问多眠，答曰："多眠有四证，有风温证，有小柴胡证，有少阴证，有狐惑证。"《活人书》卷十一第九十问，问发狂，答曰："发狂有二证。阳毒发狂，蓄血如狂，其外证与脉皆不同。"

在方剂的编排上，朱肱上承孙思邈以方类证的思路，将《伤寒论》一百一十二方按其主要药物组成分桂枝汤类、麻黄汤类、葛根汤类、柴胡汤类、青龙汤类、陷胸汤类、承气汤类、栀子汤类、甘草汤类、泻心汤类、白虎汤类、附子汤类、四逆汤类等数十小类。并在每一方证下，将散见于不同篇章的主治条文抄纂在一起。以此，每一方剂的适应证、禁忌证、疑似证等相关问题可一目了然、脉络清晰、章法井然。这也为后世柯韵伯等以方名证及分析病机治疗伤寒这一思路的提出奠定了基础。

朱肱以上诸论，皆有为而发。当时医生疗疾治病率多，辨证不明。第一，时人仅知外证而不重脉法，故朱肱强调脉证皆不可偏废。《活人书》卷二："结胸证于法当下，虽三尺之童，皆知用大黄甘遂陷胸汤下之。然仲景云：结胸脉浮者不可下，下之则死。以此推之，若只凭外证，便用陷胸汤，则误矣。"第二，时人不辨伤寒、伤风、热病、风温等症状相近的疾病，故朱肱分别名义，辨识伤寒。《活人书》卷一第一问："今人才见身热、头痛便发汗，不知汗孔闭而用麻黄，汗孔疏而用桂枝。伤寒、伤风，其治不同。古人有汗者当解肌，无汗者可发汗。"《活人书》卷六第四十二问："近人多不明中暑，或作热病法治之，复用温热药，必致发黄斑出，更为蓄血，尤宜戒之。"第三，时人不辨阴阳表里寒热，故朱肱强调辨明阴阳表里，合药证而治之。《活人书》卷四第二十三问："近人多不识阴证，才见胸隔不快，便投食药，非其治也。大抵阴证者，由冷物伤脾胃，阴经受之也。"《活人书》卷四第二十八问："又有下证愁具而见四逆者，是失下后，血气不通，四肢便厥，医人不识，却疑是阴厥，复进热药，祸如反掌。"《活人书》卷八："近时多行小柴胡汤，不问阴阳表里，凡伤寒家皆令服之。此药差寒，不可轻用，虽不若大柴胡汤、小承气汤之紧要之药，病不相主，其为害一也。往往因服小柴胡汤而成阴证者甚多。"《活人书》卷十第七十六问："近世治结胸，多行金针丸，用硫黄、阳起石者。若寒实结胸，行之或有瘥者；若热实结胸，行之必死也。"第四，时人所撰伤寒著作，多不便检用，故朱肱重新编次，使之据病可以识证，因证可以得方。张葳序谓："昔枢密使高若讷作《伤寒纂类》，翰林学士沈括作《别次伤寒》，直秘阁胡勉作《伤寒类例》，殿中丞孙兆作《伤寒脉诀》，蕲水道人庞安常作《伤寒总病论》，虽互相发明，难于检阅，比之此书，天地辽落。"

　　朱肱对《伤寒论》的理解固然来自他在分类编排《伤寒论》条文基础上对文本的解读，此外，他对同时代人的研究成果也给予了相当的关注，大观元年（1107）朱肱在《活人书自序》中提及同时代的医者谓："近世士人如高若讷、林亿、孙奇、庞安常皆惓惓于此，未必章句之徒不消且骇也。"在这些医者中，朱肱对庞安时的理论继承较多。郭雍的《伤寒补亡论》卷二十谓："朱氏作《活人书》，亦多取蕲水庞安常之说。"是也。《活人书》多直袭庞安时《伤寒总病论》之语，然皆未注明。比如，《活人书》卷一第六问自"大抵伤寒病脏腑传变，阳明先受病，故次第传入阴证"至卷末；卷四第十八问"辛甘发散为阳"数句；卷四第十九问"酸苦涌泄为阴"数句；卷五第三十一问伤寒、温病、热病之鉴别一条的全部；卷五第三十三问"大抵荣卫为表，属阳胃腑为里，属阴"一大段；卷六第三十九问问伤风、第四十三问问温病；卷十二桂枝汤证"西北二方居人"云云，悉采庞安时《伤寒总病论》卷一"叙论"部分。朱肱所承袭的内容约占"叙论"的三分之二。又比如,《活人书》卷三第十三问,问表证:"夏月天气大热,玄府开,脉洪大,宜正发汗,但不可用麻黄桂枝热性药,须是桂枝、麻黄汤加黄芩、石膏、知母、升麻也。"来源于《伤寒总病论》卷四《暑病表证》。《活人书》卷六第四十一问:"热病三日外,与汤不瘥,脉势仍数,邪气犹在经络,未入脏腑者,桂枝石膏汤主之。此方夏至后代桂枝证用,若加麻黄半两可代麻黄、青龙汤用也。"录自庞安时《伤寒总病论》卷二《可发汗证》"桂枝石膏汤"条。由此可见,朱肱以辛甘发散、酸苦涌泄革俗方,在发表剂中加石膏、知母用于夏月表证发热,以及关于伤寒、温病、热病的看法都来源于庞安时的伤寒思想。

(三)评价与影响

朱肱的《活人书》对《伤寒论》的重新编排与补充是宋代伤寒学的巨大进步。尽管他的编排思路大多承袭前人,比如,以方类证来源于孙思邈《千金翼方》的分类,而以症状编类伤寒方自《外台秘要》《太平圣惠方》已然,但朱肱的创获正在于他以《伤寒论》中的方证为对象进行编排,并且将数种思路纂辑合参,"类而分之,参而伍之",这一编排更好地突显了仲景《伤寒论》的辨证体系。以此,他将"常人难晓"的仲景《伤寒论》一变而成"易晓而喜读"之书,大大发扬了仲景的伤寒学说,使士人"渐浸积习"、社会"人人尊生"。

后世医者士人对朱肱及《活人书》评价颇高,多赞其本之经文,发明圣意,合于规矩。同时稍后的许叔微在当时"推尊其术,《本事方》之外,为《活人指南》一书,谓伤寒惟《活人书》最备,最易晓,最合于古典"(楼钥,《攻媿集》卷五十三《增释南阳活人书序》)。清代徐大椿的《医学源流论》卷下谓:"宋人之书,以发明《伤寒论》使人有所执持而易晓,大有功于仲景者,《活人书》为第一。……其书全出机杼,又能全本经文,无一字混入己意,岂非好学深思,述而不作,足以继往开来者乎。"王履的《医经溯洄集》谓:"朱奉议作活人书,累数万言,于仲景伤寒论,多有发明。"徐镕本的《征说》引张兼善《伤寒发明》谓:"朱奉议之学,始崇仲景,为不能深造其理,未免有疑,故以己见,自成一家之说,比之他书，尤为近理。……伤寒一百一十三方，苟知其妙用之有不能尽者，朱肱以为不足，复广其方，然亦皆仲景之意也，虽小有增广不同，其大体不出乎规矩之准绳之外。"明代郑二阳的《重订活人书序》："朱奉议《活人书》实仲景之义疏，为之订其淆讹，附以诸子绪论，成其家言。"（《郑中丞公益楼集》卷一）喻昌的《尚论篇》卷二："朱肱论伤寒注释颇和圣矩。"杨士瀛则直以朱肱譬之孟子："伤寒格法，张长沙开其源，朱奉议导其流，前哲后贤，发明秘妙，吾儒之孔孟矣。"（《伤寒类书活人总括》）

《活人书》在后代流布颇广，影响深远。据朱肱《重校自序》，《活人书》在初版刊行不到十年已有京师、成都、湖南、福建、两渐五处印行。"既献于朝，蔡师垣当轴，大加称赏，即令颁行"（楼钥，《攻媿集》卷五十三《增释南阳活人书序》），重校修订后又刊于杭州大隐坊。南宋时，据程迥所见，不仅建州、饶州民间各刊旧本，池州公库也有刊校正本。（程迥，《医书正本经》）《活人书》在宋代就已有人为之注释增补，如王作肃的《增释南阳活人书》、李知先的《活人书括》、程迥的《活人书辨》、卢祖常的《拟进活人参同余议》、杨士瀛的《伤寒类书活人总括》、李庆嗣的《改证活人书》等。其后如朱震亨、王肯堂、徐大椿等医学大家在各自著作中亦引用颇夥。

朱肱本人也被后世医者所尊崇，明嘉靖二十一年（1542），建景惠殿于太医院，上祀三皇配以勾芒、祝融、风后、力牧，而附历代医师于两庑，凡二十八人。其中朱肱位于西庑，列于此祭祀名单的宋代医生仅朱肱与钱乙二人（《大明会典》卷九十二）。清代太医院承袭此制（《清通典》卷五十）。这从一个侧面也反映出朱肱在医学史上的地位。

三、成无己的《注解伤寒论》

（一）作者与成书

成无己，聊摄人。张孝忠开禧元年（1205）《伤寒明理论跋》谓："成公当乙亥（1155）、丙子（1156）岁，其年九十余，则必生于嘉祐、治平之间。"张孝忠去成氏离世已数十年，其说似据大定壬辰（1172）王鼎《注解伤寒论序》推得，王鼎说："（成公）后为权贵挈居临潢，时已九十余岁矣。仆曩缘访寻舍弟，亲到临潢，寄迹鲍子颐大夫书房有百余日，目击公治病，百无一失。仆尝求此书。公曰：未经进，不可传。既归，又十七年，一乡人自临潢遇恩放还，首遗此书。"又谓："辛卯（1171）冬，出谒故人，以千所费一出而就，何其幸也。"乙亥、丙子与辛卯、壬辰间正相隔十七年，故张孝忠据此推定乙亥、丙子时成无己九十余岁。然王鼎序谓，得是书后"欲力自刊行，竟不能就"。顾念"今则年逾从心，晚景无多"，是以"日夜如负芒刺，食息不遑"，遂决意刊行。魏公衡《注解伤寒论序》详述此事："此书间关流离，积有岁年，竟自致于退翁先生，若成君之灵，宛转授手。然退翁既爱重其书，且愤旧注之浅陋芜驳也，遽欲大传于世。顾其力有所不赡，又不忍付非其人，苟以利为也，每用郁悒，事与愿违，俯仰逾纪。近因感念，慨然谓所知"云云。既谓"俯仰逾纪"，则王鼎偶获此书至刊布流传，相隔又十余岁。故成无己年九十余为权贵挈居临潢时，当在金皇统三年（1143）左右。而成无己之生年，当在北宋庆历末到至和初年（1044~1052）（李玉清，1997：249－251）。严器之1144年作《注解伤寒论序》时，未言及成无己谢世，其时成无己似犹在。"成氏家世儒医，性识明敏，记问该博。"（严器之，《伤寒明理论序》）成无己著有《注解伤寒论》十卷，《明理论》三卷，《论方》一卷。

严器之皇统甲子（1144）《注解伤寒论序》谓："昨，天眷间，西楼邂逅聊摄成公，议论该博，术业精通，而有家学，注成《伤寒论》十卷，出以示仆。"故知是书写成于金天眷（1138~1140）之前。王鼎的《注解伤寒论后序》谓"四十余年方成"，其始作当在宋哲宗末、徽宗初年。其版本主要有以下几种。

（二）主要版本

1. 影抄金刊本

钱大昕的《竹汀先生日记抄》谓尝见毛氏影金刻抄本《成无己伤寒论》十卷，小字密行，凡四册。此即张金吾的《爱日精庐藏书志》卷二十二著录《伤寒论注解》十卷，影写金刊本。题汉张仲景述，晋王叔和撰次，金成无己注解。前有皇统甲子岁（1144）中秋日洛阳严器之序，大定壬辰（1172）重阳日承议郎行渑池令魏公衡序，大定壬辰九月望日武安布衣王纬序，后有大定壬辰下元日冥飞退翁王鼎序。其他版本严器之序中"昨者邂逅聊摄成公"，此本作"昨天眷间西楼邂逅聊摄成公"。诸本序末系年为甲子中秋，唯此本甲子前冠有"皇统"二字。莫友芝的《邵亭知见传本书目》卷七谓"昭文张氏有影抄金大定壬辰翻刻皇统甲子本，题《伤寒论注解》"。未知此本是否尚存于世。

2. 元刊本

（1）大德八年（1304）孝永堂重刊本

孙星衍的《平津馆鉴藏书籍记》著录元大德甲辰（1304）孝永堂重刊本《伤寒论注解》十卷，题仲景述、王叔和撰次、成无己注解。谓："前有甲子洛阳严器之序，目录一卷，图解运气图说一卷。后有"孝□"木方印、"东山鼎式"木印、"大德甲辰岁孝永堂重刊"木长印。每卷后俱有释音，卷七卷八本合为一卷。"黑口，每叶二十四行，行二十四字。钤有"古娄龚生"白文方印。今佚。莫友芝《邵亭知见传本书目》卷七著录此书，谓"阳湖孙氏藏"。

（2）至正二十五年（1365）西园余氏刊本

中国国家图书馆、北京大学图书馆藏有西园余氏刊本《伤寒论注解》十卷。其中，北京大学图书馆藏本影印收入《中华再造善本》。

是书卷首题"图解运气钤"，次为"伤寒论十卷排门目录"，次为"伤寒药方目录"，列出每卷所载方药，卷六"猪肤汤"以下缺。正文半叶二十四行，行二十四字，注文小字双行同，黑口，三鱼尾或双鱼尾，四周双边。卷端题"伤寒论注解卷之一／仲景述 王叔和撰次 成无己注解"，卷二、卷三题"注解伤寒论"，卷六题"伤寒论注解"，其余题"伤寒论注解"。卷七、卷八合为一卷，第七卷卷首题"伤寒论注解卷第七之八"。卷七有缺文，第五页末"咳者则剧，数吐涎沫，咽中必干，小便不利，心中饥烦，晬"后缺文，第六页为"下利后，身疼痛，清便自调者，急当救表，宜桂枝汤发汗"。缺"辨不可发汗病脉证并治法第十五"后半部分与"辨可发汗病脉证并治法第十六"前半部分，其内容大约一页，似刊刻时即缺，故虽缺页而页码相继。每卷后有释音。

中国国家图书馆藏本与北京大学图书馆藏本同版，有牌记题"至正乙巳季夏西园余氏重刊"为北京大学图书馆藏本所无。钤有"平阳汪氏藏书印""黄裳珍藏善本""王印玉润"诸印记。

从文字上来看，元刊本显然不是校勘精审的善本，这一方面由于元刊本中大量使用俗体字，如"骵、实、于、尔、与、无、厉、属、声"等；另一方面，元刊本的误字也不在少数，如《辨脉法第一》"脉阴阳俱紧"条注文"吐利之后紧脉不罢者为具脉独不解"，"具"当为"其"之误。《平脉法第二》"师曰脉病人不病"条，"以无王气卒眩什不识人者"，"什"当为"仆"之误等。但从时间上来看，元刊本年代更为久远，应当保留着较早刊本的面貌，并且之后的版本也与元刊本有着或多或少的承续关系。

（3）日藏元刊残本

日本静嘉堂文库藏有残本《伤寒论注》十卷。《静嘉堂秘籍志》卷二十四著录为元刊本，谓《藏书志》不载。

据严绍璗的《日藏汉籍善本书录》，是书正文半叶十一行，行二十字，粗黑口，双黑鱼尾，左右双边。全书十卷，此本缺卷一至卷三，卷四缺第一、第二叶，卷十第十叶以下缺。钤有"归安陆树声藏书之记"诸印记。

3．明刊本

（1）明黑口本

台湾图书馆藏明刊本一部。《"国立"中央图书馆善本书目》著录为明刊本。是书卷前有皇统甲子（1144）严器之的《注解伤寒论序》、张机的《伤寒卒病论集》，次目录，次正文。正文半叶十一行，行二十字，注文小字双行同，黑口，双黑鱼尾，左右双边。卷端题"注解伤寒论卷第一／仲景述　王叔和撰次　成无己注解"。明黑口本卷四至卷十一卷端题"伤寒论注解"。书中钤有"子培父""解脱月簃"诸印记。

（2）《医方类聚》本

《医方类聚》收录成无己《注解伤寒论》一书，题"伤寒论注解"。《医方类聚》卷二十七为运气诸图，卷二十八为《辨脉法》《平脉法》《伤寒例》《辨痉湿暍脉证》，卷四十二至卷四十五为六经病及药方。

是书《伤寒例》前有《伤寒论四时八节二十四气七十二候决病法》。按照《医方类聚》的纂辑义例，"一门内一药重出而治证、药材、服法无加减，则于初见处书某方同；大同小异，则其异者分附；小同大异，则全方附录"。故《医方类聚》本正文中有小字校语"《千金方》作某"《圣惠方》作某"见《金匮要略》"《千金翼方》同"《南阳活人书》《伤寒活人书》同"等。是书当与宋本《伤寒论》做过对勘，所缺内容皆以大字补入相关条文之后，标明"伤寒论"或"伤寒论注"，比如，桂枝二越婢一汤方、小青龙汤方、白虎汤方等后皆引宋本《伤寒论》林亿校语。书中又将《伤寒明理论》《和剂局方》《三因方》《神巧万全方》《无求子活人书》《千金方》《得效方》《伤寒直格》等医书附于相关条文之下，以资参详。

与元刊本相对比，二者字句大多相同，即便元刊本中较为明显的错误《医方类聚》本也一一照录。比如，《医方类聚》卷一《平脉法第二》"问曰：东方肝脉，其形何似"条注文"脉病得此脉者"，"脉"字应作"肝"字。同卷"师曰：寸脉下不至关为阳绝"条注文"《内经》曰：阴阳离缺，精气乃绝"，"缺"字应作"决"字。卷二《伤寒例》"死生之要，在乎须臾"条注文"投汤不当，则灾祸三见"，"三"应作"立"字等。以上误字，《医方类聚》本皆照元刊本刊刻未改。由此可见二者之关系。

（3）嘉靖二十四年（1545）汪氏主一斋校刊本

《四部丛刊》收录《注解伤寒论》十卷，据上海涵芬楼藏明嘉靖乙巳刊本。今中国国家图书馆、白求恩医科大学图书馆有藏本。

是书卷首有嘉靖二十四年（1545）郑佐的《新刻伤寒论序》、皇统甲子（1144）严器之的《注解伤寒论序》，次为"伤寒论十卷目录"，次为"伤寒论药方目录"。中国国家图书馆藏本、白求恩医科大学藏本目录后有木记曰："歙汪通值处敬校刻于主一斋。"《四部丛刊》本木记为："歙岩镇汪氏主一斋校刊。"卷首列《图解运气图》，次正文。卷端题"注解伤寒论卷第一／汉张仲景著 晋王叔和撰次／宋成无己注 明汪济川校正"。正文半叶十行，行十九字，白口，单白鱼尾，左右双边。《四部丛刊》本卷末有嘉靖乙巳（1545）江瓘《刻伤寒论序》。白求恩医科大学藏本卷末有汪济川序。

版心下方记刻工名如黄爱、爱、玄、黄锡、锡、黄锺、黄鏇、黄璵、心、黄銮、录、之、璁、英、六、亦、琇、介、兹、留等，皆嘉靖至万历安徽歙县虬村刻工。

卷前的序言中介绍了此书的校刻刊行情况。郑佐序谓："余里人汪君处敬为是慭恻，务购善本，反复校雠，惧其传之不远也，则遂锓刻以为公。"
汪璜《序》谓："出其家藏善本，视汪处敬氏三复雠校，乃命入梓。"

与元刊本相对照，二者有部分相同之处，如卷七、卷八本亦合为一卷，
第七卷卷首题"伤寒论注解卷第七之八"，这透露出二者之间的关系。相
对于元刊本，汪本主要有以下几点明显的不同。

第一，元刊本注文为小字双行，汪本改作大字正文低一格。唯每卷方
剂中药物分两及每卷末所附《释音》下仍作小字双行。

第二，元刊本多俗字，汪本皆改为正字，如"骵"改为"體"，"实"改为
"實"，"于"改为"於"，"尔"改为"爾"，"与"改为"與"，"无"改为
"無"，"厉"改为"属"，"属"改为"屬"，"声"改为"聲"，等等。

第三，在方剂部分，元刊本药物升两皆用"大写数字"，如壹、贰，
汪本改为"小字数字"一、二。其中，部分药物剂量元刊本作大字，汪本
皆改为双行小字，如卷三《辨太阳脉证并治第六》大青龙汤方中，石膏"如
鸡子大"，麻黄杏仁甘草石膏汤方中，杏仁"五十箇"、石膏"半斤"，
桂枝甘草汤方中桂枝"肆两"、甘草"贰两"等。

第四，将书中的墨丁补充完整。例如，卷一《辨脉法第一》"趺阳脉
迟而缓"条注文中两处墨丁补以"候""邪"二字。卷二《伤寒例第三》
"是以春伤于风，夏必飧泄"条注文中墨丁补以"必"字。"伤寒之病逐晶
浅深以施方治"条注文中墨丁补以"可"字。

此外，在《图解运气图》部分较元刊本多出《南北政三阴司天在泉脉》
《南北政寸尺脉反死》《南北政寸尺脉不反》等图，无《释运气加临民病吉
凶图》《汗差棺墓总括歌》，运气诸图的顺序亦不相同。

在具体文字上，相比元刊本，汪本显然做过较为细致的校勘。这些校
改归纳起来主要有以下两点。

第一，改正了许多明显的误字。例如，卷一《辨脉法第一》"问曰脉有
阴阳者何谓也"条注文"阴道常饶"，"饶"改作"乏"。"趺阳脉浮而濇"
条注文"肾胃肺之子为肝之母"，"胃"改作"为"。"脉阴阳俱紧"条注
文"吐利之后紧脉不罢者为具脉独不解"，"具"改作"其"。《平脉法第
二》"师曰脉病人不病"条，"以无王气卒眩什不识人者"，"什"改作"仆"。

第二，以他校法校改注文。对于注文中征引到的其他医书文字，汪本

似皆据原文加以校正。据《内经》校改者，如卷一《平脉法第二》"荣卫注行不失衡铨"，注文"《内经》曰：春应中规，夏应中衡，秋应中矩，冬应中权"，据《内经》改为"夏应中矩，秋应中衡"。《平脉法第二》"脉浮而大浮为风虚大为气强"条，"《内经》曰：脉风成为厉"，据《内经》改作"脉内成厉"。据《针经》校改者，如卷一《平脉法第二》"《针经》曰：营气者泌其津液注之于脉"改作"荣气者必其津液注之于脉"。据《金匮要略》校改者，如卷二《辨痉湿暍脉证第四》"太阳病发热脉沉而细者名曰痉"，注文"《金匮要略》曰：太阳病其证痛身体强"，"痛"改为"备"。卷三《辨太阳病脉证并治第五》"《金匮要略》曰：亡血复浮寒多，故令郁冒"，"浮"改为"汗"。相比之前的版本，汪本经过了细致的校雠，改正了许多错误，版面上也从双行小注改为单行大字注文，更为清朗悦目，是《注解伤寒论》较好的版本之一。

（4）明崇祯间歙县程衍道修刻汪济川本

台湾图书馆藏明崇祯间歙县程衍道修刻汪济川校刊本《注解伤寒论》十卷。是书卷前有皇统甲子（1144）严器之的《注解伤寒论序》，次目录，目录之末镌"皇统甲子歙程衍道敬通／校刻于口斋"木记，次《图解运气图》，次正文。正文半叶十行，行十九字，白口，单白鱼尾，左右双边。卷端题"注解伤寒论第一／汉张仲景著 晋王叔和撰次／宋成无己注 程衍道敬通订"。程衍道（1587—1667），字敬通，歙县西乡槐塘人。博闻强识，医德高尚，治医严谨。著有《医法心传》《心法歌诀》《眼科良方》等书，曾重刻《外台秘要》。钤有"刘承榦字贞一号翰怡""吴兴刘氏嘉业堂藏书印"诸印记。

是书与汪氏主一斋刊本同版，唯剜改每卷前"明汪济川校正"为"程衍道敬通订"，盖版片易手，后归程氏。原书未见，书内重刻补版情况不详。

（5）隆庆四年（1570）熊氏种德堂刊本

台北故宫博物院藏有两部《注解伤寒论》十卷（天字〇七一一号、天字〇七一二号）。《"国立"故宫博物院善本旧籍总目》著录为"明嘉靖庚申（三十九年）新安汪氏校刊本"。

据真柳诚的《台湾访书志Ⅰ：故宫博物院所藏の医药古典籍》，是书正文半叶十行，行十九字，白口，单白鱼尾，四周单边（一部左右双边）。

内封面题"张仲景论（大字）／京本注解　明德堂梓（小字）／伤寒全书（大字）"，卷前有郑佐的《新刻伤寒论序》、甲子年严器之的《注解伤寒论序》，次为《图解运气图》。卷端题"注解伤寒论卷第一／汉张仲景著晋王叔和撰次／宋成无己注　明汪济川校正"。书末有"庚午年孟春熊氏／种德堂春轩刊行"木记。卷三以下有亦、璁、玘、六、琇、兹等刻工姓名。一部钤"伊泽氏酌源堂图书记""九折堂山田氏图书之记"诸印记；另一部钤"其章""可贞"诸印记。真柳诚谓著录为"明隆庆庚午（四年）熊氏种德堂刊本"更加合理。森立之谓种德堂本（聿修堂藏）盖据汪刻而重刻者（《经籍访古志补遗》）。

日本内阁文库藏嘉靖三十九年（1560）熊氏种德堂刊本《注解伤寒论》十卷（索书号 303－127），据严绍璗的《日藏汉籍善本书录》著录，存九卷，残本，原为昌平坂学问所旧藏。未见，或与此书同版。日本的《图书寮汉籍善本书目》卷三著录《注解伤寒论》一部，十卷二册，明刊本。"尾有正德己巳仲春月熊氏种德堂刊本记。阙卷一十，又间有补抄之叶。文政中毛利出云守高翰所献幕府。首有'佐伯侯毛利高标字培松藏书画之印'印，两册首有'大学校图书之章''大学藏书'印，又尾有'昌平坂学问所'印记。"或即内阁文库本。

（6）万历二十七年（1599）赵开美序刊《仲景全书》本

万历二十七年（1599）赵开美将张仲景的《伤寒论》《金匮要略》，宋云公的《伤寒类证》，成无己的《注解伤寒论》合刻为《仲景全书》。赵开美（1563—1624），又名琦美，字玄度，一字如白，号清常道人，江苏常熟人，万历中以父荫授刑部郎中，官太仆丞。赵开美的《刻仲景全书序》谓"吾闻是书于家大夫之日久矣，而书肆间绝不可得"，后"购得数本，字为之正，句为之离，补其脱略，订其舛错"，刊行于世。

今中国中医科学院图书馆、上海图书馆、上海中医药大学图书馆、中国医科大学图书馆、台北故宫博物院藏有赵开美刊的《仲景全书》本《注解伤寒论》十卷。据真柳诚的《台湾访书志Ⅰ：故宫博物院所藏の医药古典籍》，此五部有初印、后印之别，中国中医科学院图书馆、上海图书馆、上海中医药大学图书馆藏本为初印本，台北故宫博物院、中国医科大学图书馆藏本为修订后印本。其中，中国中医科学院图书馆由人民卫生出版社影印出版。台

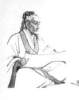

北故宫博物院藏本为原"国立"北平国书馆藏本，抗日战争时暂存美国国会图书馆，今影印本收入《原"国立"北平图书馆甲库善本丛书》。

是书卷首有皇统甲子（1144）严器之的《注解伤寒论序》，次运气诸图，次正文。目录部分将元刊本"伤寒药方目录"合并为一，每卷下注明方几道，并列出方剂名称。运气图后有"娄东仁宇杨士成校图"九字。运气诸图顺序与诸本亦略有不同。正文半叶十行，行十九字，注文小字双行，白口，单白鱼尾，四周单边。卷端题"注解伤寒论卷第一　仲景全书第十一／汉长沙守张仲景述／晋太医令王叔和撰次／宋聊摄人成无己注解／明虞山人赵开美校正"。卷七、卷八分作两卷，已与元刊本不同。

是书部分版心有刻工姓名，卷二《伤寒例》版心下方镌"姚甫刻"三字，卷三《辨太阳病脉证病治》卷末有"吴门赵应其刻"六字，其他卷中则或有"甫"字或有"其"字。二人皆为明嘉靖间长洲刻字工人，曾刻《东坡先生志林》（脉望馆本）、《新唐书纠缪》（脉望脉本）、《古今万姓统谱》（桂芝馆本）等书。

赵开美刻的《注解伤寒论》经过了校勘补正，其来源已不可考。与元刊本相对照，在文字上与之多相同，但对元刊本中明显的误字也进行了校改。比如，在方剂部分，元刊本药物升两皆用"大写数字"，如壹、贰，赵本相同。又如，在注文大小字的问题上，卷三《辨太阳脉证并治第六》大青龙汤方中，石膏"如鸡子大"，麻黄杏仁甘草石膏汤方中，杏仁"五十箇"、石膏"半斤"，桂枝甘草汤方中桂枝"肆两"、甘草"贰两"等数处文字，其中的药物剂量元刊本皆作大字，赵开美本也相同。

（7）明《古今医统正脉全书》本

吴勉学所辑《古今医统正脉全书》亦收录《注解伤寒论》。北京大学图书馆藏有清初蕴古堂、百城楼重刊本，中国国家图书馆、上海图书馆等地藏有映旭斋重刊本，这些版本是前后印本的关系。《古今医统正脉全书》前有万历辛丑（1601）彭好古及吴勉学序。成无己的《注解伤寒论》收于小丛编《伤寒全书》中。

医统本卷前为《医林列传》，有张机、王叔和、成无己三人传记，次皇统甲子（1144）严器之《注解伤寒论序》，次张仲景《伤寒卒病论集》，次林亿《伤寒论序》，次运气诸图。以上内容的次序各印本间有所不同，次伤寒论正文目录，次伤寒论药方目录。卷端题："注解伤寒论卷第一 / 汉张仲景述 晋王叔和撰次 金成无己注解 / 明新安吴勉学师古阁 / 应天徐镕春沂校"。正文半叶十行，行二十字，白口，单黑鱼尾，四周双边（中有左右双边数卷）。

是书与赵开美本刊行年代相近，运气诸图部分二书顺序完全相同。在正文文字上，上文提及的许多特征，如药物升两与注文大小字等，二者皆相一致，当与赵本源自同出一源。

4. 清代诸版本

《注解伤寒论》的清代版本较多，流传较广的除了《四库全书》本外，主要有同治九年（1870）常郡陆氏双白燕堂刊本、光绪元年（1875）常郡宛委山庄刊本、光绪六年（1880）扫叶山房刊本、光绪二十二年（1896）湖南书局刊本等。

（1）《四库全书》本

《四库全书本》题"伤寒论注释"。据内府藏本抄录。文渊阁本卷前有《伤寒论注释提要》，宋林亿《伤寒论注释序》、皇统甲子（1144）严器之《伤寒论注释序》，次正文。半叶八行，行二十一字，小字双行同，单鱼尾，四周双边，卷端题"钦定四库全书 / 伤寒论注释卷一 / 金成无己注"。

四库本将书中药物升两皆改为"小写数字"，并更改了部分文字以与全书体例相统一。例如，卷三《辨太阳脉证并治第六》麻黄杏仁甘草石膏汤方中，杏仁"五十箇"、石膏"半斤"，桂枝甘草汤方中桂枝"肆两"、甘草"贰两"等数处文字，其中的药物剂量其他本皆作大字，四库本改为双行小字。

（2）同治九年（1870）常郡陆氏双白燕堂刊本

同治九年常郡陆氏双白燕堂刊《注解伤寒论》十卷附《明理论》四卷。内封B面镌"同治庚午重镌 / 张仲景先生著 成无己先生注解 / 伤寒论 / 附明理论 常郡双白燕堂陆氏藏板"。是书卷前有皇统甲子（1144）严器之的《注解伤寒论序》，张仲景的《伤寒卒病论集》，次运气诸图，次目录及正文。卷端题"注解伤寒论卷第一 / 汉张仲景述 晋王叔和撰次 金成无己注解"。正文半叶十行，行二十字，注文小字双行同，白口，单黑鱼尾，左右双边。从版式及文字来看，是书应据《古今医统正脉全书》本重刊。

双白燕堂为陆燿遹堂号，陆燿遹（1771—1836），字绍闻，号劭文，江苏武进人，贡生，道光间官阜宁训导，工诗，与叔父陆继辂齐名，时称二陆，著有《双白燕堂集》《续金石萃编》等。尝刊行尤怡《金匮要略心典》。

（3）光绪元年（1875）常郡宛委山庄刊本

光绪间常郡宛委山庄亦刊行《注解伤寒论》十卷附《明理论》四卷。内封 B 面镌"光绪己亥重镌／张仲景先生著 成无己先生注解／伤寒论／附明理论 常郡宛委山庄藏板"。卷前有皇统甲子（1144）严器之的《注解伤寒论序》，张仲景的《伤寒卒病论集》，次运气诸图，次目录及正文。卷端题"注解伤寒论卷第一／汉张仲景述 王叔和撰次 成无己注解"。正文半叶十行，行二十字，注文小字双行同，白口，单黑鱼尾，左右双边。宛委山庄为晚清常郡书肆，尝刊章燮的《唐诗三百首注疏》、李中梓的《医宗必读》等医书。是书与陆氏双白燕堂版式皆相同。

（4）光绪六年（1880）扫叶山房刊本

光绪间扫叶山房尝刊行《注解伤寒论》十卷附《明理论》四卷。内封 B 面镌"光绪庚辰重镌／张仲景先生著 成无己先生注解／伤寒论／附明理论 扫叶山房藏板"。卷前有皇统甲子（1144）严器之的《注解伤寒论序》，张仲景的《伤寒卒病论集》，次运气诸图，次目录及正文。卷端题"注解伤寒论卷第一／汉张仲景述 王叔和撰次 成无己注解"。正文半叶十行，行二十字，注文小字双行同，白口，单黑鱼尾，左右双边。与陆氏双白燕堂版式相同。

（5）光绪二十二年（1896）湖南书局刊本

光绪间湖南书局刊行《注解伤寒论》十卷，及《伤寒明理论》四卷。是书内封 B 面镌"光绪廿二年湖南书局梓"。卷前有卷前有皇统甲子（1144）严器之的《注解伤寒论序》，张仲景的《伤寒卒病论集》，次目录及正文。卷端题"汉张仲景述 王叔和撰次 成无己注解"。正文半叶十行，行二十字，白口，单鱼尾，左右双边。与陆氏双白燕堂版式相同。

（6）光绪三十三年（1907）江阴朱氏《古今医统正脉全书》本

光绪间江阴朱文震重刊《古今医统正脉全书》，其中收录成无己的《注解伤寒论》一书，十卷。卷前有皇统甲子（1144）严器之的《注解伤寒论序》，张仲景的《伤寒卒病论集》，次目录及正文。正文半叶九行，行二十一字，注文小字双行同，白口，单黑鱼尾，四周双边。卷端题"注解伤寒论卷一 江阴朱氏校刊本／汉张仲景述 王叔和撰次 成无己注解"。

5. 附说：运气诸图的来源

今存《注解伤寒论》诸版本中皆附有运气图，除《医统正脉全书》本与赵开美刊本的运气图相同外，其余四个版本之间互有差异，如表4-4所示。

表4-4 《注解伤寒论》运气诸图各刊本对照表

元刊本	《医方类聚》本	汪济川刊本	赵开美刊本	吴勉学本
六经上下加临补泻病证之图（共6图）；	图解运气图；	图解运气图；	南、北政三阴司天、在泉脉（共12图）；	南、北政三阴司天、在泉脉（共12图）；
南、北政阴阳脉交死（共8图）；	南、北政三阴司天、在泉脉（共12图）；	南、北政三阴司天、在泉脉（共12图）；	南、北政阴阳脉交死（共8图）；	南、北政阴阳脉交死（共8图）；
运气加临汗差手、足经指掌之图（共2图）；	南、北政阴阳脉交死（共8图）；	南、北政阴阳脉交死（共8图）；	南、北政尺寸脉反死（共4图）；	南、北政尺寸脉反死（共4图）；
运气加临棺墓手、足经指掌之图（共2图）；	南、北政尺寸脉反死（共4图）；	南、北政尺寸脉反死（共4图）；	六经上下加临补泻病证之图（共6图）；	六经上下加临补泻病证之图（共6图）；
运气加临脉候寸尺不应之图（共1图）；	六经上下加临补泻病证之图（共6图）；	运气加临汗差手、足经指掌之图（共2图）；	五运六气主病加临转移之图（共1图）附图解；	五运六气主病加临转移之图（共1图）附图解；
六气主客上下加临病证之图（共1图）；	运气加临汗差手、足经指掌之图（共2图）；	运气加临棺墓手、足经指掌之图（共2图）；	运气图解（有小注）	运气图解（有小注）
五运六气主病加临转移之图（共1图）附图解；	运气加临棺墓手、足经指掌之图（共2图）；	运气加临脉候寸尺不应之图（共1图）；	释运气加临民病吉凶图；	释运气加临民病吉凶图；
图解运气图说；	六气主客上下加临病证之图（共1图）；	六气主客上下加临病证之图（共1图）；	汗差棺墓总括歌	汗差棺墓总括歌
汗差棺墓总括歌	运气加临脉候寸尺不应之图（共1图）；	六经上下加临补泻病证之图（共6图）；	运气加临汗差手、足经指掌之图（共2图）；	运气加临汗差手、足经指掌之图（共2图）；
	五运六气主病加临转移之图（共2图）附图解；	五运六气主病加临转移之图（共1图）附图解	运气加临棺墓手、足经指掌之图（共2图）；	运气加临棺墓手、足经指掌之图（共2图）；
	释运气加临民病吉凶图；		运气加临脉候寸尺不应之图（共1图）	运气加临脉候寸尺不应之图（共1图）
	汗差棺墓总括歌			

关于运气诸图的来源，汪机的《读素问抄》卷下谓："黄仲理曰：《南、北二政三阴司天、在泉、寸尺不应交反脉图》，并《图解运气图说》出刘温舒《运气论奥》。又《六气上下加临补泻病症图》并《汗差棺墓图歌括》出浦云《运气精华》。又《五运六气加临转移图》并《图说》出刘河间《原病式》，后人采附仲景《伤寒论》中。夫温舒、浦云、守真三家之说，岂敢附于仲景之篇，特后人好事者为之耳。"

（三）主要内容及评价

成无己注释《伤寒论》的最大特色就是"以经注论、以论证经"（任应秋，1986：21），运用《内经》《难经》的理论注解条文。之前的伤寒学者征引《内经》较少，并且多集中于少数篇目。据粗略的统计，成无己的《注解伤寒论》中引用《素问》计一百三十余条，并且引用的篇目占到了《素问》篇目的一半以上，引用《针经》也有三十余条（李玉清，1999：3－5）。此外，成无己的著作中引用到的医书还有《金匮要略》《金匮玉函经》《脉经》《本草》《诸病源候论》《千金方》《千金翼方》《外台秘要》《圣济经》。成无己注《伤寒论》的其他成就，前贤也多有论述，于此从略。

成无己首次对《伤寒论》进行全面的注释，为后世理解仲景伤寒学术开无数法门，至今仍是我们阅读《伤寒论》首要的参考文献。正如王肯堂所说："解释仲景书者，惟成无己最为详明，虽随文顺释，自相矛盾者时或有之，亦白璧微瑕，固无损于连城也。"（《伤寒准绳·凡例》）汪琥的评价也颇为中肯，《伤寒论辨证广注·凡例》云："成无己《注解伤寒论》，犹王太仆之注《内经》，所难者惟创始耳。后人于其注之可疑者，虽多所发明，大半由其注而启悟，至有忘其起予之功，反责其解释之谬者。"

四、成无己的《伤寒明理论》

（一）成书

成无己的《伤寒明理论》宋刊本卷首有严器之皇统壬戌（1142）八月望日序，其成书当在此年之前。作于大定壬辰（1172）的王鼎《注解伤寒论后序》谓："《明理论》一篇，十五年前已为邢台好事者镂板，流传于世。"（张金吾，《爱日精庐藏书志》卷二十二）故知是书初次刊行在 1157 年。

（二）主要版本

成无己的《伤寒明理论》的版本主要有以下几种。

1. 宋刊本

中国国家图书馆藏景定辛酉（1261）建安庆有书堂刊《伤寒明理论》三卷，附《方论》一卷。影印收入《中华再造善本》。卷末有"景定辛酉建安／庆有书堂新刊"木记两行。上册两卷为宋版原刻，下册从别本抄补。卷前有皇统壬戌（1142）八月严器之的《伤寒明理论前序》，次目录，次正文。正文半叶十行，行二十字，白口，双黑鱼尾，左右双边。卷端题"伤寒明理论第一／聊摄成无己"，卷末有开禧元年（1205）张孝忠跋语，谓"右《注解伤寒论》十卷、《明理论》三卷、《方论》一卷"，故知此书与《注解伤寒论》一同刊刻。版心下镌刻工姓名，如王三、王五、谅、石、政等。

卷中部分文字处有墨丁，如卷一《恶风第三》"其■则疏而不密"、《头痛第十一》"神■居之"，卷二《渴第二十九》"因成■祸"、《战栗第三十一》"似此■多不得解"、《郑声第三十四》"兼■■■则语以正之"。

此书卷一起自《发热第一》至《烦热第十八》，卷二自《虚烦第十九》至《短气第三十六》，卷三自《摇头第三十七》至《劳复第五十》，卷四为《伤寒明理方论》。

卷中钤"明善堂览书画印""怡府世宝""安乐堂藏书记""宣城李氏瞿铏石室图书印记""宛陵李之郇藏书印""寒云鉴赏之珎""寒云秘籍珍藏之印""皇二子""佞宋""后百宋一廛"等印记。

2. 影金抄本

钱大昕的《竹汀先生日记抄》谓尝见"《伤寒明理论》二册，大字，亦影金抄本"。今未见。

3. 元刊本

台湾图书馆藏《伤寒明理论》三卷，附《方论》一卷，为元刊清黄氏士礼居影宋抄补本。是书卷前有影宋写目录、《伤寒明理论后集论方例序·方目》、《元刻本伤寒明理论补字》，道光癸未年（1823）黄美镠所书识语、龟巢老人识语、咸丰辛□年钱天树识语，次元刊本正文。正文十三行，行二十字，细黑口，双鱼尾，左右双边。原刊本缺序及目录，卷二末有嘉庆庚申年（1800）钱大昕观书识语。诸家手跋皆审此定帙为元刻。

卷中钤"黄丕烈印""复翁""白文方印""黄美鎏印""赋孙""臣心如水""曾在汪氏耳石山房""虞山张蓉镜芙川信印""蓉镜珍藏""芙川心赏""大昕""士礼居藏""吴兴张氏适园收藏图书""存拙""怡燕堂"诸印记。

黄氏识语备记是书渊源，其曰："余向藏《伤寒明理论》，相传为影宋抄本，纸墨精妙，却未将别本校过，已举而归诸艺芸书舍矣。顷冷摊以旧刻本见遗，审是元刻本，中多阙失，偶有抄补，亦复不全，遂动校勘之兴。从艺芸借归，命长孙秉刚竭几日力手校一过，竟有胜于抄本之处。然彼此既非一样行款，辞句又复有异，无可全补，遂命工楷书影宋原文之可与刻本参者附丽之。又命秉刚自写影宋之与刻异者为校勘记。事毕之后，秉刚请余自为跋，记其原委。因书此以示之，而即令其手书于后。时在道光癸未九月十七望，秋清逸士跋，孙美镠书。"张钧衡的《适园藏书志》卷六著录是书，曰："此元刊本，每半页十三行，行二十字。高六寸五分，广四寸二分。黑口单边，板心方论在上鱼尾下，页数在两鱼尾中间，前后均佚。黄荛圃以影写宋本补写完足，并命长孙秉刚校勘，成《校勘记》一卷附后，有跋。"

4. 明刊本

（1）朝鲜《医方类聚》本

《医方类聚》卷三十六、卷三十七收录《伤寒明理论》全文。与宋刊本相校，文字基本相同，即便宋本的明显错处亦依原书照刻，渊源有自。

（2）明葛澄刻本

森立之《经籍访古志》卷七著录葛澄刊本《伤寒明理论》一部，谓：

"《伤寒明理论》三卷《方论》一卷，明葛澄刊本，聿修堂藏。此本不记刊行年月，称古濠葛澄刊。……此本系正德、嘉靖间所重刊，但讹误颇多，固非善本。"

傅增湘亦尝经眼此书，《藏园群书经眼录》卷七著录谓："前有壬戌八月锦屏山严器之序，又方论序，开禧改元历阳张孝忠跋。目录次行题古濠葛澄刊。何煌校，并录毛表跋：'借玉峰徐氏宋本是正，时癸亥重阳前三日，正莛。'"又谓："依汲古阁本校，此本行款悉同宋版，其文与新刻本异者，咸是宋本原文也。"

此书后入藏中国国家图书馆。卷前有严器之《伤寒明理论序》，次《方论序》，次张孝忠跋，次目录，目录次行题"聊摄成无己撰 古濠葛澄刊"。正文半叶十行，行二十字，白口，左右双边，双顺鱼尾。目录后有牌记云"建安庆有／书堂新刊"，当是删改宋刊本牌记"景定辛酉建安庆有书堂新刊"而来。瞿冕良的《中国古籍版刻辞典》据此认为，葛澄是南宋景定间濠州刻字工人，未免轻率。杜信孚的《明代版刻综录》定为天启间刻本，亦未言凭据。古濠葛澄今不可考，是书刊刻年代在尚无确切证据之前著录为明刻本为宜。

由于此书行款悉同宋版，并且文字大多也与宋版相同，傅增湘谓此书与宋本相近，但经过与宋本的简要比勘发现，两本书文字上的差异也不在少数，这些不同大致有以下几个方面。

第一，两本书在文字上的差异大部分是语辞的不同，对文意并无影响。例如，《发热论第一》，宋本"与其潮热若同而异"，此本无"其"字。《恶寒论第二》，宋本"又以明之也"，此本作"又何以明之也"。《恶风论第三》，宋本"三阴之证并无恶风盖以此也"，此本"盖"作"者"；宋本"无汗而恶风者则为伤寒也，当发其汗，若汗出而恶风者，则为中风也"，此本无两"也"字。《寒热论第四》，宋本"或以谓寒热者阴阳争胜也"，此本无"以"字。《手足汗论第九》，宋本"何使之然也"，此本作"何以使之然也"。

第二，葛澄刊本似对文字进行过校勘，改正了宋刊本中一些明显的误字。比如，《潮热论第五》，宋本"经曰：阳明居土也"，此本改作"阳明居中土也"。《腹满论第十六》，宋本"华他"，此本改作"华陀"。

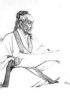

《欬论第二十五》，宋本"心火形于肺金"，此本改作"心火刑于肺金"。

如果以宋刊本作为参照，那么葛澄本的重刊应该算上得"讹误颇多"（森立之语）。倘若追溯源流，它应该是延续宋刊本或其翻刻本而来，而它产生的这些新的"讹误"又成为它自身的版本特征，成为版本流传中的一环，并不能因为它"固非善本"便弃之不顾。

（3）明新安查氏书林刊本

中国国家图书馆、美国柏克莱加州大学东亚图书馆藏有新安查氏书林刊本《伤寒明理论》二卷《补论》二卷。是书为《伤寒明理论》二卷、巴应奎撰《补论》二卷合刊。"巴应奎，字西野，新安人，善医。嘉靖时将成无己《伤寒明理论》增补三十一篇行世。"（王宏翰，《古今医史》）书前巴应奎《序》谓："奎不敏，诵读兹论久矣，惜其正五十篇伤寒之证尚多阙略，僭不自量，参考众说，补论三十一篇，刊为一册，以备《伤寒明理》全书，录成卷帙，就正四方有道之士。"

卷前有嘉靖乙丑（1565）巴应奎序，次"刻医学三难目录"。卷端题"伤寒明理论卷之一／宋聊摄成无己撰次／新安西野巴应奎校补／弟西麓巴应祖全校／门生恒轩杨琰阅次／金陵方塘吴襮梓行"，版心上镌"医孝三难"。正文半叶十行，行二十字，白口，四周单边。卷二首行下镌小字"泾川大街查氏书林梓行"，题"伤寒明理论卷之二／聊摄成无己撰次／新安巴应奎校补／门弟西麓巴应祖／门生杨琰／门生赵善学全校"。卷三首行下镌小字"泾川查氏书铺梓行"，题"新刊伤寒明理论补论卷之三／新安西野巴应奎编著／门生 西麓巴应祖、恒轩杨琰、怀仁赵善学 校正"。卷末镌木记一行曰"泾邑方城芝川查策捐赀鸠工梓行"。

是书分卷与宋本不同，卷一起自《发热第一》至《喘论第二十六》。卷二自《呕吐论第二十七》至《劳复论第五十》。卷三为巴应奎《补论》，自《温病论第五十一》至《表里俱见俱无论第七十》，卷四上半部分为巴应奎《补论》，自《阳毒阴毒论第七十一》至《戒忌论第八十一》，下半部分为《伤寒明理方论》。

是书正文中有墨丁数处，如《盗汗论第七》"此则■■侵行于里""乘■■阳气不致"，《项强论第十二》"上入络脑还出■下"，《喘论第二十六》"气不利而喘■有水气"，《短气论第三十六》"与■太阳病医反下之"，等等。

选择部分文字相比勘发现，除极少数的文字略有差别外，皆与葛澄刊本相一致（文字对照见下文），其相异之处多为文字上的误刻。例如，《心下满论第十五》，宋刊本"实者鞕满而痛为结胸"，"者"字此本误作"在"。《腹满论第十六》，宋刊本"是胸中之邪下传入胃拥而为实"，"下"误作"不"，"邪气在表未传入府而妄下之"，"传"误作"便"。《烦热论第十八》宋刊本"即此观之烦为表热明矣"，"明"误作"所"。由此可见新安查氏书林刊本的来源。

（4）明万历二十年（1592）安正堂刊本

中国国家图书馆藏有明安正堂刊本《新刊伤寒明理论》四卷，著录为万历二十年（1592）刊本。是书卷前有目录，次正文，卷端题"新刊伤寒明理论卷之一／聊摄成无己撰"。正文半叶十行，行二十字，四周双边，双顺鱼尾。卷末有牌记曰："壬辰岁仲秋／安正堂新刊。"

安正堂是明代福建建阳刻书历史最长、数量最多的书坊。自明宣德至万历年间，前后延续近二百年之久。业主为刘宗器、刘仕中、刘求茂等。刻书范围较广，经、史、子、集四部书籍皆有刊印，叶德辉的《书林清话》对安正堂刊刻的图书有较为集中的总结。

对安正堂所刻之书，诸家皆称赏有加。叶启勋谓："丁丙称其'精良'，《止斋先生文集》二十八卷云：安正堂者，当为麻沙书肆之号，写刻精良，卷中空格提行一遵宋式，后之林刻、陈刻远不及也。吴骞称其'可贵'，《诗经疏义》二十卷云：盖是书虽刻于明之中叶，而犹为元儒手笔，悉仍文公之旧，未经妄删，洵可贵也。"（叶启勋，《拾经楼䌷书录》卷下）

从文字的简要对勘来看，安正堂刊本与宋刊本的关系较为密切，但也有与葛澄本相一致的地方，其来源不可确考。从总体来看，安正堂本的校勘不精，并非如前贤所说的写刻精良，其中有一些误字显然未经校正。例如，《心下满第十五》"心下鞕者"等句，"鞕"字安正堂本皆作"鞭"。《舌上胎第二十二》"舌上之胎不滑而涩"，安正堂本作"舌之贴不滑白澐"。《直视第四十》"衄家不可发汗"，"衄"字安正堂本作"切"字。诸如此类，皆不通医理者所为，故此本并非善本，不可据信。

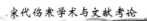

（5）明《古今医统正脉全书》本

吴勉学所辑的《古今医统正脉全书》收录成无己的《伤寒明理论》，在小丛编的《伤寒全书》中。《古今医统正脉全书》存世较多，中国国家图书馆、上海图书馆、北京大学图书馆等皆有收藏。

以北京大学图书馆所藏的映旭斋印本为例。卷前有皇统壬戌（1142）严器之的《伤寒明理论序》，后低两格为开禧元年（1205）张孝忠序，次《伤寒明理药方论序》，次目录，次正文。卷端题"伤寒明理论卷一／赵宋金聊摄成无己撰／大明新安师古吴勉学阅／应天春沂徐镕校"。正文半叶十行，行二十字，白口，单黑鱼尾，四周双边（中有左右双边数卷）。书中征引《内经》《黄帝针经》《难经》之说，"内经曰""黄帝针经""难经曰"等字有边框，其他引书如《千金方》《本草》等，间有边框。

森立之谓"吴勉学《医统正脉》所收盖据此本"（《经籍访古志》卷七）。从文字上来看，《医统正脉》本与之前的版本有相对较大的差异，在诸种版本里，与葛澄刊本最为接近。医统本的这些不同主要有三个方面。

一是不影响文意的语辞加减。例如，《发热第一》诸本"即阳气下陷入阴中所致也"，医统本无"也"字。《恶寒第二》诸本"经曰：所谓少阴病"，医统本无"曰"字。《懊憹第二十一》诸本"下之益烦，心懊憹如饥"，医统本作"下之益烦，心中懊憹如饥"。《谵语第三十五》诸本"口不仁面垢"，医统本作"口不仁而面垢"。

二是医统本根据《伤寒论》所做的校勘。例如，《心下满第十五》诸本"必蒸而振"，医统本作"必蒸蒸而振"，"蒸蒸而振"是《伤寒论》中语，故改。《少腹满第十七》诸本"经曰：太阳病，热结膀胱"，医统本作"太阳病不解，热结膀胱"，据《伤寒论》校改。《喘第二十六》宋刊本"太阳病，头疼腰疼者，骨节疼痛"，医统本作"太阳病，头痛发热，身疼腰痛，骨节疼痛"，据《伤寒论》原文校改。

三是医统本新增的明显的舛误。例如，《发热第一》诸本"已发热为伤寒之常也"，医统本"伤"字误作"阳"字。《郁冒第四十一》诸本"发汗吐下，耗损津液，必先动脾，其余四藏动气发动，妄有汗下，犹先动脾"，医统本作"发汗吐下，犹先动脾"，阙一整列。

医统本的《伤寒明理论》校订者徐镕的本意无疑是追求更为合理的、通顺的文本，因而在文字上进行了校改，但如此一来既失去了原来刊本的原貌，又产生了许多新的错误。从现代的眼光来看，也许并非最好的选择。

现将成无己的《伤寒明理论》的宋刊本与四种明刊本的文字异同总结如表 4-5 所示。

表 4-5　宋刊本与四种明刊本文字异同简表

篇目	宋刊本	葛澄刊本	新安查氏书林本	安正堂刊本	吴勉学刊本
发热第一	与其潮热也若同而异	无"其"字	同宋刊本	同宋刊本	同葛澄本
	即阳气下陷入阴中所致也	同宋刊本	同宋刊本	同宋刊本	无"也"字
	已发热为伤寒之常也	同宋刊本	同宋刊本	同宋刊本	已发热为阳寒之常也
恶寒第二	经曰：所谓少阴病	同宋刊本	同宋刊本	同宋刊本	无"曰"字
	又以明之	又何以明之	同葛澄本	同葛澄本	同葛澄本
恶风第三	三阴之证并无恶风盖以此也	三阴之证并无恶风者以此也	同葛澄本	同葛澄本	同葛澄本
寒热第四	或以谓寒热者阴阳争胜也	无"以"字	同葛澄本	同葛澄本	同葛澄本
	甚者十数发	甚者十数套	同宋刊本	同宋刊本	同葛澄本
潮热第五	是发热非是潮热也	无"是"字	同葛澄本	同葛澄本	同葛澄本
	应日则发于未申	同宋刊本	同宋刊本	同宋刊本	应日则王于未申
	经曰：阳明居土也	经曰：阳明居中土也	同葛澄本	同葛澄本	同葛澄本
头汗第九	何使之然也	何以使之然也	同葛澄本	同葛澄本	同葛澄本
无汗第十	及邪行于腠理	及邪行于腠里	同宋刊本	同宋刊本	及邪行于里
头痛第十一	不上循头则无头痛之证	同宋刊本	同宋刊本	同宋刊本	不上循头则多头痛之证
项强第十二	独头面摇动卒口噤背反张者，痉病也	同宋刊本	同宋刊本	同宋刊本	无"动"字

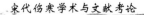
续表

篇目	宋刊本	葛澄刊本	新安查氏书林本	安正堂刊本	吴勉学刊本
胸胁满第十四	已次经心腹而入胃，入胃为入府也	已次经也，邪气入胃，入胃谓入府也	同葛澄本	同宋刊本	已经心胁而入胃，邪气入胃为入府也
	胁满多带半表半里证也	胁满者当半表半里证也	同葛澄本	同宋刊本	同葛澄本
	二者均是吐利	二者均是吐剂	同葛澄本	同葛澄本	同葛澄本
心下满第十五	必蒸而振	同宋刊本	同宋刊本	同宋刊本	必蒸蒸而振
	明其虚实也知	同宋刊本	明其邪虚可知	同葛澄本	同葛澄本
	设其结胸，形证悉具	设或结胸，形证悉具	同葛澄本	同宋刊本	同葛澄本
少腹满第十七	经曰：太阳病，热结膀胱	同宋刊本	同宋刊本	经曰：在阳病，热结膀胱	经曰：太阳病不解，热结膀胱
懊憹第二十一	下之益烦，心懊憹如饥	同宋刊本	同宋刊本	同宋刊本	下之益烦，心中懊憹如饥
喘第二十六	太阳病，头疼腰疼者，骨节疼痛	太阳病，骨节疼痛，头疼腰疼	同葛澄本	太阳病，骨节疼痛散，头疼腰疼	太阳病，头痛发热，身疼腰痛，骨节疼痛
战慄第三十一	通为战慄而已，则不知	通为战慄而不知	同葛澄本	同葛澄本	同葛澄本
厥第三十三	是知内陷者手足厥为厥矣	是知内陷者手足为厥矣	同葛澄本	是知内陷手足为厥矣	同葛澄本
讝语第三十五	热入血室者，当刺期门，随其虚实而泻之	热入血室，当到期门，随其虚实而泻之	同宋刊本	同宋刊本	热入血室，当刺期明，随其实而泻之
	口不仁面垢	同宋刊本	同宋刊本	同宋刊本	口不仁而面垢

5. 清代诸版本

《伤寒明理论》的清刊本与《注解伤寒论》基本相同，主要有以下几种。

（1）《四库全书》本

《四库全书》本中《伤寒明理论》三卷《伤寒论方》一卷附于《伤寒论

注释》后。据内府藏本抄录。

文渊阁本卷前有皇统壬戌（1142）严器之的《伤寒明理论序》，次正文。半叶八行，行二十一字，小字双行同，单鱼尾，四周双边，卷端题"钦定四库全书／伤寒明理论卷一／金成无己注"。卷末有开禧元年（1205）张孝忠"伤寒论方跋"。文渊阁本卷一《恶寒第二》《恶风第三》中有部分缺文，以空格标示，皆注明"阙"字。与明代诸刊本的特征相对照，文渊阁本与医统本最为接近，而略有不同。医统本流行较广，并且翻刻较多，文渊阁本或据通行本收入。

（2）清同治九年（1870）常郡双白燕堂陆氏刊本

是书与《注解伤寒论》合刊，四卷。内封 B 面镌"同治庚午重镌／张仲景先生著 成无己先生注解／伤寒论／附明理论 常郡双白燕堂陆氏藏板"。卷前有严器之的《伤寒明理论序》，次开禧元年（1205）张孝忠序，次目录及正文。卷端题"伤寒明理论卷一／赵宋金聊摄成无己撰"。正文半叶十行，行二十字，注文小字双行同，白口，单黑鱼尾，左右双边。

（3）光绪元年（1875）常郡宛委山庄刊本

此本是清同治九年（1870）常郡双白燕堂陆氏刊本的翻刻本，行款版式皆相同，唯内封 B 面改为"光绪己亥重镌／张仲景先生著 成无己先生注解／伤寒论／附明理论 常郡宛委山庄藏板"。

（4）清光绪六年（1880）扫叶山房刻本

此本亦为清同治九年（1870）常郡双白燕堂陆氏刊本的翻刻本，行款版式皆相同，唯内封 B 面改为"光绪庚辰重镌／张仲景先生著 成无己先生注解／伤寒论／附明理论 扫叶山房藏板"。

（5）光绪二十年（1895）成都邓氏崇文斋刊本

成都邓氏崇文斋于光绪二十年重新编刻《仲景全书》，包括《伤寒论集注》十卷、《金匮要略方论》三卷、《伤寒类证》三卷、《运气掌诀录》一卷、《伤寒明理论》三卷附药方论。其中，《伤寒明理论》内封 B 面镌"光绪甲午邓氏锓木"。卷前有严器之的《伤寒明理论序》，次开禧元年（1205）张孝忠序，次目录及正文。卷端题"伤寒明理论卷上 仲景全书／宋聊摄人成无己撰述 明新安吴勉学师古阅 明应天徐镕春沂校"，乃据吴勉学的《医统正脉全书》本重刻。正文半叶十一行，行二十二字，间有眉批小字双行

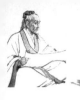

四字，白口，单鱼尾，左右双边。卷上、卷中为《伤寒明理论》五十论，每卷二十五论，卷下为《伤寒明理药方论》。卷中凡"内经曰""黄帝针经""经曰"等字有边框。

（6）清光绪二十二年（1897）湖南书局刊本

是书与《注解伤寒论》合刊，内封 B 面镌"光绪廿二年湖南书局栞"，卷前有严器之的《伤寒明理论序》，次开禧元年（1205）张孝忠序，次《伤寒明理药方论序》，次目录及正文。卷端题"伤寒明理论卷一／赵宋金聊摄成无己撰"。正文半叶十行，行二十字，白口，单鱼尾，左右双边。

（7）光绪三十三年（1907）江阴朱氏《古今医统正脉全书》本

光绪间江阴朱文震重刊《古今医统正脉全书》，收录成无己的《伤寒明理论》四卷。是书卷前有《伤寒明理药方论序》，次严器之的《伤寒明理论序》，次开禧元年（1205）张孝忠序，次目录及正文。正文半叶九行，行二十一字，注文小字双行同，白口，单黑鱼尾，四周双边。卷端题"伤寒明理论卷一 江阴朱氏校刊本／金聊摄成无己撰"。

（三）内容及评价

1. 解释伤寒之机理

成无己对《伤寒论》的注释及他在《伤寒明理论》中的讨论，反映出他对伤寒及杂病机理的理解。他认为，伤寒一病多由邪气侵入人体，影响了经脉、气血、藏腑等正常的生理功能，造成人体阴阳虚实的变化，从而反映在脉象病症上。具体来看，他关于伤寒机理的理解恰可以从"邪气""所起"与"所在"三个方面进行推阐。

其一，邪气。导致伤寒的病因，概而言之即邪气，或曰"邪"，《注解伤寒论》卷一"问曰：脉有残贼，何谓也"条注曰："为人病者，名曰八邪，风寒暑湿伤于外也，饥饱劳逸伤于内也。经脉者，荣卫也。荣卫者，阴阳也。其为诸经脉作病者，必由风寒暑湿，伤于荣卫，客于阴阳之中，风则脉浮，寒则脉紧，中暑则脉滑，中湿则脉涩，伤于阴则脉沉，伤于阳则脉浮。"成无己将邪气分为内、外两类，并以邪气的特征解释伤寒病症的相关脉象。例如，卷二《痓湿暍病篇》"太阳病，关节疼痛而烦"条，注曰："湿同水也，脉沉而细者，水性趋下也。"《太阳病篇》"太阳病，发热，汗出，恶风，脉缓者，名为中风"条，注曰："伤寒脉紧，伤风脉缓者，寒性劲急而风性解缓也。"又如，《伤寒明理论》"自汗第六"："发热自汗，出而不愈，此卫气不和，风邪干于卫也。太阳中暍，汗出恶寒，身热而渴者，暑邪干于卫也。多汗而濡，此其风湿甚者，湿邪干于卫者也。……风寒暑湿之毒，为四时之气，中人则为伤寒。"是说当出于《素问》"阴阳应象大论"："冬伤于寒，春必病温；春伤于风，夏生飧泄；夏伤于暑，秋必痎疟；秋伤于湿，冬生咳嗽。"《素问》"藏气法时论"王冰注："邪者不正之目，风、寒、暑、湿、饥饱、劳逸皆是邪也。"

其二，所在。这是成无己对伤寒病症一种定位性的描述，大要而言即表里与经府。病有在表、在里、半表半里、表里俱病之症。言表里者如太阳主表，阳明主里，桂枝麻黄诸证在表，理中四逆诸证在里云云。言在表、在里者如卷一《太阳病篇》"寸口诸微亡阳"条释战慄云："战者寒在表也，慄者寒在里也"；卷三《太阳病篇》"伤寒脉浮紧，不发汗，因致衄者，麻黄汤主之"注曰："伤寒脉浮紧，邪在表也，当与麻黄汤发汗，若不发汗，则邪无从出，拥甚于经，迫血妄行，因致衄也。"半表半里者如卷三《太阳病篇》"小柴胡汤"条，注曰："病有在表者，有在里者，有在表里之间者。此邪气在表里之间，谓之半表半里证。"卷四《太阳病篇》"黄芩汤"条，注曰："太阳阳明合病，自下利，为在表，当与葛根汤发汗。阳明少阳合病，自下利，为在里，可与承气汤下之。此太阳少阳合病，自下利，为在半表半里，非汗下所宜，故与黄芩汤以和解半表半里之邪。"表里俱病之症则如卷二《痓湿暍病篇》"太阳中暍者，发热恶寒，身重而疼痛"条注曰："病有在表有在里者，有表里俱病者，此则表里俱病者也。"

言邪在经者如卷一《辨脉法》"诸脉浮数，当发热，而洒淅恶寒"条，注曰："浮数之脉，主邪在经。"卷一《平脉法》"师曰：伏气之病，以意候之"条，注曰："得脉微弱者，知邪在少阴。少阴之脉，循喉咙，寒气客之，必发咽痛。"卷三《痓湿暍病篇》"病身热足寒，颈项强急"条，注曰："足太阳之脉，起于目内眦，上额交巅上，其支别者，从巅入络脑，还出别下项，循肩膊内，夹脊抵腰中，下贯臀，以下至足，风寒客于经中，则筋脉拘急，故颈项强急而背反张也。"卷六《少阴病篇》"少阴病脉细沉数，病为在里，不可发汗"条，注曰："少阴病始得之，反发热，脉沉者，为邪在经，可与麻黄附子细辛汤发汗。"言邪在府者如卷三《太阳病篇》"伤寒十三日不解，胸胁满而呕"条，注曰："医反以丸药下之，虚其肠胃，邪气乘虚入府。"卷五《阳明病篇》"阳明病，心下硬满者，不可攻之"条，注曰："阳明病腹满者，为邪气入府，可下之。心下硬满，则邪气尚浅，未全入府，不可便下之。"

具体而言，倘若为邪气所伤，则会引起荣卫、气血、津液、脏腑等功能的失常，从而引发疾病。

1）荣卫

成无己多次引用《灵枢·本藏》的"卫气者，所以温分肉，充皮肤，肥腠理，司开合者也"来解释卫气的功能。荣气（卫气）的功能为"荣养骨髓，实肌肉，濡筋络，利关节"（卷一《平脉法》）。若邪气客于荣卫，就会出现荣卫不和，引发病症。比如，卷二《太阳病篇》"若发汗，身灼热者，名曰风温"条，注曰："风伤于上，而阳受风气，风与温相合，则伤卫。脉阴阳俱浮，自汗出者，卫受邪也。卫者气也，风则伤卫，温则伤气，身重，多眠睡者，卫受风温而气昏也。"卷三《太阳病篇》"麻黄汤"条，注曰："寒则伤荣，头痛，身疼，腰痛，以至牵连骨节疼痛者，太阳经荣血不利也。"卷三《太阳病篇》"太阳中风，脉浮紧，发热恶寒，身疼痛，不汗出而烦躁者，大青龙汤主之"条，注曰："风并于卫者，为荣弱卫强；寒并于荣者，为荣强卫弱。今风寒两伤，则荣卫俱实，故不汗出而烦躁也。"

2）气血

气血流行全身，是人体各个组织器官生理活动的基础。在《注解伤寒论》中，成无己以邪伤气血，或者汗吐下后损伤气血来解释伤寒诸症。比如，卷二《伤寒例》"脉盛身寒，得之伤寒；脉虚身热，得之伤暑"条，注曰："《内经》曰：脉者，血之府也。脉实血实，脉虚血虚。寒则伤血，邪并于血，则血盛而气虚，故伤寒者，脉盛而身寒。热则伤气，邪并于气，则气盛而血虚，故伤暑者，脉虚而身热。"卷三《太阳病篇》"伤寒二三日，心中悸而烦者，小建中汤主之"条，注曰："心悸者，气虚也；烦者，血虚也。以气血内虚，与小建中汤先建其里。"卷五《少阳病篇》"少阳中风，两耳无所闻，目赤，中满而烦者，不可下，下则悸而惊"条，注曰：
"少阳之脉起于目眦，走于耳中，其支者，下胸中贯膈。风伤气，风则爲热。
少阳中风，气壅而热，故耳聋目赤，胸满而烦。邪在少阳为半表半里以吐
除烦，吐则伤气，气虚者悸，以下除满，下则亡血，血虚者惊。"

3）津液

津液也是构成与维持人体生命活动的基本物质。邪气入里化热，则会
消伤津液，津液消伤则或口渴，或小便赤，或小便不利。比如，卷二《伤
寒例》"凡得时气病至五六日而渴欲饮水，饮不能多，不当与也"条，注
曰："热在上焦则为消渴，言热消津液，而上焦干燥，则生渴也。"卷九
《辨不可下病脉证并治》"脉浮而大浮为气实，大为血虚"条，注曰："阳
为热则消津液，当小便赤。"卷二《太阳病篇》"太阳病发汗，遂漏不止，
其人恶风，小便难，四支微急，难以屈伸者，桂枝加附子汤主之"条，注
曰："《内经》曰：膀胱者，州都之官，津液藏焉，气化则出。小便难者，
汗出亡津液，阳气虚弱，不能施化。"除邪气消伤津液外，发汗吐下皆会
亡损津液。卷三《太阳病篇》"若发汗，身灼热者，名曰风温"条，注曰：
"小便不利、直视、失溲，为下后竭津液，损藏气。"卷五《阳明病篇》"太
阳病若吐若下若发汗，微烦，小便数，大便因鞕者，与小承气汤和之愈"
条，注曰："吐下发汗皆损津液。"

4）脏腑

邪气入里则伤脏腑。损及肝者如卷三《太阳病篇》"服药已，微除，
其人发烦目瞑"条，注曰："肝受血而能视，始者气伤荣，寒既变热，则
血为热搏，肝气不治，故目瞑。"损及脾胃者如卷一《辨脉法篇》"跌阳
脉迟而缓胃气如经也"条，注曰："脾能消磨水谷，今邪气独留于脾，脾
气不治，心中虽饥能杀谷也。……脾主为胃行其津液，脾为热烁，故潮热
而发渴也。"伤肺者如卷三《太阳病篇》"发汗后，饮水多，必喘，以水
灌之，亦喘"条，注曰："喘，肺疾。饮水多喘者，饮冷伤肺也；以冷水
灌洗而喘者，形寒伤肺也。"伤心肾者如卷三《太阳病篇》"发汗后，其
人脐下悸者，欲作奔豚，茯苓桂枝甘草大枣汤主之"条，注曰："汗者，
心之液。发汗后，脐下悸者，心气虚而肾气发动也。肾之积，名曰奔豚。
发则从少腹上至心下，为肾气逆欲上凌心。今脐下悸为肾气发动，故非云

欲作奔豚。""三焦者，气之道路。"（卷一《平脉法》）邪气留于三焦，就会引起三焦的功能紊乱。三焦病者如卷一《平脉法》"寸口脉微而涩，微者卫气不行，涩者荣气不足"条，注曰："上焦在膈上，物未化之分也，不归者不至也，上焦之气不至其部，则物未能传化，故噫而酢吞。中焦在胃之中，主腐熟水谷，水谷化则思食，中焦之食不归其部，则水谷不化，故云不能消谷引食。下焦在膀胱上口，主分别清浊。"言邪在三焦者如卷六《太阴病篇》"自利不渴者，属太阴"条，注曰："自利而渴者，属少阴，为寒在下焦；自利不渴者，属太阴，为寒在中焦。"

其三，所起。这可以解释为伤寒或杂病的病机。在成无己的著述中，邪正盛衰与阴阳失调是对伤寒机理最主要的解释。邪正盛衰是指在疾病过程中人体的抗病能力与致病邪气之间相互斗争所产生的盛衰变化。成无己用邪气与正气这种变化来解释伤寒病程中的各种症状。比如，《伤寒明理论·寒热第四》："寒热者，谓入来寒热也。《经》曰：邪正分争，往来寒热者，言邪气之入也，而正气不为之争，则但热而无寒也。但乃热而寒者，惟其正气与邪正分争，于是寒热作矣。争则气郁不发于外，而寒热争焉，争则愤然而热，故寒已而热作焉，兹乃寒热之理矣。"又如，《注解伤寒论》的卷一《辨脉法》"问曰病有战而汗出"条，注曰："阴阳争则战，邪气将出，邪与正争，其人本虚，是以发战。正气胜则战，战已复发热而大汗解也。"又如，同卷"脉浮而洪，身汗如油"条，注曰："病有不可治者，为邪气胜于正气也。"卷四《太阳病篇》："伤寒吐下后发汗，虚烦，脉甚微"条，注曰："至七八日，正气当复，邪气当罢，而心下痞，胁下痛，气上冲咽喉，眩冒者，正气内虚而复，邪气留结而不去。"

阴阳失调是指由于各种致病因素的影响，人体的阴阳消长就会失去相对的平衡，从而形成阴阳偏胜的病理状态。这也是成无己解释伤寒机理的重要依据。比如，卷一《辨脉法第一》"问曰：病有沥淅恶寒，而复发热者何"条，注曰："一阴一阳谓之道，偏阴偏阳谓之疾。阴偏不足，则阳得而从之；阳偏不足，则阴得而乘之。阳不足，则阴所上入阳中，为恶寒者，阴胜则寒矣；阴不足，阳气下陷入阴中，为发热者，阳胜则热矣。"又如，卷二《伤寒例》"夫阳盛阴虚，汗之则死，下之则愈"条，注曰："表为阳，里为阴。阴虚者，阳必凑之，阳盛之邪，乘其里虚而入于府者，为阳盛阴虚也。……阴脉不足，阳往从之，阳脉不足，阴往乘之，阴邪乘其表虚，客于荣卫之中者，为阳虚阴盛也。"

成无己在对《伤寒论》的注释中，细致分析了伤寒及杂证发病的原因和机理，形成了自己的理论体系，这一体系在后世被不断吸收与再归纳，至今仍是所谓"中医基础理论"的重要组成部分。

2. 对伤寒的诊断与辨证论治

症状与脉象反映着荣卫、气血、津液、脏腑的异常，反映着人体正邪、阴阳的变化。辨证则是通过对脉症的细致观察，辨明疾病的病位及性质，以与其他相类似的症状区别开来。成无己在辨证上较为突出的发展有两点。

首先，成无己多运用八纲辨证的思维来辨析症状，以确定其病位与性质。成无己在《伤寒明理论·腹满第十六》中阐释他的辨证方法谓："凡为医者，要识邪气所起所在。审其所起，知邪气之由来；观其所在，知邪气之虚实。发汗吐下之不差，温补针艾之适当，则十全之功，自可得也。"又谓"要在观其热所从来，审其虚实而治，为不同也。"(《伤寒明理论·虚烦第十九》）

"审其所起，知邪气所由来"即要求对于相同的症状，要辨明邪气的来路与原因，这也是他以类症的方式编写《伤寒明理论》的出发点。比如，《发热第一》："观其热所从来，而汗下之证，明其辨焉。若热先自皮肤而发者，知邪气之在外也。若热先自里生而发达于表者，知邪气在里也。"《烦躁第二十》："烦躁之由，又为不同：有邪气在表而烦躁者，有邪气在里而烦躁者，有因火劫而烦躁者，有阳虚而烦躁者，有阴盛而烦躁者，皆不同也。"《咳第二十五》："咳之由来，有肺寒而咳者，有停饮而咳者，有邪气在半表半里而咳者。虽同曰咳，而治各不同也。"《谵语第三十五》："谵语之由，又自不同，皆当明辨之。有补火劫谵语者，有汗出谵语者，有下利谵语者，有下血谵语者，有燥屎在胃谵语者，有三阳合病谵语者，有过经谵语者，有亡阳谵语者。"

"观其所在，知邪气之虚实"则是对于相同的症状，要辨明邪气的表里、阴阳、寒热、虚实属性，这也就是后世所说的八纲辨证。八纲辨证首先注意到同一症状下伤寒与杂病病机的不同，比如，《盗汗第七》："杂病盗汗者，责其阳虚也。伤寒盗汗者，非若杂病之虚，是由邪气在半表半里使然也。"《衄第二十三》："杂病衄者，责热在里；伤寒衄者，责热在表。"《自利第四十三》："杂病自利，多责为寒；伤寒下利，多由协热，其与杂病有以异也。"在《伤寒明理论》中，辨阴阳者如《恶风第三》："恶寒则有属于阳者，有属于阴者，及其恶风者，悉属于阳，非若恶寒之有阴阳也。"辨表里者如《发热第一》："有谓翕翕发热者，有谓蒸蒸发热者，此则轻重不同，表里之区别尔。所谓翕翕发热者，谓若合羽所覆，明其热在外也，故与桂枝汤发汗以散之。所谓蒸蒸发热者，谓若薰蒸之蒸，明其热在内也，故与调胃承气汤攻下以涤之。其发热属表者，即风寒客于皮肤，阳气怫郁所致也。其发热属里者，即阳气下陷，入阴中所致。"辨虚实者如《恶寒第二》："恶寒虽悉属表，而在表者亦有虚实之别：若汗出而恶寒者，则为表虚；无汗而恶寒者，则为表实。表虚可解肌，表实可发汗。"辨寒热者如《自利第四十三》："下利欲饮水者，以有热也，故大便溏小便自可者，此为有热自利。小便色白者，少阴病形悉具，此为有寒；恶寒脉微，自利清谷，此为有寒；发热后重，泄色黄赤，此为有热，皆可理其寒热也。"

与宋代之前的伤寒研究者相比，在成无己的著作中，八纲辨证所占的比例明显增加。尽管成无己在所论症状中尝提及六经归属。比如，《潮热第五》："邪气入于胃，而不复传，邪气郁而为实热，随王而潮，是以日晡所以潮热者，属阳明也。"《手足汗第九》："其有自汗出者，有但头汗出者，有手足汗出者，悉属阳明也。"《注解伤寒论》卷六《少阴病篇》："少阴病欲吐不欲"条，注曰："欲吐不吐心烦者，表邪传里也。若腹满痛，则属太阴。此但欲寐，则知属少阴。五六日邪传少阴之时，自利不渴者，寒在中焦，属太陰。此自利而渴，为寒在下焦，属少阴。"但与庞安时、朱肱等相比，成无己更多使用八纲辨证对病症进行分析。据李玉清的统计，《伤寒明理论》与《伤寒百问》所论症状中有 20 个相同，其中均用六经辨证者两症，均用八纲辨证者六症，另外十二症成无己用八纲辨证，朱肱用六经辨证（李玉清等，2001：133-134）。相比六经辨证，六纲辨证对伤寒的定位与定性更加准确，大大提高了辨证的精度。

其次，成无己在症状的辨别上更加重注细节，强调详审"形证之参差"，以此区别相似的症状。在《伤寒明理论•畜血第四十九》中，成无己以《伤寒论》中一则条文为例，详细阐释了这一观点。其曰："医之妙者何也？在乎识形证，明脉息，晓虚实，知传变。其于形证之明者，众人所共识，又可以见其妙？必也形证之参差，众人所未识，独先识之，乃所以为妙。且如病人无表里证，发热七八日，虽脉浮数者，可下之。假令已下，脉数不解，合热则消谷喜饮，至六七日，不大便者，此有瘀血，抵当汤主之。当不大便六七日之际，又无喜忘如狂之证，亦无少腹鞕满之候，当是之时，与承气汤下者多矣。独能处以抵当汤下之者，是为医之妙者也。若是者何以知其有畜血也？且脉浮而数，浮则伤气，数则伤血，热客于气则脉浮，热客于血则脉数，因下之后，浮数俱去则已。若下之后数去，其脉但浮者，则荣血间热去，而卫气间热在矣，为邪气独留心中则饥，邪热不杀谷，潮热发渴也。及下之后，浮脉去而数不解者，则卫气间热去，而荣血间热在矣，热气合并，迫血下行，胃虚协热，消谷善饥，血至下焦。若下不止，则血得以去，泄必便脓血也。若不大便六七日，则血不得出泄，必畜在下焦为瘀血，是须抵当汤下之。此实疾证之奇异，医法之玄微，能审诸此者，真妙医也。"在这则条文中，病人并无明显的畜血症表现，故时医多以承气汤下之，但如果仔细诊断其脉象，则下之后病人脉不浮而数，且不大便，其原因在于热在荣血，热气合并，迫血下行，畜留下焦，故以抵当汤泻下。

　　同时，在这一条中，成无己也对自己的诊病方法做了简要说明，其云："大抵看伤寒，必先观两目，次看口舌，然后自心下至少腹，以手摄按之，觉有满硬者，则当审而治之。如少腹觉有硬满，便当问其小便。若不便不利者，则是津液留结，可利小便；若小便自利者，则是畜血之证，可下瘀。"

　　《伤寒明理论》一书以伤寒中常见的五十个症状为中心，类症编排，正是成无己强调辨析"形证之参差"的表现。朱肱的《活人书》已经开始对伤寒中的相似症进行鉴别诊断，成无己在此基础上区分得更加细密。比如，《伤寒明理论•战慄第三十一》中详细辨析战与慄的区别。"战慄者，形相类而实非一也。合而言之，战慄非一也；析而分之，有内外之别焉。战者身为之战摇者是也，慄者心战是也。战之与慄，内外之诊也，昧者通以为战慄也。通为战慄而已，则不知有逆顺之殊。"又如，《短气第三十六》论短气与喘之别，"短气者，气短而不能相续者是矣。似喘而非喘，若有气上冲，而实非气上冲也。喘者张口抬肩，摇身滚肚，谓之喘也。气上冲者，腹里气时时上冲也。所谓短气者，呼吸虽数，而不能相续，似喘而不摇肩，似呻吟而无痛者，短气也"。

在《伤寒明理论》中，他突破了之前庞安时、朱肱等以排比归纳《伤寒论》条文为主的类症方法，以自己的分析解释为主，以意引文，这反映了成无己对《伤寒论》的运用更加熟练浑融，将各种纷杂的症状融汇到自己的解释体系中。比如，论自汗，朱肱谓："汗出者九证：卫不合自汗，伤风自汗，风温自汗，中湿自汗，中暑自汗，阳明病自汗，亡阳自汗，柔痉自汗，霍乱自汗。"（《活人书》卷九）每条下小注多引《伤寒论》条文，并附以药方。成无己论自汗，首先解释何为自汗并分析导致自汗的原因，《伤寒明理论·自汗第六》谓："伤寒自汗，何以明之。自汗者，谓不因发散而自然汗出者是也。《内经》曰：阳气卫外而为固也。卫为阳，言卫护皮肤，肥实腠理，禁固津液，不得妄泄。汗者干之而出，邪气干于卫气，气不能卫固于外，则皮肤为之缓，腠理为之疏，由是而津液妄泄，濈濈然润，漐漐然出谓之自汗也。"之后从邪气的角度分析自汗的形成。"风寒暑湿之毒，为四时之气，中人则为伤寒。风与暑湿为邪，皆令自汗，惟寒邪伤人，独不汗出。寒伤荣而不伤卫，卫无邪气所干，则皮腠得以密，津液得以固，是以汗不出也。及其寒渐入里，传而为热，则亦使自汗出也。"继而分析自汗的表里虚实，"自汗之证，又有表里之别焉，虚实之异焉。若汗出恶风，及微恶寒者，皆表未解也，必待发散而后愈。至于漏不止而恶风，及发汗后恶寒者，又皆表之虚也，必待温经而后愈。诸如此，皆邪气在表也。若汗出不恶寒者，此为表解而里未和也"。二者相比，朱肱重视辨证治法，成无己则更加重视病机的分析，理论性更强，这种理论性正是他高出众人的所在。

3. 解释伤寒方义

成无己发挥《内经》的药性理论解释伤寒方义，在《伤寒论》的研究上是一大飞跃。成无己解释《伤寒论》的用方时，首先对其中方剂的命名给出了自己的解释。比如，释大青龙汤曰："青龙，东方甲乙木神也，应春而主肝，专发生之令，为敷荣之主。万物出甲开甲，则有两歧，肝有两叶，以应木叶。所以谓之青龙者，以发散荣卫两伤之邪，是应肝木之体耳。"释白虎汤曰："白虎，西方金神也，应秋而归肺。热甚于内者，以寒下之；热甚于外者，以凉解之；其中有外俱热，内不得泄，外不得发者，非此汤则不能解也。夏热秋凉，暑暍之气，得秋而止，秋之令曰处暑，是汤以白虎名之，谓能止热也。"又如，释建中汤曰："《内经》曰：肝生于左，肺藏于右，心位在上，肾处在下，左右上下，四藏居焉。脾者土也，应中央，处四藏之中，为中州，治中焦，生育荣卫，通行津液，一有不调，则荣卫失所育，津液失所行，必以此汤温建中藏，是以建中名焉。"

成无己以《内经》《本草》为依据，建立了系统的方剂理论。他在《伤寒明理方论》中总括其制方思想谓："制方之体，宣、通、补、泻、轻、重、涩、滑、燥、湿，十剂是也。制方之用，大、小、缓、急、奇、偶、复，七方是也。是以制方之体，欲成七方之用者，必本于气味生成，而制方成焉。其寒、热、温、凉四气者生乎天，酸、苦、辛、咸、甘、淡六味者成乎地，生成而阴阳造化之机存焉。是以一物之内，气味兼有；一药之中，理性具矣。主对治疗，由是而出；斟酌其宜，参合为用。君臣佐使，各以相宜；宣摄变化，不可胜量。"

成无己解释《伤寒论》的用方，关键在分别其中的"君臣佐使"，阐明其中的"宣摄变化"。笔者略加分疏如下。

第一，四气、六味是成无己对药物的基本认识。陶弘景的《神农本草经序》谓："药有酸、咸、甘、苦、辛五味，又有寒、热、温、凉四气。"（唐慎微，《证类本草》卷首）成无己添一淡味，《伤寒明理方论》"小青龙汤方"谓："茯苓味甘淡，专行津液。《内经》曰：热淫于内，以淡渗之。渗溺行水，甘淡为所宜，故加茯苓。"又"小柴胡汤方"引《内经》曰："淡味渗泄为阳。"并以此解释茯苓的作用："茯苓味甘淡，加之则津液通流。""五苓散方"亦引此条解释茯苓猪苓之用："茯苓味甘平，猪苓味甘平，甘虽甘也，终归甘淡。《内经》曰：淡味渗泄为阳，利大便曰攻，下利小便曰渗泄。水饮内畜，须当渗泄之，必以甘淡为主。是以茯苓为君，猪苓为臣。"在《注解伤寒论》中，成无己在每味药后皆标明性味。

第二，成无己发挥《内经》的六气胜复与五脏苦欲之说分析方剂中的君臣佐使。六气胜复即《素问》"至真要大论"中"司天之气，风淫所胜，平以辛凉，佐以苦甘，以甘缓之，以酸泻之"云云，以及"诸气在泉，风淫于内，治以辛凉，佐以苦，以甘缓之，以辛散之"云云。成无己认为，风、热、湿、火、燥、寒是受病的主要原因，六气淫胜则须以五味治之。比如，《伤寒明理方论》"大承气汤方"条，解释方义谓："厚朴苦温。《内经》曰：燥淫于内，治以苦温。泄满除燥，则以苦温为辅，是以厚朴为臣。芒硝咸寒。《内经》曰：热淫于内，治以咸寒。人伤于寒，则为病热，热气聚于胃，则谓之实。咸寒之物，以除消热实，故以芒硝为佐。大黄味苦寒。《内经》曰：燥淫所胜，以苦下之。热气内胜，则津液消而肠胃燥，苦寒之物，以荡涤燥热，故以大黄为使，是以大黄有将军之号也。"又如，五脏苦欲即《素问》"藏气法时论"中"肝苦急，急食甘以缓之"云云。成无己将部分伤寒症状与五脏联系起来，又以五脏所苦所欲连通五味以解释君臣佐使。比如，《伤寒明理方论》"桂枝汤条"谓："姜枣味辛甘，固能发散，而此又不特专于发散之用，以'脾主为胃行其津液'。姜枣之用，专行脾之津液，而和荣卫者也。""麻黄汤条"谓："《内经》曰：肝苦急，急食甘以缓之。肝者荣之主也，伤寒荣胜卫固，血脉不利，是专味甘物以缓之，故以甘草杏仁为之佐使。""小青龙汤条"谓："芍药味酸微寒，五味子味酸温。二者所以为佐者，寒饮伤肺，咳逆而喘，则肺气逆。《内经》曰：肺欲收，急食酸以收之。故用芍药五味子为佐，以收逆气。干姜味辛热，细辛味辛热，半夏味辛微温。三者所以为使者，心下有水，津液不行，则肾气燥。《内经》曰：肾苦燥，急食辛以润之。""半夏泻心汤方"谓："阴阳不交曰痞，上下不通为满，欲通上下，交阴阳，必和其中。所谓中者，脾胃是也。脾不足者，以甘补之，故用人参甘草大枣为使，以补脾而和中。""理中圆方"谓："人参味甘温。《内经》曰：脾欲缓，急食甘以缓之。缓中益脾，必以甘为主，是以人参为君。"

第三，成无己依据十剂七方的理论阐明药方的"宣摄变化"。十剂是成无己对药物的分类，这一理论当从《本草》与《圣济经》而来。《证类本草》卷一引陈藏器说谓："诸药有宣、通、补、泻、轻、重、涩、滑、燥、湿，此十种者是药之大体，而本经都不言之，后人亦所未述，遂令调合汤丸，有昧于此者。至如宣可去壅，即姜、橘之属是也。通可去滞，即通草、防巳之属是也。补可去弱，即人参、羊肉之属是也。泄可去闭，即

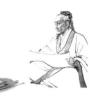

葶苈、大黄之属是也。轻可去实，即麻黄、葛根之属是也。重可去怯，即磁石、铁粉之属是也。涩可去脱，即牡砺、龙骨之属是也。滑可去著，即冬葵、榆皮之属是也。燥可去湿，即桑白皮、赤小豆之属是也。湿可去枯，即紫石英、白石英之属是也。只如此体，皆有所属。凡用药者，审而详之，则靡所遗失矣。"又如，《圣济经》卷十："郁而不散为壅，必宣剂以散之，如痞满不通之类是也。留而不行为滞，必通剂以行之，如水病痰癖之类是也。不足为弱，必补剂以扶之，如气弱形羸之类是也。有余为闭，必泄剂以逐之，如膹胀脾约之类是也。实则气壅，欲其扬也，如汗不发而腠密，邪气散而中蕴，轻剂所以扬之。怯则气浮，欲其镇也，如神失守而惊悸，气上厥而瘨疾，重剂所以镇之。滑则气脱，欲其收也，如开肠洞泄，便溺遗矢，剂所以收之。涩则气着，欲其利也，如乳难、内秘，滑剂所以利之。湿气淫胜，重满脾湿，燥剂所以除之，津耗为枯，五脏痿弱，荣卫涸流，湿剂所以润之。举此成法，变而通之，所以为治病之要也。"成无己的《伤寒明理方论》"麻黄汤条"引《本草》"轻可去实，即麻黄、葛根之属是也"，以及《圣济经》"汗不出而腠密，邪气散而中蕴，轻剂所以扬之"释麻黄之用。"大承气汤方条"引《本草》"通可去滞，泄可去闭"释承气之命名。"理中圆方条"引《本草》"补可去弱，即人参、羊肉之属是也"释何以"腹中痛者加人参"。"脾约圆方条"引《本草》"润可去枯"释麻仁杏仁何以为君臣。"大青龙汤条"以轻重之剂释石膏之用，谓"风则伤阳，寒则伤阴，荣卫阴阳，为风寒两伤，则非轻剂所能独散也，必须轻重之剂以同散这，乃得阴阳之邪俱已，荣卫之气俱和，是以石膏为使"。

成无己有关七方的理论主要依据《内经》。《素问》"至真要大论"："大要曰：君一臣二，奇之制也；君二臣四，偶之制也；君二臣三，奇之制也；君二臣六，偶之制也。故曰：近者奇之，远者偶之，汗者不以奇，下者不以偶，补上治上，制以缓，补下治下制以急。急则气味厚，缓则气味薄，适其至所此之谓也。"又谓："是故平气之道，近而奇偶，制小其服也。远而奇偶，制大其服也。大则数少，小则数多。多则九之，少则二之。奇之不去，则偶之，是谓重方。偶之不去，则反佐以取之，所谓寒热温凉，反从其病也。"又谓："君一臣二，制之小也；君一臣三佐五，制之中也；君一臣三佐九，制之大也。"成无己皆袭之，以之解释经方。《伤寒明理方论》"四逆汤方"谓："此奇制之大剂也。四逆属少阴，少阴者肾也，肾肝位远，非大剂不能达。《内经》曰：远而奇偶，制大其服。此之谓也。"又谓，"小建中汤方"条："或谓桂枝汤解表，而芍药数少，建中汤温里，而芍药数多。殊不知二者远近之制。皮肤之邪为近，则制小其服也。桂枝汤芍药佐桂枝以发散，非与建中同体尔。心腹之邪为远，则制大其服也，建中汤芍药佐胶饴以建脾，非与桂枝同用尔。《内经》曰：近而奇偶，制小其服；远而奇偶，制大其服。此之谓也。"

《内经》"辛甘发散为阳""酸苦涌泄为阴"及王冰的注释也是成无己解释方义、分别君臣佐使的依据。以《内经》为依据的如《注解伤寒论》"甘草干姜汤"注曰："《内经》曰：辛甘发散为阳。甘草、干姜相合，以复阳气。""桂枝甘草龙骨牡蛎汤方"注曰："辛甘发散，桂枝甘草之辛甘，以发散经中之火邪。""柴胡桂枝干姜汤方"注曰："辛甘发散为阳，桂枝、甘草之辛甘以散在表之邪。""栀子厚朴汤方"注曰："酸苦涌泄，栀子之苦，以涌虚烦，厚朴、枳实之苦，以泄腹满。"《伤寒明理方论》"大柴胡汤方"条谓："芍药味酸苦微寒，枳实味苦寒。《内经》曰：酸苦涌泄为阴。泄实折热，必以酸苦，故以枳实、芍药为佐。"以王冰注为依据的如《伤寒明理论》"大承气汤方"条谓："王冰曰：宜下必以苦，宜补必以酸。言酸收而苦泄也。枳实味苦寒。溃坚破结，则以苦寒为之主，是以枳实为君。"又如，"大柴胡汤方"条谓："黄芩味苦寒。王冰曰：大热之气，寒以取之。推除邪热，必以寒为助，故以黄芩为臣。"

成无己以《内经》《本草》的理论为依据对《伤寒论》中的方剂做出了较为系统的解释，但这一解释在学理上仍有许多疏漏，他的四气、六味理论并不能解释同一性味的药物之间的区别，这也影响了他君臣佐使理论的完整性。比如，《伤寒明理方论》"茵陈蒿汤方"条谓："王冰曰：小热之气，凉以和之；大热之气，寒以取之。发黄者，热之极也，非大寒之剂，则不能彻其热。茵陈蒿味苦寒。酸苦涌泄为阴，酸以涌之，苦以泄之，泄甚热者，必以苦为主，故以茵陈蒿为君。心法南方火而主热，栀子味苦寒，苦入心而寒胜热，大热之气，必以苦寒之物胜之，故以栀子为臣。大黄味苦寒。宜补必以酸，宜下必以苦，荡涤邪热，必假将军攻之，故以大黄为使。"茵陈蒿、栀子、大黄皆为苦寒，三者何以分为君臣佐使，成无己的解释尚不够完满。他依据十剂七方的理论阐明药方的"宣摄变化"，但《伤寒论》的方剂众多，完全符合这一理论的药方并不占多数。然而，他以《内经》的理论尝试解读《伤寒论》中的方剂，确为理解伤寒方的组方原理找到了一个切入点，这对后世伤寒方的解读影响深远。

尽管成无己对方剂的解释尚不够完满，但这不能遮掩《伤寒明理论》在伤寒学术发展史上的开创性作用，正如严器之的《伤寒明理论序》中所说，成无己"撰述伤寒义，皆前人未经道者"。张孝忠的《伤寒明理论跋》谓："古今言伤寒者祖张长沙，但因其证而用之，初未有发明其意义。成公博极研精，深造自得，本《难》、《素》、《灵枢》诸书以发明其奥，因仲景方论以辨析其理，极表里虚实、阴阳死生之说，究药病轻重、去取加减之意，毫发了无遗恨，诚仲景之忠臣，医家之大法也。"从成无己对伤寒学术的巨大贡献来看，严器之、张孝忠二公的称扬并非过誉。

五、许叔微的《伤寒百证歌》

许叔微（1080—1154），字知可，真州人。家世通医，幼失怙恃，遂刻意方书。建炎初真州大疫，活人无数。绍兴二年（1132）进士（曾敏行，《独醒杂志》卷七），除临安府府学教授（《宋会要辑稿》选举二〇之六），仕翰林学士。服官之暇，研究经论，每遇疑难必阐蕴发微，究源穷奥，以故奇症怪病皆能疗之（钱闻礼，《类证普济本事方序》）。著作有《仲景脉法三十六图》《翼伤寒论》《普济本事方》等。

（一）成书

中国国家图书馆及南京图书馆所藏早期刊本卷前有许叔微自序，可惜缺损不完整，部分文字无法辨认。台湾图书馆藏影抄元刊本保留了全部文字，可据此考察是书刊刻缘起。序谓："余幼嗜方书，于仲景《伤寒论》尤所耽好。始也读诵以思之，次也辨类以求之，广䙆博访，如是者殆三十年。早夜研究，殆将成癖，于是撰《仲景伤寒脉法三十六图》、《翼仲景伤寒论》三卷、《辨类》五卷。岁在己酉，□骑践蹂，多所遗失。暇日因探绿帙中有歌阙百首，治法八十一篇，皆依遵仲景之法，用此治疗，十得八九，惧其殆烬，故缀缉成编，以备遗失。"又谓："年运时驰，今逼桑榆之暮影，遂将前所录者，歌括百首，次为五卷，名之曰《伤寒百证歌》。复作《发微论》上下卷，《义论》二十二条，续次于末。余既以救苦为心，则是《歌》也乌得秘藏于密而不肯与众人共之！于是鸠工刻梓，以广其传云。时宝祐三年岁在乙卯八月己酉，翰林学士、白沙许叔微知可序。"

己酉年即南宋建炎三年（1129），是时靖康之耻未平，江北惨遭虏骑践蹂。由此自序可知，《仲景伤寒脉法三十六图》《翼仲景伤寒论》《辨类》成书虽早，但南渡之后多所遗失。《伤寒百证歌》是南渡之后据帙中遗篇整理而成。序末所题"宝祐三年岁在乙卯"为1255年，是时许叔微已去世多年。元刊本年款虽不可据信，但应渊源有自。李致忠撰文推测此"乙卯"似为两个甲子之前的1135年，即绍兴五年（李致忠，2013：41-46）。如是，则绍兴五年的本刻应是《伤寒百证歌》最早刻本，可惜今已不存。

在许叔微的伤寒著述中，《伤寒百证歌》最先成书，这也可以从许叔微之后完成的其他著作中得到印证。《伤寒发微论》与《伤寒九十论》中多次提及《伤寒百证歌》。比如，《伤寒发微论》卷下《论表里虚实》云："予于《表里虚实歌》中尝论其事矣。"卷首《论伤寒七十二证候》中"夜不得眠""潮热不常"下小注"俱在歌中"。《伤寒九十论》《辨桂枝汤用芍药证》（一）中有"当参《百证歌》"，《伤寒表实证》（七十八）亦云："予于《表里虚实歌》中尝论之。"

（二）版本

《伤寒百证歌》现存的版本主要有以下几种。

1. 宋刊本

宋刊本今不存。南宋宝祐癸丑（1253）刻《普济本事方》卷九，抄录有《伤寒百证歌》第一证的内容。南宋刊本《普济本事方》今藏日本宫内厅书陵部，影印收入《海外回归中医古籍善本集粹》。与现存元刊本相校，二者诗歌及小字注文大致相同。元刊本有少量误文、乙文，小字注文略有改易。例如，"长沙之脉妙难量"下，元刊本小注"仲景论伤寒诸证候自是一家"，宋刊本作"仲景脉法诊伤寒与杂病脉法异，故予尝撰《仲景三十六种脉法》"。"命绝天真当死矣"下小注"昼加病"后宋刊本有"沉细夜加病"。虽然内容不多，但保存了宋刊本的原始面貌，尤可珍视。

2．元刊本

中国国家图书馆著录元刊本《新编张仲景注解伤寒百证歌》五卷一部，今影印收入《中华再造善本》。南京图书馆藏元刻本一部。有的学者通过比勘两本发现，南京图书馆藏本字体为元代建刻本的通行体式，而中国国家图书馆藏本为明前期摹仿体（郭立暄，2015：60）。可备一说。

陈振孙的《直斋书录解题》卷十三著录《伤寒歌》为三卷，瞿镛谓："是书乃述张仲景之意而申言之，刻者遂误加张仲景注解五字，于书名以致难通。"又谓："朱国桢《涌幢小品》记知可所作诸书中有《拟伤寒歌》三卷凡百篇，当即是书，惟误五卷为三卷。"（《铁琴铜剑楼藏书目》卷十四）

卷前有许叔微的《伤寒百证歌》序，部分文字缺损，次目录，次正文。目录首页题"新编张仲景注解伤寒百证歌目录／翰林学士许叔微知可述"，卷端题"张仲景注解伤寒百证歌卷之一／白沙许叔微知可述"。中国国家图书馆藏元刊本正文半叶八行，行十七字，注文小字双行约二十字，黑口，双黑鱼尾，四周双边与左右双边。是书每卷二十证，共一百证。小字注文中"素问云""仲景云""又曰""孙用和云""宋迪云"等皆有墨盖。

卷中钤有"张""君服私印""顾千里经眼记""铁琴铜剑楼""瞿秉清印""恬裕斋镜之氏珍藏"诸印记。是书经钱曾、惠栋、孙从添、黄丕烈之手而归陆心源皕宋楼插架（黄丕烈，《士礼居藏书题跋记》卷三；陆心源，《仪顾堂集》卷五），流传有序。

3．明刊本

1）《医方类聚》本

朝鲜金礼蒙所辑《医方类聚》卷三十三、卷三十四收录《伤寒百证歌》全文，未标明卷数。经过对勘，文字与元刊本皆相同。

2）乔山堂刘龙田刊本

中国国家图书馆、上海图书馆藏乔山堂刘龙田刻本《新镌注解张仲景伤寒百证歌发微论》四卷，上海图书馆藏本今影印收入《续修四库全书》。

乔山堂刊本包括了《伤寒百证歌》与《伤寒发微论》两书的内容，与现存元刊本相对照，乔山堂刊本的卷二、卷三及卷四的前半部分为《伤寒百证歌》。

卷前有太医院李存济序。卷端题"重镌注解仲景伤寒百证歌发微论卷之一／白沙许叔微知可述"。正文半叶九行，行十九字，白口，单鱼尾，四周单边。卷末有"万历辛亥乔山堂刘龙田梓行"木记。森立之谓："此本合二书为四卷，坊俗所为，非旧面也。"（《经籍访古志》卷七）刘龙田是晚明时期福建建阳的刻书家。万历壬子（1612）刘龙田又刊印钱闻礼《类证增注伤寒百问歌》四卷，题"清邑后学杏泉雷顺春集录"，与汤尹才《伤寒解惑论》合为一书，亦非钱氏之旧，故知刘龙田所刻，多裒辑诸书，汇为新本。

将其中《百证歌》部分与元刻本相对照，除第六十八证《多眠歌》有较大不同外，其余仅有少许文字出入，多是形近而误。书中也有据他书校改之迹。例如，第九十三证《百合歌》，元刊本"如有寒来复无寒，如有热作复无热"缺"来"与"作"二字，几不成句，此本将其补充完整，并且二字字形宽扁，显为后来补入。又如，第十四证《阴证阴毒歌》"身如被杖痛可知"下小注"阴积于下则微阳消于上"较元刊本多"脉"字；第五十三证《发渴歌》"此证思之要审量"下小注"太阳病须汗后大渴方可行白虎"较元刊本多"大"字；第五十九证《懊憹歌》"腹满头坚不可攻"下小注"此一证胃中下后仍有燥屎也"较元刊本多"仍"字；并且此处三字亦有明显挤格补入痕迹。故是书渊源有自，虽为书坊刻本，亦可资参详。

早稻田大学藏有日本明和乙酉刊本《新镌注解张仲景伤寒百证歌发微论》四卷，行款版式与刘龙田乔山堂刊本皆相同。唯卷末牌记改为"明和乙酉仲秋日阿波越元中立节氏校刊于浪华进修书屋"，卷末有"浪华书林／和泉屋文介"九字，当据乔山堂本翻刻。

4. 清刊本

1）《十万卷楼丛书》本

陆心源辑刻《十万卷楼丛书》中收录许叔微《伤寒百证歌》五卷，据所藏元刊本重刻。今南京图书馆、北京大学图书馆等皆有收藏。卷前陆心源序谓"《百证》、《发微》，元明以来不甚显。《四库》未收，阮文达、张月霁亦皆未见，惟钱遵王《读书敏求记》着于录，遵王元刊，今归于余"。又谓"明万历辛亥有乔山堂坊刻合为四卷，证以元刊，不但面目全非，窜改亦复不少，此明人刊板之通病，医书尤甚者耳。余虑其误俗医而害人命也，重摹元刊，以广其传"。

卷前无元刊本许叔微的《伤寒百证歌》序，代之以陆心源光绪七年（1881）的《重雕元刊伤寒百证歌发微论序》，次目录，次正文。正文半叶九行，行十七字，注文小字双行约二十字，黑口，双黑鱼尾，四周双边与左右双边。目录首页题"新编张仲景注解伤寒百证歌目录／翰林学士许叔微知可述"，卷端题"张仲景注解伤寒百证歌卷之一／白沙许叔微知可述"。卷末有"光绪七年岁在重光大荒落吴兴陆氏十万卷楼重雕 陆心源校"。是书虽谓摹自元刊，然非据原本行款格式影刻。元刊正文半叶八行，陆心源重刻本改作九行。分卷及内容相同。

2）藏修书屋刊本

同治十年（1871）新会刘晚荣编刊《述古丛抄》第一集收录许叔微《伤寒百证歌》五卷。卷前唐棉村序谓谓辛亥（1851）秋自书贾购得宋残本《伤寒百证歌》五卷，其标题曰"新编张仲景注解伤寒百证歌"，前后缺去序跋，书中脱落三十余字，藏书家亦无有蓄之者，故刊行以广其传。今北京大学图书馆、山东大学图书馆、武汉大学图书馆等皆有收藏。

卷前有咸丰壬子（1852）唐棉村撰《许学士传》及序，目录首页题"新编张仲景注解伤寒百证歌 翰林学士许叔微知可述"，卷端题"张仲景注解伤寒百证歌卷之一／白沙许叔微知可述"。正文半叶九行，行二十字，注文小字双行同，黑口，单黑鱼尾，左右双边，版心下镌"藏脩书屋"四字。

与元刊本及《医方类聚》本相对照，其分卷与元刊本相同。元刊本、《医方类聚》本的一些误字此本皆不误。例如，元刊本第一证"阳病见阴终死厄"下小注"脉沉涩若弦微"，藏修书屋本"若"作"弱"。第二证"烦渴五苓安可缺"下小注"止烦汤"，藏修书屋本"汤"作"渴"。第二十五证"调卫调荣斯两得"下小注"无三阴证者，大青龙汤主之"，藏修书屋本"三"作"少"。第二十八证"大便反快小便硬"下小注"若下之早则戚"，藏修书屋本"戚"作"哕"；"病若头中寒湿"，藏修书屋本"若"作"在"。第四十二证"死候难医不可道"下小注"病不解汗衰"，藏修书屋本"解"作"为"。第七十五证"额上手背时时透"下小注"朱迪"，藏修书屋本作"宋迪"。第八十二证"宜用茯苓桂枝术"下小注"眩胃"，藏修书屋本作"眩冒"。第九十六证"变证来时恐无及"下小注"热除后遍身凉"，藏修书屋本"后遍"作"脉迟"。

此书后又收入光绪十六年（1890）所编刊的《藏修堂丛书》第五集，书版相同，唯书前冠以刘晚荣的"藏修丛书第五集序"与第五集总目。

（三）主要内容与学术渊源

《伤寒百证歌》将《伤寒论》中证候等内容编列为首七言歌诀，并征引据经典医书详予注释。许叔微治疗伤寒，最为推重仲景之说，《伤寒百证歌》自序云："论伤寒而不读仲景书，犹为儒而不知有孔子六经也。"（汪琥，《伤寒论辨证广注》）是书第一、第二证为脉证与病症总论，通论凭脉识病辨证为伤寒之大要，第三证至第十证论表里证，第十一证至第二十二证为论阴阳证，第二十三证至第三十证为伤寒及类似证，第三十一证至第三十八证为诸可与不可，第四十证至第九十一证为伤寒诸病证，第九十二证至一百证为狐惑、百合、妇人、差后、死脉等。

考其渊源，许叔微伤寒学之框架来自朱肱的《活人书》，百首歌诀中近三分之二的内容是对《活人书》的直接概括。楼钥谓："许学士知可近世推尊其术，《本事方》之外，为《活人指南》一书，谓伤寒惟《活人书》最备，最易晓，最合于古典，余平日所酷爱。"（《攻媿集》卷五十三《增释南阳活人书序》）

《伤寒百证歌》在注文中多采择他书以补仲景之未备。汪琥的《伤寒论辨证广注》"卷首采辑书目"谓："其中间或有仲景无方者，辄取《千金》等方以编入。其第三十证，则以食积、虚烦、寒痰、脚气似伤寒者，采朱肱、孙尚之说以补入。又第五十一证发斑歌云：温毒热病，两者皆至发斑。其注中复采《巢氏病源论》以补入。此皆有裨于仲景者。"除《内经》《难经》《千金方》《外台秘要》等医学经典外，许叔微对同时代医家的著述也较为留意，引用较多的有孙兆父子、王实、宋迪、刘元宾、成无己等。其中一些医家的著述已经亡佚，正赖许叔微的征引，后人才得以了解其伤寒理论。

许叔微著作中吸收孙兆父子之说较多，而孙兆父子论伤寒之说多散佚。

书中征引二人观点或称"孙尚",或称"孙尚药",或称"孙用和",或称"孙兆",引作"孙尚"者或为"孙尚药"之误,其余称引似将父子二人混为一人(《孙兆伤寒方》考证)。许叔微引用二人的观点,如脉来六至七至以上者的病症(《伤寒百证歌》"第一证伤寒脉证总论歌"),大小陷胸丸的应用、桂枝麻黄青龙三证鼎立说(《伤寒百证歌》"第二证伤寒病证总类歌"),辨虚烦与伤寒脉证(《伤寒百证歌》"第三十证四证似伤寒歌"),竹茹汤脉证(《伤寒百证歌》"第六十五证吐逆歌")等,完善了他对仲景学说的理解。

王实的《伤寒证治》一书亦已亡佚,许叔微著作中引录两条。《伤寒百证歌》"第二十三证伤寒歌"谓:"淋家、衄家、疮家以至四动脉不可发汗者,王实皆用小柴胡汤。"又如,《伤寒发微论》"论桂枝麻黄青龙用药三证"谓:"青龙一证尤难用,必须形证谛,当然后可行。王实止以桂枝麻黄各半汤代之,盖慎之者也。"由此可以看出王实短于辨证、用药保守的特点。

宋迪的《伤寒阴证诀》也是亡佚的医书,许叔微著作中征引此书除去重复共六条,并记载了宋迪撰写此书的缘由。后人对于宋迪《伤寒阴证诀》的了解全部来自许叔微的引录。

刘元宾是宋代精于伤寒的医家,著有《通真子伤寒括要》等。《伤寒发微论》"论伤寒七十二证候"小注引《神巧万全方》二则,《神巧万全方》原书散失,今有部分佚文保存在朝鲜金礼蒙等纂辑的《医方类聚》中。《伤寒发微论》中所引两则,一见于《医方类聚》卷五十四《四时伤寒并时气发黄方》,一见于《四时伤寒并时气痉病方》,引文略有不同。

成无己的《注解伤寒论》成书于两宋之交,许叔微书中已两见。《伤寒发微论》"论仲景缓迟沉三脉"谓:"仲景云:'卫气和,名曰缓;荣气和,名曰迟;缓迟相搏名曰沉。'注云:'缓者四肢不收,迟者身体俱重,沉者腰中直,腹内急痛。'若然则三者皆病脉也,安得谓之和?注者乃以《脉诀》中沉缓论之,不知仲景伤寒脉与杂病脉异。"此处所引即是成无己注文。又如,《伤寒九十论·葛根汤证第二十》谓:"何谓几几?如短羽鸟之状,虽屈而强也。谢复古谓病人羸弱,须凭几而起。非是。与成氏解不同。"许叔微无疑读过成无己注,从他对《内经》的引用来看,他对成无己以经注论的思路有所借鉴，但却很少直接引用成无己的注文，而是自出机杼，并能够对成无己的注释有所驳正。

六、许叔微的《伤寒发微论》

（一）成书

元刊本的《伤寒百证歌》前许叔微自序中已提及《伤寒发微论》一书，其云："复作《发微论》上下卷，《义论》二十二条，续次于末。"从后世的流传情况来看，这两部书也往往被一同刊刻。现存许叔微的另一部著作《伤寒九十论》中有部分条目与《伤寒发微论》文字相近，并有具体纪年。考察《伤寒发微论》中所载条目的时间，多集中于南宋初年，最晚为庚戌年（见《辨桂枝汤用芍药证第一》《肾虚阳脱证第八》），即1130年，这与上文乙卯年（1135）刊行的推断相符合。

许叔微所撰的《伤寒发微论》已见于当时人的议论中。钱开礼的《类证普济本事方序》谓："（许叔微）手著《伤寒发微论》、《伤寒百证歌》、《议证二十二篇》、《仲景脉法》诸书，皆脍炙人口。"此序冠于清代叶桂《本事方释义》卷首。冈西为人《宋以前医籍考》云："'开'疑即'闻'之讹。闻礼绍兴中为建宁府通判，亦有医名，著有《伤寒百证歌》。"果如冈西为人所言，则在南宋初年已有《伤寒发微论》之名。今本《伤寒发微论》共计二十二篇，则钱开礼所谓《议证二十二篇》又不知何书也。

（二）版本

《伤寒发微论》与《伤寒百证歌》自元刊以来多合刻，故其版本多相同。其版本主要有以下几种。

1. 元刊本

中国国家图书馆著录元刊本《新编张仲景注解伤寒发微论》二卷一部，收入《中华再造善本》。目录首页题"新编张仲景注解伤寒发微论目录／翰林学士许叔微知可述"，卷端题"张仲景注解发微论卷之一／白沙许叔微知可述"。正文半叶八行，行十七字，注文小字双行约二十字，黑口，双黑鱼尾，左右双边。卷上首列《论伤寒七十二证候》，扼要辨析伤寒病中常见的七十二种症状，采录《伤寒论》《难经》《千金方》《神巧万全方》等书加以阐释，并给出简要的用药指导。其后则是许叔微对《伤寒论》中病症、脉象、用药等问题的思考，共二十二论。

南京图书馆藏元刻本一部，与中国国家图书馆藏本版式相同。据前揭学者的研究，从字体形态来看，中国国家图书馆藏本似为南京图书馆藏本的明代前期翻刻本。

2. 明刊本

1）《永乐大典》本

现存《永乐大典》卷三千六百十四"寒"字条征引《伤寒百证歌》共四则，分别为《论中风伤寒脉》《论桂枝汤用赤白芍药不同》《论桂枝肉桂》《论桂枝麻黄青龙用药三证》，然此四则皆在今本《伤寒发微论》中，可知《永乐大典》所据之《伤寒百证歌》已将二者合刻。

2）《医方类聚》本

《医方类聚》卷三十四在《伤寒百证歌》后收录《伤寒发微论》的全部内容，字句多与元刊本相同。

3）乔山堂刘龙田刊本

今中国国家图书馆、上海图书馆藏有乔山堂刘龙田刻本《新镌注解张仲景伤寒百证歌发微论》四卷，上海图书馆藏本今影印收入《续修四库全书》。

正文半叶九行，行十九字，白口，单鱼尾，四周单边。卷端题"重镌注解仲景伤寒百证歌发微论卷之一／白沙许叔微知可述"。卷末有"万历辛亥乔山堂刘龙田梓行"木记。

是书包括了《伤寒百证歌》与《伤寒发微论》两书的内容，与元刊本相对照，卷一为《伤寒发微论》卷上的内容，卷四后半部分是《伤寒发微论》卷下的内容。与元刊本相校，除卷首《论伤寒七十二证候》中"两手撮空"与"汗出如油"顺序颠倒外，其余仅字句上略有不同。

3. 清刊本

《伤寒发微论》的清代刊本以陆心源《十万卷楼丛书》本最为流行。陆心源辑刻《十万卷楼丛书》中收录许叔微《伤寒发微论》二卷，据陆心源所藏元刊本重刻。卷端题"张仲景注解发微论卷之一／白沙许叔微知可述"。正文半叶九行，行十七字，注文小字双行同，黑口，双黑鱼尾，四周双边与左右双边。卷末有"光绪七年岁在重光大荒落吴兴陆氏十万卷楼重雕 陆心源校"。

七、许叔微的《伤寒九十论》

（一）成书

　　许叔微的《伤寒九十论》一书未见书目著录，直到清代方见于记载。元刊本《伤寒百证歌》前"自序"中谈及他南渡之后整理书稿，发现尚存《治法》八十一篇云云。陈振孙的《直斋书录解题》谓："许叔微有《伤寒治法》八十一篇。"当据此而来。

　　从内容来看，《伤寒九十论》一书是许叔微医案的实录，其中有时间记载的最早一条是"宣和戊戌（1118）"（刚痉证二十一），最晚者为"己巳（1149）"（阴阳易证五十七），1149年许叔微已69岁，时间跨度达三十年。从医案中的地点信息来看，也是由南北宋之交的仪征（循衣摸床二十八）、维扬（邪入大经二十九）、句容（舌卷囊缩二十七）到南渡之后的毗陵（麻黄汤四、太阳中暍二十四），这与许叔微的行迹皆可一一印证。《伤寒九十论》的写作一直持续到许叔微晚年，故其成书当在许叔微晚年，或为门生后人纂辑汇编而成。

（二）版本

1. 旧抄本

　　张金吾的《爱日精庐藏书志》卷二十二著录旧抄本《伤寒九十问》一卷，谓："宋白沙许叔微知可述。先列病证，后论治法，剖析颇精。是书诸家书目俱未著录，伏读《钦定四库全书总目》云，叔微书属辞简雅，不谐于俗，故明以来不甚传布。是则因传本稀少，故藏书家俱未之见欤。陈振孙曰：叔微有《伤寒治法》八十一篇，未知即此书否。"

瞿镛《铁琴铜剑楼藏书目录》卷十四著录旧抄本《伤寒治验九十论》一卷，宋许叔微撰，"每证各系以论，凡九十篇。原书名《伤寒论》，郡人刘大生校录，增'治验'字。大生不知何时人"。此本未见。

　　2. 明《永乐大典》本

　　现存《永乐大典》卷三千六百十四、卷三千六百十五引录《伤寒九十论》共十条，依次为太阳桂枝证（三十）、桂枝证（三十一）、辨桂枝汤用芍药证（一）、桂枝加葛根汤证（十九）、麻黄汤证（四）、大青龙汤证（五）、失汗衄血证（八十一）、叉手冒心证（五十八）、伤寒耳聋证（五十九）、衄血证（六十三）。《永乐大典》所引的《伤寒九十论》与通行之《琳琅秘室丛书》本相对照，字句略有不同，《琳琅秘室丛书》文字有误者前者皆不误，可供校勘。例如，太阳桂枝证第三十"风伤卫则风邪中于阳气"，《永乐大典》"中"作"干"，与下文"寒伤营，则寒邪干于阴血"相应。"邪乘虚而居中"，《永乐大典》作"邪乘虚而居脉中"。桂枝证第三十一"予询其药中用肉桂耳"，《永乐大典》作"予询其药，桂枝乃用肉桂耳"。辨桂枝汤用芍药证第一"非此时也"，《永乐大典》作"非特此也"。"非芍药不能刮其阴邪"，《永乐大典》本"刮"作"利"。桂枝加葛根汤证第十九"予令去而服之"，《永乐大典》作"予令依林说而服之"。先汗衄血证第八十一"化为衄血，必有是证"，《永乐大典》作"热化为血，则必有衄血之证"。叉手冒心证第五十八"持脉时"，《永乐大典》作"未持脉时"。衄血证第六十三"此只可用犀角汤、地黄汤"，《永乐大典》作"此只可用《小品》犀角地黄汤"。

　　3. 清刊本

　　清刊本中最为常见的是《琳琅秘室丛书》本。咸丰三年（1853），胡珽据张金吾抄本活字排印《伤寒九十论》一卷，附胡珽的《伤寒九十论校讹》一卷、《校补》一卷，收入《琳琅秘室丛书》第二集中。《续修四库全书》影印收录天津图书馆藏咸丰三年（1853）木活字本，正文半叶九行，行二十一字，黑口，单黑鱼尾，四周单边。内封题"爱日精庐传抄本 伤寒九十论"，卷首为"四库未收书 伤寒九十论提要"，即摘录张金吾的《爱日精庐藏书志》中，次目录，次正文，卷端题"伤寒九十论／宋白沙许叔微知可述"，卷末有"昭文张金吾爱日精庐传抄本／仁和胡树声震之藏书 男珽校／吴县贝毓诚、金匮江文炜、元和徐立方全校／阳湖吴国正刷印"。后附胡珽《伤寒九十论校讹》，冠以咸丰三年胡氏小序。

是书又有光绪九年（1883）会稽董氏云瑞楼木活字本，今中国国家图书馆、上海图书馆等地有收藏。内封面牌记题"光绪丁亥秋八月会稽董氏云瑞楼重刊"。重刊例言署光绪十四年董金鉴述。北京大学图书馆、华东师范大学图书馆等藏有光绪十四年（1888）会稽董氏取斯堂木活字本《伤寒九十论》一卷附《校讹》、一卷《校补》一卷，内封面牌记题"光绪戊子春会稽董氏取斯堂重刊"，与董氏云瑞楼本版式相同。

（三）许叔微伤寒著述之关系与流传考略

许叔微的几部著作中有部分内容互见。《伤寒发微论》的内容大部分见于《伤寒九十论》，并且与许叔微的另一部著作《普济本事方》中的部分条目相近。现对比三书相关篇目如表 4-6 所示。

表 4-6　《伤寒发微论》《普济本事方》分别与《伤寒九十论》内容对照简表

《伤寒发微论》	《伤寒九十论》	《普济本事方》	《伤寒九十论》
论桂枝汤用赤白芍药不同	1	麻黄汤	30▲
论伤寒慎用圆子药	18▲	桂枝加厚朴杏子汤	3
论桂枝麻黄青龙用药三证	30▲	大柴胡汤	13▲、14、18▲
论两感伤寒	34	白虎加苍术汤	88
论伤寒以真气为主	8	黄芪建中加当归汤	4▲
论治伤寒须依次第	4▲	蜜兑法	7
论仲景缓迟三脉	22	破阴丹	10
论表里虚实	78▲	小柴胡加地黄汤	16、89
论桂枝肉桂	31	真武汤	17
论滑脉	51▲	白虎加人参汤	36▲
论用大黄药	13▲	桂枝汤	37▲
论阴不得有汗	79▲	瓜蒂散	46、47、48
论林亿疑白虎证有差互	36▲	桂枝黄芩各半汤	49▲

续表

《伤寒发微论》	《伤寒九十论》	《普济本事方》	《伤寒九十论》
论弦动阴阳二脉不同	—	抵当圆	50
论中风伤寒脉	—	破阴丹	51▲
论表证未罢未可下	49▲	补脾汤	73
论中暑脉不同	75▲	白虎汤	75▲
论伤寒须早治	81	麻黄汤	78▲
论发热恶寒	37▲	小柴胡汤	79▲
论风温证	44	麻黄汤	84
论风温疟证	65	小承气汤	85、86、87
—	—	葛根汤	20
—	—	辨少阴脉紧证	52

注：标注▲者为三者共有的条目。

三书条目相对照，《伤寒发微论》与《普济本事方》在文字上大多相近，而与《伤寒九十论》差异较大。比如，论仲景方用丸药，《伤寒发微论》谓："更再以大黄、朴硝下之，鲜不致毙。"《普济本事方》谓："既下而病不除，不免重以大黄、朴硝下之，安能无损也哉。"《伤寒九十论》无此句。论治伤寒须依次第，《伤寒发微论》与《普济本事方》称"梁武帝"，《伤寒九十论》则直呼"陈霸先"。论表里虚实，《伤寒发微论》与《普济本事方》皆引录《魏志·华佗传》论同病异治之例，《伤寒九十论》无。论中暑脉不同，《伤寒发微论》与《普济本事方》皆引朱肱语，《伤寒九十论》无。

大致看来，《伤寒九十论》为医案之实录，随其治而记之，间附己论，是为原始材料。《伤寒发微论》与《普济本事方》则是根据医案整理而成，故其言简雅有据。据表4-6，《普济本事方》中条目顺序与《伤寒九十论》亦多相同，如第四十六至第五十一论、第八十四至第八十七论等，此或是二书据同一材料整理所成之证。

其中值得注意的是《伤寒发微论》"论桂枝汤用赤白芍药不同"与《伤寒九十论》"辨桂枝汤用芍药证第一"。此二条同是论仲景方中之芍药，但结论却截然相反。《伤寒发微论》主用白芍，《伤寒九十论》主用赤芍。

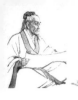

《伤寒九十论》谓："《神农本草》称芍药主邪气腹痛，利小便，通顺血脉，利膀胱、大小肠。时行寒热，则全是赤芍药也。又桂枝第九证云：微寒者，去赤芍药。盖惧芍药之寒也。惟芍药甘草汤一证云白芍药，谓其两胫拘急，血寒也，故用白芍药以补，非此时也。《素问》云：涩者阳气有余也。阳气有余为身热无汗，阴气有余为多汗身寒。伤寒脉濇，身热无汗，盖邪中阴气，故阳有余，非麻黄不能发散。中风脉滑，多汗身寒，盖邪中阳，故阴有余，非赤芍药不能刮其阴邪。然则桂枝用芍药赤者明矣。"他通过细读《伤寒论》认识到"赤者利，白者补"，这个推论是正确的，但他根据《内经》"阳气有余为身热无汗，阴气有余为多汗身寒"，认为伤寒阳有余故用麻黄发散，中风阴有余故用芍泻其阴，而赤芍主泻，故桂枝汤中应用赤芍。这就没有认识到桂枝汤的真正组方意义而将阴阳有余与"赤者利，白者补"简单地联系起来，故而得出了错误的结论。但在《伤寒发微论》中，他引用仲景桂枝第四十七证谓："病发热汗出，此为荣弱卫强，故使汗出，欲救邪风，宜桂枝汤。盖风伤卫而邪乘之，则卫强，荣虽不受邪，终非适平也，故卫强则荣弱。仲景以桂枝发其邪，以芍药助其弱，故知用白芍药也。"在这里，他认识到桂枝汤的病机是卫强荣弱，用桂枝发其邪以散亢奋之卫阳，用芍药助其弱以养虚弱之营阴，白芍主补，故桂枝汤当用白芍，较前说更合仲景之意。依照认识水平不断提高的次序，《伤寒发微论》撰写此数条的时间似在《伤寒九十论》之后。

综合以上考论，《伤寒九十论》为许叔微医案之实录，随其治而记之。每条先记述医案，次为"论曰"，对医案加以总结评论，是为原始材料，写作时间最长。《伤寒发微论》几乎每条皆以仲景原文起首，继而深入阐发辨析，应是根据已经完成的部分医案整理而成，故其言简雅有据。窃谓《伤寒发微论》成书后，许叔微继续医案的写作。《伤寒九十论》成书于许叔微晚年，也可能经门生或后世医家纂辑汇编而成。

（四）伤寒理论

《伤寒九十论》被誉为我国现存最早的医案专著，该书记载了许叔微病案九十例，以《伤寒论》《内经》《难经》等医籍的理论为基础，结合作者个人的见解加以剖析，论述精当有据。许叔微以士人身份转习医学，故对伤寒理论有更为深入的思考，其中较为突出的有以下几个方面。

1. 伤寒以真气为主

在对伤寒的整体理解上，许叔微认为伤寒是由于人体正气虚弱，故邪气入之而发病。《伤寒九十论》"伤寒表实证第七十八"："古人称邪之所凑，其气必虚。留而不去，为病则实。盖邪之入也，始因虚，及邪居中反为实矣。"邪分阴阳，《伤寒发微论》"论中风伤寒脉"："大抵阴阳欲其适平而已，阳气不足，阴往乘之，故阴有余。阴气不足，阳往从之，故阳有余。"因此，许叔微治疗伤寒强调以真气为主。《伤寒九十论》"肾虚阳脱证第八"："伤寒不拘阴证阳证，阴毒阳毒，要之真气强壮者易治，真气不守，受邪才重，便有必死之道，何也？阳证宜下，真气弱，则下之便脱；阴证宜温，真阴弱，温之则客热便生。故医者难于用药，非病不可治也，主本无力也。……（知七损八益之理）则男妇身常无病，无病精气常固，虽有寒邪，易于调治，故曰二者可调。是知伤寒真气壮者易治也。"《内经灵枢》"刺节真邪论"曰："真气者，所受于天，与谷气并而充身也。"真气关涉脾胃及肾脏，尤其是肾。许叔微强调真气与他重视脾肾二脏的整体思想有关。在他看来，肾主是气血生化与新陈代谢的动力，"若腰肾气盛，则上蒸精气，气则下入骨髓，其次以为脂膏，其次以为血肉也"（《普济本事方》卷六）。脾与肾的关系如鼎釜与薪火，"肾气怯弱，真元衰劣，自是不能消化饮食"（《普济本事方》卷二）。许叔微诊伤寒亦以胃脉、肾脉为重。《伤寒百证歌》"第一证伤寒脉证总论歌"谓："趺阳胃脉定死生，太溪肾脉为根蒂。"死生、根蒂之语可见二者之重要性。

2. 重视仲景脉法

许叔微对仲景脉法非常重视，尝著《仲景脉法三十六图》，论述伤寒之脉，今佚。许叔微发现伤寒之脉与杂病之脉不同，论治伤寒应以仲景脉法为准。北宋医者论脉，多习高阳生所著《脉诀》。许叔微他注意到《脉诀》中脉象的阴阳属性与《伤寒论》有互相违忤之处，故对此进行专门考察。《伤寒发微论》卷上云："仲景云：'卫气和名曰缓，荣气和名曰迟。缓迟相搏名曰沉。'注云：'缓者，四肢不收；迟者，身体俱重；沉者，腰中直，腹内急痛。'若然，则三者皆病脉也，安得谓之和？注者乃以《脉诀》中沉、缓、迟论之，不知仲景伤寒脉与杂病脉异。何以言之？上文云：卫荣盛为高、章、纲；卫荣弱为慄、卑、损。至此三脉谓之和，则不盛不弱，乃平和脉。盖伤寒之脉，高、章、纲者阳证类，慄、卑、损者，阴证类，即是而言，则缓、迟、沉者，阴阳向安之脉也。不特此尔，下文云：寸口脉缓而迟，缓则阳气长，迟则阴气盛，阴阳相抱，荣卫俱行，刚柔相得，非安平而何。"这一则论缓、迟、沉皆是阴阳向安之脉而非病脉，与《脉诀》中作为病脉的缓、迟、沉不能相提并论。

　　《伤寒发微论》卷下又论弦动二脉阴阳属性的不同："仲景云：'脉大、浮、数、动、滑，此名阳也。脉沉、涩、弱、弦、微，此名阴也。'《脉诀》以动脉为阴，以弦脉为阳，何也？此是开卷第一行疑处，而世人不知讲。予谓《脉诀》所言分七表、八里而单言之也，此之所论，兼众脉而合言之也。大抵杂病各见一脉，唯伤寒必兼众脉而见，何以言之？仲景之意若曰：浮大者阳也，兼之以动、数、滑之类，安得不为阳？沉细者阴也，兼之以涩、弦、数之类，安得不为阴？故仲景论动脉则曰：'阳动则汗出，阴动则发热。数脉见于关上，上下无头尾，如豆大，厥厥动摇，名曰动也。'又结胸证云：'脉浮而动，浮则为风，动则为痛。'故兼数与浮而言动脉，则阳脉阳病也宜矣。仲景论弦脉则曰：'弦者，状如弓弦，按之不移。弦则为减。'又曰：'支饮急弦。'又，少阴证云：'手足寒，脉弦迟故。'此兼迟而言弦，则为阴脉阴病也宜矣。故仲景伤寒脉不可与杂病脉同日而语。今阳证往往浮大而厥厥动摇，其沉细而弦者，必阴证也，何疑之有哉。不特此也，至如曰高、曰章、曰纲、曰慄、曰卑、曰损，有纵有横，有逆有顺，趺阳太溪之类极多，予尝撰《仲景三十六种脉法图》。故知治伤寒，当以仲景脉法为本。"许叔微认为，与杂病诸脉不同，伤寒脉"兼众脉而见"，判断弦脉与动脉的阴阳属性需结合其兼见脉象来判断。因此，兼数与浮而言动脉，则阳脉阳病也宜矣；兼迟而言弦，则为阴脉阴病也宜矣。

　　他对紧脉的论述也是如此。《伤寒九十论辩少阴脉紧证第五十二》云："有难者曰：'《脉诀》以紧为七表，仲景以紧为少阴，紧为阴耶？'予曰：'仲景云："寸口脉俱紧者，口中气出，唇口干燥，蜷卧足冷，鼻中涕出，舌上白胎，勿妄治也。"又云："紧则为寒。"又云："曾人所难，紧脉从何而来？"师曰："假令亡汗若吐，以肺里寒，故令脉紧。"又曰："寸口脉微，尺中紧，其人虚损，多汗。"由是观之，则是寒邪入经络所致，皆虚寒之脉也。其在阳经则浮而紧，在阴经则沉而紧，故仲景云："浮紧者名为伤寒。"又云："阳明脉浮而紧者必潮湿。"此在阳则脉浮而紧者。仲景又云："病人脉阴阳俱紧者，属少阴。"又云："寸口脉微，尺脉紧，其人虚损，多汗，则阴常在，绝不见阳。"又云："少阴脉紧，至七八日，自下利，脉暴微，手足反温，脉紧反去者，此欲解也。"此在阴沉而紧也。仲景云："浮为在表，沉为在里，数为在腑，迟为在脏。"欲知表里脏腑，先以浮沉迟数为定，然后兼余脉而定阳阴也，若于《脉诀》而言则疏矣。故予尝谓："伤寒脉者，当以仲景脉为准法。"'"由于伤寒脉兼见的这一特征，因此对于弦、动、紧这样的"复合"脉象不能简单地判断其阴阳，必须以浮沉迟数这样的"单一"脉象作为坐标，然后根据其他相兼脉象来确定其阴阳。虽然"脉理精微，非言可尽"，但许叔微通过对《伤寒论》与《脉诀》的对比发现了二者之间的不同，归纳出仲景独特的伤寒脉法，并得出结论："予尝谓伤寒脉者，当以仲景脉为准法。"

朱肱论切脉除尺寸之外，"必欲诊冲阳，按太溪而后慊"（《活人书》卷二），许叔微继承了这一思想，《伤寒百证歌》"第一证伤寒脉证总论歌"谓："趺阳胃脉定死生，太溪肾脉为根蒂。"《伤寒九十论》"伤寒下利证第七十六"详细归纳了张仲景诊脉兼顾手足的几种情况："仲景论趺阳凡十一处，皆因脾胃而设。且如称趺阳脉滑而紧，则曰滑乃胃实，紧乃脾弱。趺阳脉浮而涩，则曰浮为吐逆，水谷不化，涩则食不得入。趺阳脉紧而浮，浮则腹满，紧则绞痛。趺阳不出，则曰脾虚，上下身冷肤硬，则皆脾胃之设可知矣。大抵外证腹满自利，呕恶吐逆之类，审是病在脾胃，而又参决以趺阳之脉，则无失矣。"在《伤寒百证歌》与《伤寒九十论》中，许叔微遇到脾胃虚弱的病人多参诊趺阳之脉，使辨证更加精确。

3. 用药把握时机，循次而进

用药的时机对于治疗伤寒来说不可小视，伤寒汗下不可过早也不可过晚，必须辨证而治，把握时机。《伤寒论》云："凡作汤药，不可避晨夜，觉病须臾，即宜便治，不等早晚，则易愈矣。若或差迟，病即传变，虽欲除治，必难为力。"《伤寒九十论·失汗衄血证第八十一》记载一人得伤寒，麻黄汤证。或劝其不须服药，待其自安。半月病不除，不得已召病治之。医问日数，但云已过期矣，不可汗下，遂化为衄血。许叔微论曰："今医不究根源，执以死法，必汗之于四日之前，下之于四日之后，殊不知此惑也。又云：病不服药，犹得中医，此为无医而设也。若大小便不通，必待其自差乎？盖前后不得溲，必下部腹胀，数日死矣。又况结胸、蓄血、发狂、发斑之类，未有勿药而愈者。知者知变，愚者执迷，以取祸也。须是随病浅深，在表在里，或阴或阳，早为治疗，如救火及溺然，庶易差。"此谓用药不可错过时机。《伤寒九十论·麻黄汤证第四》又记一人病伤寒，虽麻黄汤证而尺迟弱，故先以建中调理，及其尺脉方应遂投麻黄汤。论云："仲景虽云不避晨夜，即宜便治，医者亦须顾其表里虚实，待其时日。若不循次第，虽暂时得安，亏损五脏，以促寿限，何足尚哉。……每见病家不耐三四日，昼夜促汗，医者顾利，恐别更医，随情顺意，鲜不致毙。"

许叔微又注意到汗下先后的问题，《伤寒九十论·先汗后下证第四十九》记一人病伤寒，表证未去，大便不通。其云："于仲景法，表证罢方可下。不尔，邪毒乘虚而入内，不为结胸，必为协热利。"遂作桂枝麻黄各半汤，继之以小柴胡汤。又论云："伤寒病多从风寒得之，始表中风寒，入里则不消矣。拟欲攻之，当先解表，方可下之。若表已解而内不消，大满大坚，实有燥屎，方可议下。若不宜下而遽攻之，诸变不可胜数，轻者必笃，重者必死。"对于表邪未尽而见里证者，提出了先解表后攻里的治疗原则。

4. 对于方药之见解

许叔微对于《伤寒论》中的剂型与用药皆有独到的见解。仲景之方中共有五种丸剂，他认为，"理中、陷胸、抵当皆大弹丸，煮化而服之，与汤散无异。至于麻仁治脾约，乌梅治湿䘌，故须小丸达下部。其他皆入经络，逐邪毒、破坚癖、导血、润燥屎之类，必凭汤剂"。（《伤寒九十论·阳明当下证第十八》）仲景方中丸剂多欲其药缓行，与大小似无关系，许叔微以意推求，似未得其旨。

许叔微对仲景方剂中的药物组成认识深刻。宋本《伤寒论》桂枝加葛根汤条有林亿注云："仲景本论，太阳中风自汗用桂枝，伤寒无汗用麻黄，今证云汗出恶风，而方中有麻黄，恐非本意也。第三卷有葛根汤证，云无汗、恶风，正与此方同，是合用麻黄也。此云桂枝加葛根汤，恐是桂枝中但加葛根耳。"《伤寒九十论·桂枝加葛根汤证第十九》记一医用此方，尽二剂而病如旧。许叔微依林亿说去麻黄令服之，微汗而解。宋本《伤寒论》大柴胡汤无麻黄，然方后注云："一方加大黄二两，若不加，恐不为大柴胡汤。"《伤寒九十论·大柴胡汤证第十三》论曰："大黄为将军，故荡涤湿热，在伤寒为要药，今大柴胡汤不用，诚误也。"从大黄荡涤湿热的药性判断通下里实的大柴胡汤中必有此药，动中窾要。

对具体的用药，许叔微也非常重视。区分白芍与赤芍、桂枝与肉桂的药性不同体现了许叔微对于药性的认识。在《伤寒发微论》中，他认为桂枝汤、小建中汤等方剂中的芍药应为白芍，论曰："尝见仲景桂枝第四十七证云：病发热汗出，此为荣弱卫强，故使汗出，欲救邪风，宜桂枝汤。盖风伤卫而邪乘之，则卫强，荣虽不受邪，终非适平也，故卫强则荣弱。仲景以桂枝发其邪，以芍药助其弱，故知用白芍药也。荣既弱而不受病，乃以赤芍药泻之，决非仲景意。至于小建中，为迟血弱而设也，举此皆用白芍药，而仲景止称芍药，可以类推矣。"在《伤寒九十论·桂枝证第三十一》中，他指出，桂枝汤中当用桂枝而非肉桂，论曰："仲景论用桂枝者，盖取桂枝轻薄者耳，非肉桂之肉厚也。盖肉桂厚实，治五脏用之，取其镇重。桂枝清轻，治伤寒用之，取其发散。"

（五）流传与影响

在许叔微的著作中，《本事方》在当时流传较广。成书后流行于士大夫家，乾道癸巳（1173）曾协刻于零陵（《云庄集》卷四《题本事方后》）。王象之的《舆地纪胜》卷三十八提及许叔微时说"今有《本事方》行于世"。《宋史》也仅著录《本事方》一书。其后诸医家征引许叔微说，大多出自《本事方》，如王衮《博济方》、王执中《针灸资生经》、张杲《医说》、王好古《阴证略例》《医垒元戎》、李时珍《本草纲目》、汪瓘《名医类案》、王肯堂《证治准绳》、孙一奎《赤水玄珠》等。

许叔微的其他著述在当时似未流传。陈振孙《直斋书录解题》卷十三

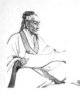
谓："《治法八十一篇》及《仲景脉法三十六图》、《翼伤寒论》二卷、《辨类》五卷皆未见。"唯朱震亨的《格致余论》谓："许学士《释微论》曰：予读仲景书，用仲景之法，然未尝守仲景之方，乃为得仲景之心也。"然此句不见于许叔微著作中。韩祗和的《伤寒微旨论》中多次提及"仲景之心"，如《可汗篇》云"此乃后人不究仲景之心也"。又如《总汗下篇》云："此仲景之心也，后人或各擅家技，或自恃己能，殊不究仲景心万分之一，诚可罪焉。"或朱肱误记为韩祗和耶？

八、李柽的《伤寒要旨》

《直斋书录解题》著录《伤寒要旨》二卷，李柽撰，《宋史·艺文志》作一卷。李柽，字与几，姑孰人。宣和辛丑（1121）进士，以易学知名。绍兴间通判徽州，迁监察御史，复拜尚书左司郎中。后忤秦桧，出知信州。柽善占候，知郡将有变，豫为备，俄贵溪贼起，即日遣将分击，俘贼首以归。桧忌罢职，复知饶州。（《宋会要辑稿》职官五九之二十、《（嘉庆）大清一统志》卷一百二十一）又著有《伤寒治法》（程迥《医经正本书》）、《小儿保生方》（《直斋书录解题》卷十三）、《易说》五卷（《（光绪）重修安徽通志》卷三百三十五）。

（一）宋刊本

中国国家图书馆藏宋刊本《伤寒要旨》一卷、《伤寒要旨药方》一卷，影印收入《中华再造善本》。

是书正文半叶九行，行十六字，白口，单黑鱼尾，左右双边。《伤寒要旨药方》卷末刻有两行云："右伤寒要旨一卷药方一卷 乾道辛卯岁刻于姑孰郡斋。"《伤寒要旨》在前，《伤寒要旨药方》在后，《直斋书录解题》则谓"列方于前，而类证于后"，似宋代已有不止一种版本。

是书为残本，《伤寒要旨》缺第三叶B面至第九叶A面、第十三叶、第四十一叶B面至卷末。《伤寒要旨药方》缺卷首至第四叶A面。

宋讳如眩、弦、惊等字皆不避，唯"丸"字改作"圆"。刻工可辨者有黄宪、毛用、刘青、刘全四人。此四人皆南宋绍兴、乾道间刻工。黄宪，南宋乾道间安徽当涂刻工，尝刻《洪氏集验方》（姑孰郡斋本）。毛用，南宋绍兴间刻工，尝刻《洪氏集验方》（姑孰郡斋本）、《两汉博闻》（姑孰郡斋本）、《文选注》（袁说友本）。刘青，南宋绍兴间刻工，尝刻《大般若波罗蜜多经》（奉化王公祠堂本）、《宛陵先生文集》、《李贺歌诗编》。刘全，南宗乾道间刻工，尝刻《春秋经传集解》（闻人模本）、《孔氏六帖》（韩仲通本）。

《伤寒要旨药方》目录末有识语云："崇祯甲申元宵，蝶庵孙道兄见惠，向置乱卷中。庚戌端节后，雨如瀑布，检出装好，补方六道，以备参考云。"末有印章二枚，模糊莫辨。又有朱笔识语谓"又有别本方计一百二十道，有桂枝加葛根汤、白散、桔梗汤、黄连汤、芍药甘草汤、猪胆汁方"。《伤寒要旨》卷末有黄丕烈跋文三篇。

卷中钤有"韩应陛鉴藏宋元名抄名校各善本于读有用书斋印记""读有用书斋""松江读有用书斋金山守山阁两后人韩德均钱润文夫妇之印""士礼居""黄丕烈印""复翁""汪士钟印""阆源真赏""某泉父""振勋私印""平阳叔子""吴下汪三""绅之""读未见书斋收藏""眉泉""尧圃"等印记。

《伤寒要旨药方》部分为仲景《伤寒论》方，共一百零八首。《伤寒要旨》部分以方类证，将《伤寒论》中有关方剂的条目汇为一编，与《伤寒要旨药方》相为呼应。《伤寒要旨》部分冠以《炮炙煎煮例》，通论药物炮炙煎煮方法。李柽自序说明其编纂义例谓："予虑学者开卷之初，未易得其端绪，遂以仲景论所用药方，凡一百四道，每方为一门。凡证之用此方者，悉列于左，于本论无一字遗落。"（程迥，《医经正本书》）

宋本《伤寒要旨》汇编所依据的《伤寒论》底本为宋臣校刊本。据钱超尘的考察，与宋本《伤寒论》相对照，其所引录皆林亿注文，且两本书完全相同的条目约占四成，其他文字略有出入，对宋本的改动之处主要是剂量多寡与炮制服法的不同（钱超尘，2009：96-108）。

（二）主要内容

《伤寒要旨药方》列方于前，类证于后，以方剂为中心对《伤寒论》全书做了重新编排。程迥的《医经正本书》载李柽自序谓："伤寒病有定证，治有定法，如回应声，毫发无差。其病不过三阴三阳，与夫并合之证，其治不过汗吐下。其他杂证，皆误医所致，亦有治法。世人不法仲景，妄作常病治之，十失八九。"又论是书之用云："世之明医，固不假此，或所未娴，而命医之际，医谓合用某药，即检其方一门遍读之，与此相合则无疑矣。苟无此证而服之，必致害人，谨勿妄投也。此书不满万言，人能辍暇熟记之，治伤寒如反掌耳。仰事俯育，大不可阙此。"

此书皆仲景治方，唯最末一条"白圆子"不出仲景。卷二注谓"此庐州汤晦叔法，仲景阙此，故载之"，卷一载其法云："滑石末饭为圆，如桐子大，每服十圆，微嚼破，新水咽下，立止。只以末一钱，饭少许同嚼，水下亦得，不以老幼皆可服。"此方又见许叔微的《普济本事方》，名曰"滑石汤"，其法云："滑石末，不以多少，饭圆如桐子大，每服十圆，微嚼破，新水咽下，立止。只用药末一大钱，饭少许同嚼，下亦得，老幼皆可服。汤晦叔云：鼻衄者当汗不汗所致，其血青黑时，不以多少乃得止，且温服和药以调其荣卫，才见血鲜，急以此药止之。"汤晦叔今不可考，李栝与许叔微同时，此法自孰所出亦不可确知。

九、李知先的《活人书括》

（一）成书

《活人书括》，李知先撰。明熊宗立《医学源流》谓："李知先字符象，号双锺处士，宋孝宗乾道中人，撰《伤寒百问》次韵成歌，便于记诵，因名曰《活人书括》。"

李知先《自序》道其撰述原委曰："尝观论伤寒，自仲景而下，凡几百家。集其书则卷帙繁挐，味其言则旨意微深。最至当者，惟《活人书》而已。余留心此书，积有年矣，犹恐世医未得其要领，于是撮其机要，错综成文，使人人见之，了然明白，故目之曰《活人书括》。即一证作一歌，或言之未尽，则至于再、至于三。虽言辞鄙野，不能登仲景之门、升百家之道，然理趣渊源，几于简而当者矣。"

（二）版本

《文渊阁书目》卷三著录《活人书括》一部一册。是书宋刊本不存，最早的版本是明刊本。现存版本主要有三个系统，一是收入《医方类聚》的版本，稍后的版本有《类编伤寒活人书括指掌图论》十卷本、《伤寒图歌活人指掌》五卷本、《新刊图注指南伤寒活人指掌》四卷本，这三个版本皆与元代吴恕的《伤寒指掌图》合刊。

（1）明宣德癸丑（1433）刊本

森立之《经籍访古志》卷七著录《类证伤寒活人书括》四卷，谓："明宣德癸丑（1433）刊本，第三卷末缺，第四卷仅存一页，聿修堂藏。宋双锺处士李知先元象编次。此本目录有宣德癸丑刘氏博济药室刊识语。据而考之，此分为四卷者，亦非李氏之旧面也。"《图书寮汉籍善本书目》卷三著录《类证伤寒活人书括》四卷二册，明刊本。目录后有宣德癸丑书林刘氏博济药堂刊行一行，阙卷三第二十三叶以下及卷四两册。卷首有"梁辅山房""鹿有恒""多纪氏藏书印""跻寿殿书籍记""医学图书""大学东校典籍局之印"诸印记。今藏于日本宫内厅图书寮，国内无此书。

（2）《医方类聚》本

15世纪中叶朝鲜金礼蒙主持编纂完成的大型类书《医方类聚》中收录了《活人书括》，题"伤寒活人书括"或"伤寒活人书"。其所收《活人书括》分别见于卷三十一、卷三十二、卷五十五、卷六十三。今所见的《活人书括》单行本皆与元代吴恕的《伤寒指掌图》合刊，相较而言，《医方类聚》本保存了《活人书括》早期刊本的面貌。概而言之，是书大致包括以下五部分内容。

《活人书括》第一部分通论伤寒的主要问题，包括伤寒赋、伤寒诗、诊脉诀、三阴三阳经、阴阳所属、阴阳传变、阴阳受病，寒邪或首尾只在一经、阴阳用药活法、三阴三阳证、伤寒正名十六件、类伤寒证几个类目，无歌诀。这一部分见于《医方类聚》卷三十一。其中较为重要的是"伤寒赋"一目，分共八韵。此赋简要概括全书内容，各韵下有小注。

第二部分自"三阴三阳歌脉"至"伤寒问答四十六证歌"，皆为歌诀。见《医方类聚》卷三十一、卷三十二，包括四组内容，第一组为三阴三阳脉歌、三阴三阳歌、表里歌。第二组题"一十六证伤寒歌"，即"伤寒赋"中第三韵的内容。第三组为伤寒两感歌至蛔厥歌，即"伤寒赋"中第四韵的内容。第四组题"伤寒问答四十六证歌"，即"伤寒赋"中第一韵、第二韵的内容。

第三部分为"伤寒表里证论"，见《医方类聚》卷三十二。

第四部分为"伤寒遗事"与"药评"，这一部分见于《医方类聚》卷三十二，包括了对诸承气汤、大柴胡汤、小柴胡汤、大青龙汤、白虎汤、麻黄桂枝汤、桂枝石膏汤、十枣汤、圣散子方共九组方剂的评论，以及炮炙煎煮法、用药遗事。

第五部分为伤寒药方。此一部分见于《医方类聚》卷五十五，自麻黄汤至发汗法共二百三十二方。

（3）《类编伤寒活人书括指掌图论》本

明代福建熊宗立（1409—1482）将《活人书括》与《伤寒指掌图》合刊，重编为《类编伤寒活人书括指掌图论》十卷，刊刻行世。熊宗立，字道轩，建阳人，通阴阳医卜之术。《四库存目提要》著录宗立撰《素问运气图括定局立成》一卷，称宗立为刘剡门人。熊宗立尝编校医书十余种，其刻书处曰种德堂。

熊宗立纂编本现存版本不止一种。张钧衡的《适园藏书志》著录天顺辛巳（1461）鳌峰熊宗立种德堂刊本《类编伤寒活人书括指掌图论》十卷，谓："是书以双锺处士《歌括》、蒙斋《指掌图》合刊，建阳熊氏种德堂本。他书未著录。目后有天顺五年辛巳蒲月熊氏种德书堂新椠两行牌子。"长春中医药大学藏有一部。

美国国会图书馆藏有正德戊辰（1508）德新书堂刊本《类编伤寒活人书括指掌图论》十卷。是书正文半叶十三行，行二十七字，黑口，又黑鱼尾，四周双边。卷前有乾道丙戌李知先序、吴恕序、正统元年（1436）熊宗立序，次目录，目录末有牌记"正德丁卯仲冬存德书堂新刊"，卷前为《类编伤寒活人书指掌提纲》，题"江浙省医蒙斋吴恕撰"。卷端题"新编伤寒活人书括指掌图论卷之一／双锺处士李知先元象编次／钱塘吴恕蒙斋图说／鳌峰熊宗立道轩类编"，卷末有牌记题"正德戊辰孟冬德新书堂重刊本"。王重民的《中国善本书提要》谓："此存德书堂或新书堂，当时宗立子姪辈所开设，疑是时宗立已下世，故书堂亦易名也。"又谓："此本不似正德间刻版，疑是正德间熊氏后人，据旧版刷印，因当时书坊已改名，遂剜改卷前后牌记也。"

熊宗立序自谓其编纂义例："双锺处士《謌括》、钱塘蒙斋《指掌图》作焉，诚治伤寒之捷径也。愚以二书汇合成一，改次前八韵赋与后节目相贯，以李子建《十劝》列诸篇端，开卷则提纲撮要，晓其劝戒，其表里二十证论各条增入謌括，便其记诵。行是道者苟能熟味其謌，详玩其图，则治病之际瞭然在目，豁然于心。虽未能升仲景之堂奥，而仲景活人三百九十七法，不外是矣。所阙者，妇人胎产伤寒与小儿伤寒证治也。诸家经验良方续作末卷，以便观览。"对照《医方类聚》本，可以大概勾勒出熊宗立编刊本对《活人书括》的加工整理。

熊宗立纂辑本虽有数种版本，但内容上差别不大。与《医方类聚》本相对照，熊宗立本除将二书合刊外又增添了一些内容，其中新增歌括与条目在目录部分皆以小字"新增"标明。卷十为续添的内容，题"类编伤寒活人指掌续方卷之十／鳌峰熊宗立道轩续编"，包括《伤寒补遗经验良方》《江南溪毒》《沙证》《妊娠妇人伤寒方论》《妇人产后伤寒方》《小儿伤寒方》。以下参照《医方类聚》本五部分的内容，将熊宗立改编本的改动胪列如下。

第一部分即熊宗立本卷一的内容，其中，《伤寒赋》第一至第四韵的顺序与《医方类聚》本不同，第一韵下有注谓"元第三韵"、第二问注"元第四韵"、第三问注"元第一韵"、第四问注"元第二韵"，所谓元第某韵与《医方类聚》本顺序相同。《医方类聚》本第四韵"四肢逆冷谓之厥，指头微寒谓之情。舌滑曰苔，声重曰郑。有表寒，有里寒，有阴盛，有阳盛"。一句熊宗立本作"唇上生疮，狐惑便成湿䘌，饥不能食，蛔厥即吐长虫"。这与二书《伤寒赋》正文的次序相一致。

第二部分包括熊宗立本卷二至卷四，其内容与《医方类聚》本相同，唯熊宗立本在部分诗歌下附以图说，如温病图、中暍图、热病图、痉病图、疫疠图、两感图、类伤寒四证图等。

第三部分包括熊宗立本卷五，熊宗立本与《医方类聚》本顺序不同，后者腹痛四证、动悸九证、舌上白苔、奔豚四证位于最前。熊宗立本这一部分增加了阴证似阳、阴盛隔阳、阳证似阴、胁痛、气痛五证，并将这一部分内容加以歌括。

第四部分包括熊宗立本卷六、卷七，卷六首页题"鳌峰熊宗立道轩增歌括"。熊宗立本将《伤寒指掌图》的"酌准料例"与"增补药品"补入，并新增"炼蜜法"一节。

第五部分包括熊宗立本卷八、卷九。《医方类聚》本自麻黄汤至发汗法共二百三十二方。熊宗立本则以桂枝汤为第一，至结胸炙法共二百四十方，后附发汗法。由于药方部分熊宗立本经过了重新编排，正文中以小字标注的方剂序号与《医方类聚》皆已不同。卷八《药方加减例》第四方桂枝石膏汤后有黑底白字"双钟桂枝石膏汤"一条，未标序号，下有小注云："后凡白字方名并《活人书括》内方。"保留了李知先《活人书括》之旧貌。

（4）《伤寒图歌活人指掌》本

李知先的《活人书括》又有与吴恕《伤寒活人指掌图》合刻的另一个版本系统，题"伤寒图歌活人指掌"，五卷。根据《中国古籍总目》《中国中医古籍总目》等书的记载，是书有明万历二十八年（1605）刘龙田乔山堂刻本、万历四十三年（1615）刻本、明末致和堂刻本等。其中，最为常见的是明末致和堂刊本，今收入《四库未收书辑刊》第四辑。

是书内封面镌"吴蒙斋先生著／伤寒活人指掌／致和堂梓"，后镌印文"乙丑进士""大乘居士""王轩之印"。王轩，字临卿，嘉靖四十四年（1565）进士。卷前有清苑大乘居士书《校刻伤寒活人指掌引》，次目录，次正文，卷端题"校刻伤寒图歌活人指掌卷之一／宋医蒙斋吴恕撰"。是书正文半叶十行，行二十二字，白口，单黑鱼尾，四周双边。

卷前序谓，"今之业医者之于方书，非能博览强记也，亦非能详绎细解也，故其医伤寒也，率不离《活人指掌》，非以其有赋有诗便于童年课读耶？且备载二百三十九方法便于检用耶？中间意见之缪，为陶氏所指义者故不必赘，若诸证项下，即有说，复有图，似同不同，似异不异，此详彼略，此有彼缺，重复舛错，兼之传写差讹，若故为多方以误人，而荧惑其耳目者，然呼可怪也。今之医者，不知如何讲究，无亦粗涉其略而未细究其旨耶？以故临病施治，中率者少而失鹄者多，有由然矣。余甚悯焉，用是芟其重繁，正其谬讹，重梓以传，所冀善医者取仲景、陶氏之书参互考订，熟复玩绎，因证识病，因病处方，庶几百发百中，跻斯民于寿"云云。

与熊宗立本相对照,这些芟繁正谬主要有以下几个方面。

第一,将熊宗立本的十卷两两合并为五卷。

第二,删减注释。熊宗立本正文中间有双行小注对正文内容加以注释,致和堂本对小注进行了删减,仅保留了一小部分注释。

第三,将熊宗立本大部分"指掌图"删去,完全保留的图仅有"三阳合病图""三阳明合病图""不可汗图""不可下图"。其他"指掌图"则仅保留了论说部分,全书统一为歌括加论说的形式。

致和堂本对原书的改动较大,但由于体例有章可循,仍可考见李知先《活人书括》的原貌,可作为校正异文的参考。

(5)《新刊图注指南伤寒活人指掌》四卷

上海图书馆所藏明万历乙巳(1605)福建书林熊成冶刻本《新刊图注指南伤寒活人指掌》是李知先《活人书括》与吴恕《伤寒活人指掌图》合刻的又一种版。是书共四卷,上海图书馆存两卷。

是书卷前有吴文炳万历乙巳(1605)序,其云:"夫元浙蒙斋吴先生《活人指掌》一书出,则诸说废而仲景之宏奥明矣。历行三百余年,海内医者宗之⋯⋯我明闵道扬先生得仲景石函遗著,遂洞彻精明,有古人不传之妙,脉证了然,使学者观之,宛然得之于心,应之于手,活泼泼地,其有功于张氏不小矣。予家世业医,常捧二先生之书而读,心有所得,乃录其玄奥,以附斯集,可以媲美蒙斋,为伤寒之金璧,起沉疴于反掌耳。噫,博施济众,尧舜其犹病诸,若是书有得而全之矣。因付之梓人,以公之海内云。"吴文炳,字绍轩,号光甫、沛泉,旴江人,精针灸,撰有《神医秘诀遵经奥旨针灸大成》。

内封面上栏镌"太医院发刊",中间自右至左题"新镌指南/种德堂熊冲宇梓/活人指掌"。卷前为旴江后学吴文炳万历乙巳(1605)序,次目录,次正文。卷端题:"新刊图注指南伤寒活人指掌卷之一/元浙蒙斋吴恕辑著/双锺处士李知先编次/明旴后学吴文炳增补/闽书林冲宇熊成冶梓行。"正文半叶十一行,行二十八字,单鱼尾,白口,四周双边。

是书分卷与诸书皆不同。卷一前半部分为陶华伤寒著述的摘编,即序中所谓"心有所得,录其玄奥,以附斯集"。今录其目如下:伤寒启蒙论、论浮脉形状指法主病、论中脉形状指法主病、论沉脉形状指法主病、伤寒秘要脉症指法、伤寒症脉论、人迎气口辨、死生脉候辨、伤寒标本论、论男子妇人不同治法、论伤寒看症法则、论伤寒用药法则。后半部分为李知先《活人书括》的内容。是书与美国国会图书馆德新书堂刊本《类编伤寒活人书括指掌图论》相对照，相当于其卷一、卷二的内容。其中每一部分顺序皆相同，唯《表里歌一首》后增加了一些内容，主要有《运气总论》《五运应节诗》《五运应支干所化诗》《司天在泉诗》《水火分治论》《标本分治论》。这些补入的内容来自《普济方》卷一百二十三《伤寒门》。从文字形式上来看，在《一十六症伤寒歌》中，德新书堂本诗题下的小注被移至诗题之后。此书的卷二是《伤寒问答四十六证歌》，这相当于德新书堂本卷三、卷四的内容。

（三）主要内容

《活人书括》的内容大部分是对朱肱《活人书》的重新编排，其中也有对朱肱论说的解释与补充。例如，《药评》部分"诸承气汤、大柴胡汤条"引朱肱言曰："大承气最紧、小承气次之，调胃承气汤又次之，大柴胡汤又次之。"李知先按云："愚意消息，大凡汤中芒硝者为紧，无者次之。"《伤寒问答四十六证歌·头疼》则指出了朱肱关于三阴证无头疼之说的前后矛盾之处："《活人书》云：三阴无头疼，唯厥阴有头疼。至吴茱萸证却云：干呕吐涎沫，头疼，属少阴。以此论之，少阴亦有头疼，但稀少耳。"

李知先以《活人书》的论说为本，但对朱肱之说亦不盲从，而是参详诸书，强调临床辨证论治的重要性。在《药评》"白虎汤"条中，朱肱谓夏日当戒白虎汤，李知先引录《证治论》中孙兆之说，谓须临时看证用之，若夏月果见麻黄桂枝汤证则不避，然虚弱人、老人，不可亦用白虎。故谓"已上所说多不同，大抵随时审证，当用即用，不可执一说也"。又如，对朱肱引录的圣散方，李知先通过分析此方的药物组成，尝试理解苏轼之意，并对此方"不问阴阳二证皆可服之"的作用提出批评，强调下药必须辨证论证。

从引书的情况来看，除《活人书》外，是书征引较多的是《证治论》与《信效方》二书。《证治论》即王实《伤寒证治》，今佚，其内容正赖李知先的引录而得见。《信效方》失考。

要之，李知先的《活人书括》是对朱肱的《活人书》的重新编排与删减，该书将伤寒的主要症状括为歌诀，并对朱肱的观点有所补充。该书在一定程度上促进了朱肱伤寒学术与张仲景《伤寒论》的传播。

一〇、钱闻礼的《伤寒百问歌》

《伤寒百问歌》，钱闻礼撰。"钱闻礼，不知何郡人。宋绍兴中为建宁府通判，好医方，尤精于伤寒。"（徐春甫，《古今医统大全》卷一）《（至元）嘉禾志》卷十五绍兴三十年（1160）梁克家榜有钱闻礼，《（雍正）浙江通志》卷一百二十五、《宋诗纪事》卷五十六作嘉兴人。《（嘉靖）嘉兴府图记》卷十七小注谓"闻诗弟"。

《宋史·艺文志》著录钱闻礼《钱氏伤寒百问方》一卷。《文渊阁书目》著录作《伤寒百问歌》。

1. 元刊本

上海图书馆藏元刊本《类证增注伤寒百问歌》四卷。卷前有至大己酉（1309）腊月武清詹清子子敬序，可惜残烂不完整。正文半叶十一行，行二十一字，粗黑口，双顺鱼尾。卷一为《伤寒解惑论》，该论前有乾道癸巳（1173）汤尹才序，该论后有淳熙壬寅（1182）韩玉跋。该论中"直诣""旨令""我宋"等字样皆换行另起，犹存宋刻之旧面。卷二以下为钱闻礼的《伤寒百问歌》，题"建宁府通守钱闻礼撰"。据詹子敬序言可知，是书为曹仲立取汤尹才的《伤寒解惑论》与钱闻礼的《伤寒百问歌》两书合刻。

百问部分实际仅有九十三首歌诀，每首七言，字数不等，悉据《活人书》改编而成，每问括为一歌，无多发明，故元詹子敬序言谓钱闻礼乃"朱朝奉之忠臣"。每首歌诀间有小注标名出处，引作"前集"者即朱肱的《活人书》；引作"庞安常"者为《伤寒总病论》。又有引作"伤寒要旨""伤寒旨要""旨要"者似为李柽的《伤寒要旨》，与之相对照，文字略有不同。

2. 明刊本

（1）《医方类聚》本

15世纪朝鲜金礼蒙纂辑《医方类聚》，收入卷三十二、卷三十三中，亦为《伤寒解惑论》《伤寒百问歌》合刊本，文字与元本略有出入。

（2）明初刊本

森立之《经籍访古志》卷七著录明初刊本《类证增注伤寒百问歌》四卷，聿修堂藏。曰："首有至大己酉詹清子子敬序，七行，行十四字。及目录。第一卷载汤尹才《解惑论》，第二已下每卷首署'建宁府通守钱闻礼撰'。每半版十一行，行二十一字，注双行。无刊行岁月，今审初明从至大刊本重彫者。"在日本，未见。国内无相同版本。

（3）万历壬子（1612）刘龙田刊本

森立之《经籍访古志》卷七著录万历壬子刘龙田刊本《新镌类证增注伤寒百问歌》四卷，卷端题"清邑后学杏泉雷顺春集录"，盖坊刻。今藏日本内阁文库，国内未见。国内有抄本传世，正文半叶九行，行十九字，注文小字双行同，卷端题"新镌类证增注伤寒百问歌卷之一 / 宋钱闻礼 明雷顺春校 闽刘龙田梓"。

一一、郭雍的《仲景伤寒补亡论》

（一）作者与成书

郭雍（1091—1187），字子和，其先洛阳人，父忠孝，官至大中大夫，师事程颐，著《易说》，号兼山先生。雍传其父学，通世务，隐居峡州，号白云先生。乾道中，以峡守任清臣、湖北帅张孝祥荐于朝，旌召不起，赐号冲晦处士，后更封颐正先生。淳熙初，学者裒集二程、张载、游酢、杨时、郭雍父子七家为《大易粹言》行于世。事具《宋史》卷四百五十九本传。郭雍《自序》谓："雍行年八十，日暮途远，志在速成，安能久于斯道，是以不踰年而略举大纲。"此序作于淳熙八年（1181），故是书在此前已成书。

（二）版本

郭雍的《伤寒补亡论》见于记载的最早有明万历间重刊本，可惜已亡佚。现存最早的刊本是道光元年长洲心太平轩刊本。

1. 道光元年（1821）徐锦长洲心太平轩刊本

《续修四库全书》影印收入湖北省图书馆藏徐锦长洲心太平轩刊本《仲景伤寒补亡论》二十卷。内封面镌"宋河南郭雍撰次 道光元年重刊心太平轩藏板"。

徐锦在序中记述了此书的刊刻原委，其谓，"郭氏《补亡论》予家旧藏抄本，熟读寻绎，有年所矣。是书重刻于明之季世，观青田刘公序文，知是时已将失传，苟非重刊，至今泯没久矣。余年踰六十，崦嵫晚景，身世匆匆，爰属及门暨儿辈，详为校核，付之枣梨，亟为流传，将使古人羽翼仲圣之苦心，不湮于今日"云云。

卷首有万历甲戌（1574）诚意伯芝田刘世延的《明重刊补亡论序》，次道光元年（1821）徐锦序，次《宋史·郭雍传》，次庆元元年（1195）《朱子跋郭长阳医书》，次郭雍的《仲景伤寒补亡论自序》，次徐锦所撰的《凡例》，次目录及正文。正文半叶九行，行二十字，单黑鱼尾，左右双边。卷端题"仲景伤寒补亡论卷第一／河南郭雍撰次"，卷末镌"吴郡胥门内张金彪局刻"。

徐锦刊刻的本子，并非郭雍的全书。郭雍在自序中曾提及书中有方药五卷，今本已佚。明代重刊时，书中的第十六卷也佚失了。刘世延的《序》谓："宋时刻本传至元纪，兵火之间又复亡其第十六卷中数十条。"到徐锦刊刻时，"原序言分七十余门一千五百余条，今共得六十四门，内缺一卷故也。其条数多寡有校核不符者悉为更定，共得一千四百余条，与原序之数少百条左右，合所缺一卷，揣之大致亦不相悬"（《凡例》）。

是书卷一为伤寒名例、叙论、治法大要、伤寒脉法及刺法、张仲景华元化法。卷二至卷十二是对《伤寒论》内容的补充。卷十三至卷十五论两感、阴阳交、三阳合病、结胸、心下痞、阴阳毒、发斑、发黄、诸血证、狐惑、百合、劳复、阴阳易。卷十六阙。卷十七、卷十八论伤寒类证如痉、湿、暍、霍乱、虚烦、瘟疫、温病等。卷十九、卷二十论妇人及小儿伤寒。

徐锦在刊刻时对此书进行了校勘整理。从卷前《凡例》来看，他的校定并未妄加删改原文，仅仅对少数错误进行了校改，《凡例》谓："兹搜集诸本校勘，确审其谬误者则改正之，其无从考订者则书下原文缺四字，间有上下文意全不连属，留之适以滋惑者竟割爱一二语，意在传信，非敢妄易前人也。"

徐锦的校勘整理在文以小字注文形式出现，主要包括校对异同与注音注义两个方面。

第一，校对异同。卷中对不同版本的异文皆以双行小字注明，如卷二页一"脉沉濇弱伏"下双行小注云"一作弦"。卷三页三"又曰：假令下利寸口关上尺中悉不见脉"条，注曰："此上当有'北方肾脉，其形何似'云云，问答起语，此乃其下文转语一节也，错简在此。"

第二，注音注义。卷中对部分繁难字词加以注释，如卷二页六"其人即齃"下有双行小注曰"音壹"。卷三页三"按之如三菽之重者肺气也"，下有双行小注曰："菽，小豆也。"卷三页六"又曰寸口卫气盛，名曰高"，下有双行小注曰："高者暴狂而肥。"

徐锦对于《伤寒补亡论》的整理保留了古本的原貌，所作注解也详略得当。《伤寒补亡论》一书正赖徐锦的刊刻而流传至今，正是序中所谓"将使古人羽翼仲圣之苦心，不湮于今日"。

2. 宣统元年（1909）《豫医双璧》本

清代吴重憙汇刻郭雍的《伤寒补亡论》与张从正的《儒门事亲》二种医书为一辑，题"豫医双璧"。吴重憙（1838—1918），字仲怿，号石莲，山东海丰人。同治元年（1862）举人，官河南陈州知府，调仓场侍郎，后升任江西、河南巡抚。所撰《豫医双璧序》谓："予先后宦豫逾二十年，视豫犹桑梓。前在豫时，先得宋河南郭雍著《伤寒补亡论》二十卷，为传抄之秘，足以补医圣之未完，嗣又得东洋本金考城张从正《儒门事亲》十五卷……二书奇正相生，正可相需为用，因汇而刻之，题以《豫医双璧》。"

是书内封面镌"宣统元年冬排印于梁园节署"，卷前有宣统元年（1909）吴重憙撰《豫医双璧序》、王如恂《伤寒补亡论序》。正文半叶十二行，行二十三字，注文小字双行约三十二字，黑口，双黑鱼尾，四周单边。卷端题"仲景伤寒补亡论卷第一／河南郭雍撰次"，每卷末题"宝坻王如恂编校"。

　　王如恂的《序》谓："其书坊间向无印本，宣统纪元正月，恂卸署原武篆务，宝应朱曼伯方伯委监督医学。海丰吴仲怿中丞，出其家藏抄本一函，并加有眉批旁注，阅之如获连城。中丞为海丰累世名家，藏书万卷，凡经史子集以及技艺术数，无不博览淹通。今抚汴而兼行河日，以博济众民为己任，命将是书中批注分析段落，增加目录，别为抄写成帙，欲付剞劂，以登斯民于寿域。"

　　与心太平轩刊本相对照，《豫医双璧》本对文字进行了校正，这些校正一方面根据文义改正了一些明显的误字。例如，卷一《治法大要九问》："葛稚川曰：若初觉头疼肉热。""肉"字《豫医双璧》本改作"内"。卷三《仲景平脉法四十五条》："寸口脉微而濇，微者微气衰。"末一"微"字《豫医双璧》本改作"卫"。又"寸口脉微而缓，微者微气疏"，末一"微"字《豫医双璧》本改作"卫"。卷十《可下四十八条》："若胃为木克，困而下利"，"困"字《豫医双璧》本改作"因"。"令依《脉经》离而为二"，"令"字《豫医双璧》本改作"今"。卷四《太阳经证治上》："所以然者，尺中脉微，此里虚，须表里实，津液自知，便自汗出愈。""知"字《豫医双璧》本改作"和"。另一方面，《豫医双璧》本也取《伤寒论》对文字进行了校改。比如，卷五《太阳经证治下》："仲景曰：伤寒八九日，风温相搏。""温"字《豫医双璧》本改作"湿"。卷七《少阳经证治》，"又曰：少阴病下利清谷，里寒外热，手足厥逆，脉微欲绝，身反不恶寒。其人面赤色"云云，"面赤色"《豫医双璧》本改作"面色赤"。卷十一《发汗吐下后七十三条》："又曰：三阳合病，腹重身重，鸡以转侧。""腹重"《豫医双璧》本改作"腹满"。以上诸文字见于《伤寒论》者，皆据《伤寒论》文字订正。

　　《豫医双璧》本在心太平轩刊本的基础上增加了许多注释，在形式上有双行小注与眉批两种，眉批多为方药，注文多为解释或引申文义。在注文中尝引用成无己、赵以德、王肯堂、方有执等的论述，其中征引方氏之说稍多，由此也可窥见编刻者吴重憙的医学渊源。

3. 宣统三年（1911）武昌医馆刊本

是书又有柯逢时武昌医馆刊本。内封面镌"宣统三年武昌医馆重校心太平轩刊版长沙毕工"。卷前有淳熙八年郭雍的《仲景伤寒补亡论自序》，明万历甲戌刘世延的《重刊补亡论序》，道光元年徐锦《序》，徐锦《凡例》，次目录与正文。正文半叶九行，行二十字，黑口，单黑鱼尾，左右双边。卷端题"仲景伤寒补亡论卷第一／河南郭雍撰次"。卷末有《宋史郭雍传》，庆元元年《朱子跋郭长阳医书》，次范洵跋，次宣统三年柯逢时跋。行款版式与心太平轩本皆相一致。

（三）主要内容

1. 对《伤寒论》的补亡

郭雍对张仲景非常尊崇，在书中反复致意。卷一《张仲景华元化五问》："问曰：世独重仲景之书何也？雍曰：陶隐居、孙真人，可谓古之名医矣。陶论医方曰：惟张仲景一部，最为众方之祖。孙真人曰：伤寒热病，自古有人，名医睿哲，多所防御，至于仲景，特有神功，寻思旨趣，莫测其致，所以医人未能钻仰。以二者之言推之，宜其特重于世也。"并通过张仲景与华佗的比较说明仲景之学规矩准绳明备，实为百世之师。"问曰：仲景元化之术孰优。雍曰：未易优劣。大抵仲景之术得于学识，元化之术得于心悟。心悟则变化无常，自用多奇，而学者鲜能从。必欲从上圣之精微，为百世之楷模，非仲景而谁与？故仲景之于医道，守其常也。元化之医道，从其变也。"又谓："要之仲景规矩准绳明备，足为百世之师。"

郭雍推尊仲景的另一个体现就是，在《伤寒补亡论》中，郭雍恪守仲景之论，并将仲景之论与非仲景之论加以区别。比如，卷三《仲景辨脉法》："世以仲景之法，止此二篇，垂百世之师范，虽王叔和撰次，一字不改妄易，仍旧次第录之。其问答，皆仲景本文也。"卷四《太阳经证治上》："雍曰：自此以下，皆仲景本论，更不设问，恐滋繁言……其次并依仲景本论，先后不复易云。"卷十二《病不可刺八条》："雍曰：《脉经》与可刺不可刺二门所载《素问》《灵枢经》语又有异者，今改从本经，字有当者，即从《脉经》，仍据所出之处，以别非仲景之言。"对于是否为仲景之言的严格区分表明了郭雍以《伤寒论》为主以其他医书为辅翼来建构他的伤寒理论体系。

郭雍推重仲景之说，同时他又认为，仲景之论自汉至宋，流传千载，其书不免有亡逸，"仲景书遗逸不详见，故诸家之说无所统"（卷十四《发斑十三条》）。因此，郭雍采撷医经及诸家之说以补仲景之未备。或补以病因病机，或补以治疗原则，或补以方药治方。无疑义则直录原文，有疑义则略加辩难。

比如，卷十四论阴毒，引王叔和《脉经》一条、庞安时《伤寒总病论》两条、朱肱《活人书》三条，郭雍评论一条。其中，论病因病机则引《活人书》曰："阴毒本因胃气虚寒，或因冷物伤脾，外伤风寒，内既伏阴，外又感寒；或先感外寒，而内伏阴。内外皆阴，则阳气不守，遂发头疼腰重。"论方药治法则于《脉经》《金匮要略》《伤寒总病论》《活人书》中皆有。郭雍间有疑义，则随文补之："《活人书》曰：阴毒之为病，初得病，手足冷，背强咽痛，糜粥不下，毒气攻心，腹痛短气，四肢逆冷，呕吐下利，身如被打，宜服阴毒甘草汤、白术散、附子散、正阳散、肉桂散、返阳丹、返阴丹、天雄散、正元散、退阴散之类，可选用之。雍曰：升麻、甘草二汤，观其用药，性甚缓，然诸家必先用之者，以古人治阴阳二毒者，惟此二汤，故须用之以去其毒势，而后辅以他药也。"

又如，卷四《太阳经证治》："太阳病，发热而渴，不恶寒者，为温病"条，对常器之的说法加以辨析。"常器之《补治论》曰：转下火熏，皆为逆也，可白虎加人参汤、桂枝柴胡各半汤，桂枝去芍药加蜀漆龙骨牡蛎救逆汤。雍曰：救逆汤治被火熏则无疑，桂枝柴胡各半汤即柴胡桂枝汤也。然有三证，汗多亡阳，外证未去，虽讝语亦不可下，当和营卫，通津液，用柴胡桂枝汤，此未被下时可用也。若已发汗，又复下之，小便不利，渴而不呕，此为未解，宜柴胡桂枝干姜汤，此被下后，小便不利而渴者，可用也。若伤寒八九日，下之，胸满烦惊，小便不利，用柴胡加龙骨牡蛎汤。此被下后，小便不利，有烦惊证者，可用也。惟白虎加人参汤治大渴饮水，口干舌燥，无表证者可服，脉浮表未解者不可服。今温病风温，表未解者，皆脉浮，则不可服明矣。白虎加人参本治里热，太阳发热而渴，非里热不可服，故今去之。"

据王兴臣的统计，《伤寒补亡论》一书共引《伤寒总病论》109 处，采庞安时方 23 首；引《活人书》54 处，采方 20 首；采常器之《补治论》224 处，采方 113 首；引王仲弓内容 5 处，自补六经病症 60 处，共计补入历代方剂 156 首（王兴臣等，1991：7—10），使仲景的治方体系更加完备。

2. 对温病的认识

郭雍在前人论述的基础上，系统地梳理了伤寒与诸温病的症状与治法。他认为，伤寒由冬时触寒而起："王叔和撰次张仲景之言曰：冬时严寒，万类深藏，君子固密，则不伤于寒，触冒之者，乃名伤寒耳。"以其有热，故又名热病："《素问》三十一篇曰：热病者，皆伤寒之类也。又曰：人之伤于寒，则为热病。"《难经》所谓的"伤寒有五"，"其病皆伤于寒，其为病皆热则一也。然而有五名者，因四时之变气而言也"（卷一《伤寒名例十问》）。

在郭雍看来，温病有三，一曰伤寒之温，二曰春温，三曰瘟疫。卷十八《温病论》："医家论温病多误者，盖以温病为别一种病，不思冬伤于寒，至春发者，谓之温病。冬不伤寒，而春自感风寒温气而病者，亦谓之温。及春有非节之气，中人为疫者，亦谓之温。三者之温，自不同也。"

第一，伤寒之温，为冬伤于寒而春发者。这一定义来源于《素问》与张仲景："《素问》：冬伤于寒，春必温病。故王叔和述仲景之言曰：中而即病者，名曰伤寒。不即病者，寒毒藏于肌肤，至春变为温病，至夏变为暑病，非时行之气也。"（卷一《伤寒名例十问》）他所说的伤寒之温也就是《素问》所说的"伤寒而成温病者"。"冬伤于寒，轻者夏至以前发者，为温病，盖由春温暖之气而发也。雍曰：此谓伤寒之温也，即《素问》所谓凡伤寒而成温病者是也。其治与伤寒同。"（卷十八《温病论》）冬感于寒而发于春则谓之伤寒温病，冬感于寒而发于夏则谓之伤寒热病，又曰暑病。"冬月伤寒为轻，至春发为温病为重，夏月热病为尤重也。"（卷十八《伤寒温疫论》）"后世以暑病为热病者，谓夏时之气热，最重于四时之热也。"（卷一《伤寒名例十问》）"（伤寒、温病、热病）此三者，其为伤寒本一也，惟有即发不即发之异，随脉变动，遂大不同。……其伤寒成温者，并依伤寒治之。"（卷十八《伤寒温疫论》）

第二，春温，为春时自感温邪而致。"冬不伤寒，至春感不正之气而病，其病无寒毒之气为之根，虽名温病，又比冬伤于寒至春再感温气为病轻。"（卷一《伤寒名例十问》）诸伤寒传经而春温不传经："但传经，皆冬感也，皆以伤寒治；不传经者，皆春感也，皆以温气治之。春温之病，古无专治之法，温疫之法兼之也。"（卷十八《伤寒温疫论》）论其治法，"升麻汤、解肌汤最良"（卷十八《伤寒温疫论》）。

第三，春温成疫谓之温疫。"若夫一乡一邦一家皆同患者，是则温之为疫者然也。"（卷十八《温病论》）又谓："叔和述仲景之言曰：《阴阳大论》曰：春气温和，夏气暑热，秋气清凉，冬气冰冽，此则四时正气之序也。如春时应暖而反大寒，夏时应大热而反大凉，秋时应凉而反大热，冬时应寒而反大温，此非其时而有其气。人感非时之气，是以一岁之中，长幼之病多相似者，此则时行之气也。"（卷一《伤寒名例十问》）"亦曰天行时行"（卷十八《伤寒温疫论》）。以其春温成疫，故其治当与春温同，"治温疫之法，并同春温，而加疫药也"（卷十八《温病论》）。"温疫之病，多不传经，故不拘日数，治之发汗、吐、下，随症可施行"（卷十八《温病论》）。用药以"老君神明散、务成子萤火丸、圣散子、败毒散主之"（卷十八《温病论》）。所谓疫者，"一岁之中，长幼疾状相似者，即谓之疫，如疟利相似，咽喉病相似，赤目相似，皆即疫也。皆谓非触冒自之，因时行之气而得也"（卷十八《温病论》）。四时之病皆可成疫，"若夏暑成疫，秋瘟成疫，冬寒成疫，皆不得同治，各因其时而治之"（卷十八《温病论》）。论其治法，"大抵治疫，尤要先辨寒温，然后用药"（卷十八《风温温毒论》）。

又有温毒、无名温者，与前揭诸温皆不同。"温毒一病，既非伤寒，又非温病，乃在冬时表尝感寒，先感冬温不正之毒，后复为寒所折，肤腠闭密，其毒进不得入，退不得泄，必假天气暄热，去其外寒，而后温气得通。郁积既久，毒伤肌肤，故班如锦文，或烂为疮，而后可出。仲景曰：其冬有非节之暖，名为冬温，冬温之毒与伤寒大异。"（卷十八《伤寒温疫论一条》）无名温者，春时感温邪而即时发病也。"春时触冒自感之温，古无其名。（春时自感寒邪）春时有触冒自感风寒而病，既非伤寒，又非疫气，不因春时温病而名温病，当何名也？如夏月之疾，由冬感者为热病，

不由冬感者为暑、为喝，春时亦如此也。"（卷十八《温病论》）

郭雍又论岁露之疾，与疫相近。卷一《伤寒名例十问》曰："古书言岁之所以皆同病者，谓之岁露也。《灵枢》七十九篇曰：冬至之日，风雨从南方来者，为虚风，贼伤人者也。其以昼至者，万民懈怠，而皆中于虚风，故万民多病。岁露者，贼风虚邪也。因岁露而成伤寒者，其病重而多死。"

郭雍在总结归纳前人的基础上厘清了伤寒与诸温病之间的关系，在论述伤寒的名义上是宋代的集大成者。他提出了春时自感温邪而致的新感温病，并与冬伤于寒、春变为温病的伏气温病相比较，这在温病理论的发展中实属特识先见。名正则言顺，他对伤寒名义的系统考察为伤寒理论的继续发展奠定了基础。

（四）伤寒理论及来源

《伤寒补亡论》一书的编排以《伤寒论》原有的结构方式为主，又参照了《伤寒总病论》与《活人书》的框架。总论之后继以六经条文，次诸可诸不可，次伤寒主要症状及类似类，次妇人与小儿伤寒。这一编排方式本身透露出郭雍对伤寒的总体认识。概括而言，郭雍的伤寒理论体系不外重六经、慎汗下二端。

郭雍在卷一《治法大要》中引用朱肱之论强调经络在辨证中的重要性："经络为先，证脉为次。朱氏《活人书》曰：治伤寒不识经络，如触途冥行，不知邪气之所在，往往病在太阳，反攻少阴，证是厥阴，乃和少阳，寒邪未除，真气受毙。又况伤寒看外证为多，未诊先问，最为有准。"郭雍在《辨脉法》《平脉法》之后专设《六经统论二十二问》，引用《素问》《灵枢》之言，对伤寒三阴三阳受病后的传经过程、传与不传的判别、《素问》中有关传经死与愈的日期的矛盾、伤寒为何只传足阴阳六经、六经的脏腑对应关系、足六经的循行、六经受病后的脉状等问题进行了阐发。之后的六经病篇，郭雍将仲景《伤寒论》中《论太阳病脉证并治》等的篇名改为《太阳经证治》，由"病"到"经"的改动也可以看出其关注重心的变化。

郭雍以六经论伤寒，一方面表现在他对病症六经归属的分析上。比如，卷七《少阴经证治》："问曰：自利者，三阴证也。仲景以自利不渴者属太阴，渴者属少阴，何也？雍曰：太阴，脾之经也。其脉布胃中，与胃为

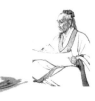

表里。脾本恶湿，加以胃中寒，故不渴也。少阴，肾之经也。肾属水，故恶燥，经中有邪则肾当大燥，于是引饮自救，故渴也。是以太阴无渴证，少阴有渴证也。"又如，卷十七《痉痓证二十六条》："痉痓二字相混，以经别之何如？诸经有痉，独足太阳有痓也。"另一方面，郭雍对伤寒针灸方的运用也是其重视经脉的表现。卷一《治法大要》之后即是《伤寒脉法及刺法六问》，讨论伤寒病的针灸治疗。《伤寒补亡论》中亦多有以针灸治伤寒法。其中最突出的是伤寒两感的论治，卷十三《两感证五条》谓："取之三阳，使三阳气缓，然后灼三阴之会，以泄其邪。邪气未尽，方以汤攻，使无所逃，即尽，则以汤养之。虽生死未可必，而其为治有所据而不谬矣。故愚意欲先取昆仑、委中，乃去其血，以泄太阳；次取三里，以泄阳明；后取邱墟、阳陵泉，以泄少阳；三阳气即缓，急灸三阴交穴以泄三阴之邪。……以是思之，则三阴合病之中，脉有负者，亦宜灸刺以治之。且如阳明少阳合病，其脉负者，少阳木气盛也。泻邱墟、阳陵泉，则少阳木气不得不平。补三里，则阳明之土不得不旺。或不精补泻者，第以刺为泻，灸为补。古人皆有是法。如是，则虽死亦有可生理。"此外，对于许多难治之疾，郭雍也以针灸治疗。比如，卷七《少阴经证治》："少阴病，但厥无汗，而强发之，必动其血，未知从何道出，或从口鼻，或从目出，是名下厥上竭，为难治。常氏云：可芍药地黄汤。雍曰：仍灸太谿、三阴交及涌泉穴。"又如，"少阴病，恶寒身蜷而利，手足逆冷者，不治。雍曰：灸太谿等穴，仍服四逆汤"。卷九《汗后四十四条》："雍曰：仲景言伤寒感异气，变为坏病，如风温、温毒之类，则此风厥，亦其类也。宜刺太谿、昆仑，服茯苓桂枝甘草大枣汤。"卷十五《衄血吐血证》："少阴病，但厥无汗，而强发之，必动其血，未知从何道出，或从口鼻，或从目出者，是名下厥上竭，为难治。雍曰：常氏用芍药地黄汤，以治上竭，而不治下厥。雍谓下不厥，则上不竭，必先以当归四逆汤治下厥，仍灸太谿穴、三阴交、涌泉穴，以止少阴之厥。或三阴交难取，则太谿、涌泉尤奇。"

　　郭雍强调慎为汗下与重视六经紧密相连，卷四《六经统论》："问曰：汗下系乎经，或系之日，何也？雍曰：日犹经也。大抵受病皆有常变，其经与日不相应者则变也。循常则易治，既变则难通，然变当从证，常可从日，故《素问》又曰：若其未满三日者可汗而已，其满三日者可泄而已。

此言常道也。"郭雍在这里将传经的日数归结为六经顺序，体现了他对"汗下系乎经"这一"常道"的理解。

不妄汗下，是重视六经的内在要求，也是郭雍治疗伤寒"治法大要"。在卷一《治法大要九问》中，郭雍拈出张仲景《伤寒例》中的论说作为治疗伤寒的纲领："凡伤寒之病，皆从风寒得之，始表中风寒，入里则不消矣。未有温覆而当不消散者。不在证治，拟欲攻之，犹当先解表，乃可下之。若表已解而内不消，非大满，犹生寒热，则病不除。若表已解而内不消，大满大实，坚有燥屎，自可除下之，虽四五日，不能为祸也。若不宜下而便攻之，内虚热入，协热遂利，烦躁诸变，不可胜数，轻者困笃，重者必死矣。雍曰：此论汗下之宜，即治法之大要也。"（《伤寒例》）

郭雍对慎为汗下的强调一方面要求对各种病症细致辨析；另一方面也要求谨慎用药。对病症的辨析最为突出的是他对伤寒、温病等相似病的区分，这一点学者多有讨论。此外，在一些杂病的辨析上，郭雍从阴阳、表里、寒热等角度细致辨析了许多相似症状，使不妄汗下落到实处。比如，论厥，卷七《厥阴经证治》："凡厥者，阴阳气不相顺接，便为厥。厥者，手足逆冷者是也。庞氏曰：凡厥通用四逆汤。谓其脉浮迟，或微，或细，或沈，皆属里有寒也。雍曰：世之论厥者皆不达其源。厥者，逆也。凡逆皆为厥。伤寒所论，盖手足厥逆之一证也。凡阴阳正气偏胜而厥者，一寒不复可热，一热不复可寒。伤寒之厥，非本阴阳偏胜，暂为毒气所苦而然。毒气并于阴，则阴盛而阳衰，阴经不能容其毒，必溢于阳，故为寒厥。毒气并于阳，则阳盛而阴衰，阳经不能容其毒，必溢于阴，故为热厥。其手足逆冷，或有温时，手足虽逆冷，而手足掌心必暖。庞氏谓非正厥，皆寒气之轻者也，故可消息汗下。或者以此便为热厥，非也。热厥之热与寒厥之寒，一也。伤寒厥阴，止论寒厥，唯有轻重之异，无热厥也。其谓寒热相胜复五日六日之言，谓发热五日，复寒厥深重者，后发热亦深重，其寒厥轻微者，其后发热亦轻微，此仲景论文本意。误读者谓手足寒厥深者，其内蓄热亦深，寒厥微者，其内蓄热亦微，大非也。然则热厥之证何如？曰：手足如炭火炮烙，或如入汤中是也。曰：伤寒有此证乎？曰：虽未之见，以理推之，阳毒恐有此证。人见之未悟，其为热厥也。"对于厥逆之症，郭雍从阴阳寒热的角度分析了其致病机理。

　　郭雍在用药上较为谨慎，并将此训诫编入《治法大要》，其云："夫智者之举措也，常审以慎；遇者之动作者，必果而速，安危之变，岂可诡哉。"又谓："仲景之法，有是证则用是药，今日桂枝证、麻黄证，是当用桂枝、麻黄二汤也。然常人才学明识不逮仲景，则有误在其中，安敢尽用其药。遇桂枝证，则必思桂枝之轻者而用之，遇麻黄证，则必思麻黄之轻者而用之。盖虚脉证有误，须预为之防，得不失仲景大意可也。"比如，卷四《太阳经证治》"脉浮数者，法当汗出而愈"条，常器之云："汗不出者，可与小柴胡汤。"郭雍曰："若心下悸而烦，宜小建中汤，表里俱虚，宜桂枝麻黄各半汤。设若用柴胡和解，亦宜用柴胡桂枝和其营卫，以通津液。此证是下后里虚，故仲景待其气复，津液自和而汗出，不必更用药。此一证非有证无治，其不用药便是治法也。常氏必欲和解之，疑其用药太重，故雍以柔剂，少杀其力，庶几得中。要之能少忍，待其自和，从仲景不用药法为上也。"郭雍尤其强调下法必须反复详之方可用，比如，"通津液用柴胡桂枝汤尤稳，如不得已，至用承气汤"（卷六《阳明经证治》），"更当详证而后可下"（卷七《太阴经证治》），"更宜详余证，可下则下之"（卷七《少阴经证治》），"更宜详下证中，下证全，则可下"（卷七《厥阴经证治》）。而对于峻烈之方，则以他方代之，如卷五《太阳经证治》"十枣汤"条，郭雍曰："十枣汤太峻，后人未易用，当以槟榔汤代之。"又如，卷十《可下四十八条》："凡用大承气，亦宜消息用调胃承气汤代之。"

　　郭雍的伤寒理论一方面来源于古代的医学经典；另一方面，近世医者如庞安时、朱肱、常器之等对郭雍的影响也较为突出。郭雍自序谓"（兄子言）时尚既见常器之、康醇道辈，遂悟医"，并且时为雍言之，故郭雍之学亦受常器之之影响。常器之书名即谓《补治论》，并且多以方药补足仲景有证无方之憾，意郭雍补亡之作亦承袭常器之的思路。《伤寒补亡论》一书先六经、次诸可诸不可、次结胸等"异症"的整体框架当源自庞安时，比如，卷十三《结胸二十二条》："雍曰：结胸、痞气、阳毒、阴毒、狐惑、百合六证，虽有见于前证中者，而庞氏皆以其异证，故别列于后。今依庞氏之法，益以斑、黄、斑、衄证，为十证。"郭雍采择三人观点最突出的是征引其治法以补仲景之未备。《伤寒补亡论自序》谓："庞朱二氏，传世已久。常器之《补治论》，虽略有传而不得善本。今有文阙者补之，讹舛者正之，疑不敢用者去之，庶不累其名。后来者惟王仲弓监丞一书，颇有发明，遇前人阙则取之。自以而下，非所当录，虽有传于世者，未足为后世不刊之说也。"并且在有些治法上，也只有此三家观点可取，比如，卷二十《小儿疮疹》谓："疮疹舍庞氏、朱氏二家，则别无可取之论。"

此外，郭雍的用药谨慎似受到王仲弓的影响。卷十三《结胸二十二条》："王仲弓曰：治结胸当用小陷胸汤甚佳，大陷胸汤太峻，如不得已，则用大陷胸汤丸。脉浮者，不得用大陷胸丸，宜用小陷胸、枳实理中丸。结胸用黄连巴豆，灸法得解。心下痞鞕，宜旋覆代赭汤，若外尚未解，胸满胁痛者，宜小柴胡汤。雍曰：凡用仲景药，皆当准此为式，盖今古不同，病人血气不能胜药力，医工不能精于诊视，非古人比，故用药可不及不可大过，如脉浮者尤宜从朱氏用发表药，表证罢，以结胸药治之。"大陷胸汤的药物组成为大黄、芒硝、甘遂。甘遂全株有毒，为泻热遂水之峻药，故王仲弓惮用之。大陷胸丸则去甘遂，代之以葶苈、杏仁，破结缓下，峻药缓攻，故王仲弓谓不得已用之。郭雍宁不及而勿太过的谨慎态度可能受到王仲弓的启示。

（五）评价与影响

郭雍广搜诸家证方补充仲景之说，以六经辨证为主，循名核实，对相近的症状多有辨析。在许多问题上颇有创获，"其于两感、阴阳交、阴阳易及痓痉等论，尤为详切精博，真可谓发前人所未发，今读者心目一精，足补仲景之残缺"（刘世延，《明重刊补亡论序》）。是书论说博征医经，皆有所本，朱熹的《跋郭长阳医书》记王汉伯、繇伯谟评郭雍书云："盖其说虽若一出古经，而无所益损，然古经之深远浩博难寻，而此书之分别部居易见。"郭雍古今相参，书症结合，对仲景之言多有妙解。常器之、王仲弓之书今已亡佚，《伤寒补亡论》中引录数则，这为后人了解他们的伤寒思想提供了线索。

据朱熹的《跋郭长阳医书》，绍熙甲寅（1194）于谢昌国家得郭公医书，后倩蔡忠惠、詹元善二君"雠正刊补"。然郭雍此书在后代似影响不大，明季重刊时已亡一卷，"苟非重刊，至今泯没久矣"（清代徐锦，《序》）。清汪琥的《伤寒论辨证广注》不知郭雍何代人。目力所及，清代之前除孙一奎的《赤水玄珠》卷十四引郭雍痓痉辩一则外不见诸书征引。明季刘世延刊行后才渐有著录与征引。

一二、杨士瀛的《伤寒类书活人总括》

《伤寒类书活人总括》七卷，杨士瀛撰。杨士瀛，字登父，号仁斋，福建三山人，约南宋理宗时人，始末无考。

（一）版本

1. 元刊本

森立之《经籍访古志》卷八著录《伤寒类书活人总括》七卷，半叶十四行，行二十四字，与《新刊仁斋直指方论》二十六卷、《新刊仁斋直指小儿方论》五卷、《新刊仁斋直指医学真经》一卷行款相同。《仁斋直指方论》卷首有景定甲子（1264）自序，目录首有"环溪书院刊行"六字，聿修堂藏，谓"此本纸刻精良，当是景定原刻"。杨守敬的《日本访书志补》谓"其书为守敬所得，实是元刊本"。今藏于台北故宫博物院。

上海图书馆藏有杨士瀛的《新刊仁斋直指方论》二十六卷、《新刊仁斋直指小儿方论》五卷、《新刊仁斋直指医脉真经》一卷、《新刊仁斋伤寒类书活人总括》七卷。著录为宋景定元年至五年环溪书院刻本。《中华再造善本》据此影印收录。

是书卷首为目录，次正文，卷端题"新刊仁斋伤寒类书活人总括卷之一／三山名医仁斋杨士瀛登父撰次／建安儒医翠峯詹宏中洪道校定"。正文半叶十四行，行二十四字，小字双行同，双黑鱼尾，左右双边。卷一为《活人证治赋》，将伤寒病名及治法括为一赋，附小注加以说明；卷二为《伤寒总括》，分"调理伤寒统论""阴阳虚盛用药寒温辨义""表里虚实辨义""六经用药格法"为治疗伤寒立法辨义；卷三至卷六为《伤寒证治》，论伤寒及类似疾病的症状及治法，每种症状歌括为七言四韵，下引《伤寒论》或其他各家相关论述进行阐释说明，并附治法药方；卷七论伤寒用药、禁忌及小儿妇人伤寒。

2. 明刊本

（1）朝鲜《医方类聚》本

朝鲜《医方类聚》卷三十四至三十六收录此书，题"伤寒类书"。"活人证治赋"后无附图，考其文字，似源自元刊本。

（2）明嘉靖新安黄镀刊本

台湾图书馆藏有《新刊仁斋伤寒类书活人总括》七卷（书号〇五九三八），与《新刊仁斋直指附遗方论》二十六卷、《新刊仁斋直指小儿附遗方论》五卷、《新刊仁斋直指医学真经》一卷、《药象》一卷合刻。其中，《新刊仁斋直指附遗方论》卷首有景定甲子杨士瀛序，次纲目，次目录，目录页第二行题"新安歙西虬川黄镀刊行"。黄镀（1522—？），字时容，安徽歙县虬村刻工，嘉靖间尝刻《六臣注文选》（岩镇潘氏本）、《徽州府志》、《玉台新咏》、《徽郡诗》（汪淮本）。万历间参加刊刻《同文千字文》（经义斋本）。《伤寒类书活人总括》卷端题"新刊仁斋伤寒类书活人总括卷之一／三山名医仁斋杨士瀛登父编撰／新安后学惠斋朱崇正宗儒附遗"。正文半叶十四行，行二十四字，白口，双黑鱼尾，四周单边。美国柏克莱加州大学东亚图书馆藏有《新刊仁斋伤寒类书活人总括》一部，与此本同版。

朱崇正，字宗儒，号惠斋，嘉靖间徽州人。此书题朱崇正附遗，但与元刊本相对照，并未增加太多内容，只是在卷一《活人证治赋》后增加了《司天在泉五运六气之图》《伤寒脉法指掌图》。更多的则是形式上的变化，比如，变元刊本双行小注为正文大字，低一字排版。又比如，突出强调了所用的药剂，卷一中的方剂与加减药物皆增加了墨盖，变为黑底白字。在文字上，是书多用俗体字，如"體"作"骵"，"來"作"来"，"榮"作"荣"。手民之误亦时时见之，如卷四《厥》"沉滑时乎指爪温"，"爪"字误作"瓜"字。《头痛》"湿鼻塞兮痰膈满"，"塞"字误作"寒"字。《奔豚动气》"发汗后，脐下悸者，欲作奔豚，茯苓桂甘大枣汤"，"大枣"误作"大黄"。卷五《懊憹》"舌间胎白豉栀供"，"舌"字误作"占"字，"白"字误作"曰"字。《发斑》"孙兆用紫雪"条，"雪"字误作"靈"字。

日本早稻田大学图书馆亦藏有《新刊仁斋伤寒类书活人总括》七卷，

与《新刊仁斋直指附遗方论》二十六卷、《新刊仁斋直指小儿附遗方论》五卷、《新刊仁斋直指医学真经》一卷、《药象》一卷合函，与前书不同版，较为明显的不同是此本为单黑鱼尾。《新刊仁斋直指附遗方论》卷前有景定甲子年杨士瀛的《仁斋直指方序》、嘉靖庚戌年余镗的《新刊仁斋直指序》，次目录，次正文，目录页第二行镌"新安歙西虬川黄镀刊行"。美国哈佛大学哈佛燕京图书馆亦藏有《新刊仁斋伤寒类书活人总括》七卷，《美国哈佛大学哈佛燕京图书馆中文善本书志》著录为明嘉靖歙西虹川黄镀刻本，亦单黑鱼尾。是书未见，或与早稻田大学图书馆藏本同版。以上两个版本除鱼尾外文字皆相同，应是翻刻的关系，然孰先孰后不易判断。

3. 清代版本

（1）《四库全书》本

《四库全书》收录《仁斋直指》二十六卷《伤寒类书》七卷，据明代朱崇正附遗本抄录。文渊阁本题作《仁斋伤寒类书》，卷端题"仁斋伤寒类书卷之一／宋杨士瀛撰／明朱崇正附遗"。

卷前《提要》谓："《伤寒》亦称朱崇正附遗，然核其全编，每条皆文义相属，绝无所谓附遗者。惟卷一活人证治赋后有司天在泉图、五运六气图、伤寒脉法指掌图，目录注有一附字耳。或因此卷有附遗而牵连题及七卷。或因《直指》有附遗而牵连题及此书，均未可定。"

文渊阁本《四库全书》所据明刊本并非全本，部分文字有缺坏。文渊阁《四库全书》本于阙文处皆注明"阙"字，如卷四《奔豚动气》"奔豚动气数般""玄术理中并"下注"阙"字。

文渊阁《四库全书》本对明刊本的一些明显错误进行了校改，比如，明刊本卷四《厥》"沉滑时乎指瓜温"，"瓜"字改作"爪"字。卷五《懊憹》"占间胎曰豉栀供"，"占"字改为"舌"字，"曰"字改为"白"字。《脓血》"血证之眽何如"，"眽"字改为"脉"字，但对其中绝大多数错误皆未改正。

（2）清道光八年（1828）鲍泰圻木活字本

道光年间，清鲍泰圻汇校四种医书，以木活字印行，其中包括《伤寒类书活人总括》。是书内封 B 面镌："棠樾鲍氏重校印行。"卷端题："伤寒类书活人书括卷一／宋杨士瀛撰／明朱崇正补遗。"正文半叶九行，行二十一字，粗黑口，单鱼尾，左右双边。每卷末有"歙鲍泰圻重校"六字。

鲍泰圻木活字本似据《四库全书》本刊刻，上文所提及的库本的几处校改鲍本多数与库本相同。但鲍泰圻木活字本也有许多明显的误字，如卷一"恶寒者为表邪，汗则必愈，结热者，为里病，下之随徹"，"徹"字鲍本误作"微"字。"并太阳在外解，若归根入胃者本条用攻"，"攻"字鲍本误作"攷"字。卷五《脓血》"血证之脉何如"，"脉"字鲍本误作"殊"字。总体来看，鲍本在校勘上并不细致，这些明显的误字降低了该版本的整体质量。

（二）伤寒理论

1. 强调格法条例

杨士瀛论伤寒重视格法条例，所谓格法条例，就是治疗伤寒最基本的辨证与用药方法。《活人总括》中许多地方都强调格法条例的重要，比如，卷一谓："伤寒格法，张长沙开其源，朱奉议导其流，前哲后贤，发明秘妙，吾儒之孔孟矣。"卷二《六经用药格法》："论随变随应不可拘以日数及荣卫腑脏受病浅深。意曰：脉以证别，证因脉寻。注：据脉以验证，问证而对脉，证如此，脉亦如此，一依条例用药，证与脉略同，则加减于其间；证与脉大异，则消息揣量，候其形见，然后以某证某药条例主之。"卷二《调理伤寒统论》："古之人处方立论，曰可汗、曰可下、曰可温、曰和解、曰少与、曰急下、曰随证渗泄，与夫先温其里，用发其表，先解其表，乃攻其里，谓知音者若网在纲，有条不紊，此固得中者之事也。"卷三《痉病温疟疫疠》："疫疠传染，老幼皆相似，调治一也。寸濡弱，尺弦紧。或肝脉濡细，是虽积邪四时，然发汗吐下条例通行，故曰：明知逆顺，正行无问。虽然，阴阳表里条例，通行固也，然其毒疠之气蕴蓄于中，亦须随其温凉权其轻重而利导之，庶毒有所泄，则易为力也。"在用药上，针对各种症状也有通用的方剂，比如，卷三《虚烦脚气类伤寒》："脚气通用三和散、降气汤、大流气饮、乌药顺气散、分气紫苏饮，木瓜散、只可二仁丸、石南丸、枳壳散，用木瓜煎汤调下。"又如，《寒热似疟》：

"诸疟通用二陈汤，热多者，加川芎、前胡；寒多者，加川芎、草果。"

格法条例，有常有变，辨证论治伤寒，不能一概而论，亦需斟酌权变，方为活法。比如，卷三《伤寒证治》中，有汗、下、温正法，也有变汗法，变下法，变温法。又如，卷二《六经用药格法》论伤寒日数云："虽然伤寒七日，传遍六经，此约法也，或首尾只在一经，或间传一二经而止，又不可拘，但据脉与外证验之，是为活法。"对于药物的运用，亦不能拘于条例，当根据症状加减化裁。比如，卷三《痓病温瘴疫疠》："圣散子内，用术附豆蔻良姜，只可施之寒湿，毋惑于通用之说。"又如，卷三《寒热》："邪在半表半里，则寒热相半，此又可以知其受病之处，用药固自有条。然小柴胡汤，最主寒热，寒多者加桂，热结者加大黄，脉不甚实而大便涩者，加枳壳，寒热相半，只守本方，是亦活法。"

2. 辨证论治六经与八纲并重

杨士瀛论治伤寒重视脉证相参，以六经、八纲辨证为中心，根据病症运用汗、下、温等方法进行治疗。

《仁斋直指方论》卷一《问病论》："脉之与证相依而行。脉者，所以剖其证之未明；证者，所以索其脉之犹隐。据脉以验证，所谓得手应心者是尔；问证以参脉，所谓医者意也是尔。"《活人总括》卷二《伤寒总括》："伤寒汗下温之法，最不可轻，据脉以验证，问证而对脉。"又谓："审脉问证，辨名定经。"卷六《阳证似阴阴证似阳》谓："欲知的定，当推原反本，察色听声，辨以六经，参以外证，徐徐焉据脉验之，数热迟寒，阴阳别矣。"这些都强调了论治伤寒首先要通过外部症状与脉象辨明病在何经。在具体诊病过程中，杨士瀛也始终遵循着这一思路，重视辨别疾病的六经归属。比如，卷二《伤寒总括》："太阳者，阳证之表也。阳明者，阳证之里也。少阳者，二阳三阴之间。太阴少阴厥阴又居于里，总而谓之阴证也。发于阳，则太阳为之首，发于阴，则少阴为之先。"卷三《风温湿温》："湿温病，在太阴经。"卷三《湿毒中暑》："中暑者，病在太阳。""湿温者，湿热相搏致之，病在太阴。"卷四《发热》："发热多属三阳，太阴厥阴皆不发热，惟少阴有反热二证，然少阴发热，终是脉沉，或下利手足冷也。"卷四《头痛》："头痛属三阳，阳明少阳皆有之，而

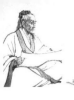
太阳则专主是也。太阳专主头痛，则头痛之属表证者居多，阳明少阳又次而轻耳。"卷五《大便下利》："下利须别阴阳，三阳下利身热，太阴下利手足温，少阴厥阴下利身凉无热，此大概也。"

除六经之外，表里虚实寒热也是杨士瀛辨证时重要的关注点。比如，卷二《表里虚实辨义》："伤寒治法，内则审脉，外则审证，大要辨表里虚实为先。病在表，有表虚，有表实；病有里，有里实，有里虚。又有表里俱虚，表里俱实，毫厘之分，贵乎早辨。"又如，辨伤寒怫郁症，"大便硬而气短者，实也；汗下后而得哕者，虚也。若虚若实，当详审之"（卷六《怫郁》）。

杨士瀛论伤寒治法大要不过汗、下、温三法，比如，卷三《虚烦脚气类伤寒》："所谓寒则温之，热则寒之，在表则散，在里则下，太虚气乏，扶养其中，是为不刊之法。"其用药皆以阴阳表里辨证为依据，比如，卷二《调理伤寒统论》："真知其为表邪，则汗之；真知其为里邪，则下之；真知其为阴病，则温之。"具体来说，比如，卷二《调理伤寒统论》："发热恶寒，身体疼痛，或自汗，或无汗，是为表证，可汗。不恶寒反恶热，手掌心并腋下濈濈而汗，口燥胃干，壮热腹满，小便如常，不白不少，而大便秘鞕，是为里证，可下。厥冷拳默自利，烦燥而无身热头疼，是为阴证，可温。"卷二《表里虚实辨义》："表虚者，脉浮而缓，自汗恶风，用桂枝汤以解肌；表实者，脉浮而紧，无汗恶寒，用麻黄汤以发汗；里实者，脉伏而牢，心腹痛结，或大便坚，小承气汤、大柴胡汤以下之；里虚者，脉沉而弱，自利厥冷，理中汤、四逆汤以温之。"卷三《痰证伤食类伤寒》："有表者，与治中汤去白术，多用青皮；有表复有里者，与桂枝加大黄汤；若表证已解，但有里证者，小承气汤与之可也。"

3. 解释伤寒病机

在《伤寒类书活人总括》卷四、卷五中，杨士瀛对部分伤寒症状的病因病机进行了解释。比如，卷四《自汗》："卫气，所以密腠理而固津液也。卫为邪所干，不能护卫，于是而汗出焉。寒伤荣气，汗独无之，惟风暑湿之邪，有干于卫，皆为自汗之证也。"卷五《发黄》："发黄者，湿气在里，复瘀热于脾胃，蒸湿不散而得之，或病属阳而用温，内热而被火，亦发黄也。湿气胜，则如熏黄而晦；热气胜，则如橘黄而明。"卷六《瘛疭》："瘛则急而缩，疭则缓而伸。病瘛疭，热气极矣。热极生风，风主乎动，故筋脉相引，而伸缩不宁。"

大要而言，杨士瀛认为导致疾病的原因不外乎内与外两个方面，《仁斋直指方论》卷一《五脏所主论》谓："外之六气相乘，内之七情相感，凡是数者皆为五脏之邪。"与伤寒关系较为密切的主要是风寒暑湿四气。六气伤人，表现出来的症状亦不相同，医生可据此判断病因确定治法。比如，《仁斋直指方论》卷二《得病有因》："治病活法虽贵于辨受病之证，尤贵于问得病之因。风则走注，寒则拘挛，暑则烦渴，湿则重滞，此受病之证。"卷三《虚烦脚气类伤寒》论脚气云："凡遇发热烦躁，大便不通，呕哕痰涎，而恶食者，须审问之。脉浮而弦者起于风，风则汗而愈，濡而弱者起于湿，湿则渗而愈，洪而数者起于热，热则下而愈，迟而涩者起于寒，寒则温而愈。风寒暑湿，证状不同，然风为走注，寒为疼痛，暑为热烦，湿为重滞，必有可验之迹。"

对于发病的机理，杨士瀛认为是正气虚弱，邪气乘虚而入与之相搏，阴阳相胜，邪正交争，从而影响了脏腑的正常功能，因而出现各种症状。比如，卷四《寒热》："阳不足，则先寒后热，阴不足，则先热后寒，寒热往来者，阴阳相胜，邪正交争而作也。盖阳不足，则阴邪出于表，而与之争，故阴胜而为寒。阴不足，则阳邪入于里，而与之争，故阳胜而为热。若邪气在半表半里之间，则外与阳争而为寒，内与阴争而为热，出入无拘，所以乍往乍来而间作也。"卷六《战慄》："战慄，皆阴阳之争。战者，身为之摇也；慄者，心战而扬也。邪气外与正气争，则为战，邪气内与正气争，则为慄。战者正气胜，慄者邪气胜。"卷五《咳嗽》："凡肺主气，气逆而不下则嗽。热邪乘之，气则燥郁，寒邪乘之，气则冷滞，水饮乘之，又与气搏，热寒水饮，皆生痰壅。"卷五《失音》："若风、若痰、若血、若热，与夫邪毒之气，伏于心窍，或滞于喉间，皆令人失音，或语短而声塞涩也。"卷六《心动悸》："动悸多生于停水，或阳气尚弱，心下虚空，正气内动致之，或汗下以后，正气内虚，邪气与之击搏而然也。"

在对病症的解释上，杨士瀛开始结合五行生克与脏腑生理来分析疾病的原因机理。比如，卷一《论脉证顺逆及诸恶证不治》："若脉弦为厥阴，肝经移气克土，脾受贼邪不治，故有耳聋舌卷囊缩之证。又阳明少阳合病，下利脉弦，木克土，不治。"卷二《六经用药格法》："太阳属膀胱，非发汗不能愈，必用桂枝麻黄以助阳却邪。阳明属胃，非通泄不能痊，必用大黄芒硝以微利阳热。少阳属胆，无出入道，柴胡半夏能利能汗，消解血热，黄芩佐之。太阴脾土，性恶寒湿，非干姜白术不能温燥。少阴肾水，性恶寒燥，非附子不能温。厥阴肝木，藏血荣筋，非芍药甘草不能滋养。此用药经常之道也。"卷五《舌白苔》："若舌间里色，则病已深，而热已极矣。经云：热病口干舌黑者，不治。盖舌属心，心属火。黑者，肾家贼热所胜，五脏反克，其能生乎？"卷五《渴》："或曰：六经外证，独少阴曰渴，厥阴曰烦，何耶？少阴属肾主水，热气既深，肾水易竭，安得而不渴。厥阴属肝，心之母也，病主消渴，饮水多而小便少，是其里热已极，子气乘母，于是挟心火以为烦，惟烦则消矣。"

（三）理论来源

杨士瀛对朱肱非常推重，《活人总括》卷一谓："伤寒格法，张长沙开其源，朱奉议导其流，前哲后贤，发明秘妙，吾儒之孔孟矣。世有谓《伤寒论》其辞艰深，亦有以问答繁多，增益意度，议《活人书》者多见，其不知量也。"甚至将张仲景与朱肱并称为"活人宗师"。《活人总括》一书对伤寒症状的分类大致从朱肱的《活人书》中来。杨士瀛强调脉证相参的思路源于朱肱"大抵问而知之，以观其外；切而知之，以察其内。证之与脉，不可偏废"（《活人书》卷二）的论述。其中的方剂也有一部分来自《活人书》，卷七《药方》："本祖《南阳活人书》，其详见于《伤寒百问》。"

杨士瀛并非专精伤寒一科，他的《仁斋直指方论》统论内外妇儿诸科，多具卓识。故其论伤寒一症，也带有治疗内科杂证"对病识证，因证得药"（《仁斋直指方论序》）的思路。《伤寒类书活人总括》卷三《痉病温瘟疫疬》："古人一药对一病，药进病除。"这一思路与朱肱《活人书》略作对比就可看出，如论呕吐一症。《活人书》以仲景《伤寒论》为依据，重视经脉与经方，卷十第七十问云："呕者足阳明胃之经，足阳明之气下行，今厥而上行，故为气逆，气逆则呕。仲景云：呕多虽不大便，不可下，可与小柴胡汤。上焦得通，津液得下，胃气因和，浃然汗出而解。大抵呕证不一，各有治法，要之小柴胡汤尤相主当耳。"而杨士瀛则突出强调了呕吐的病位与病因，卷五《呕吐》："伤寒呕吐，有胃热，有胃寒，有水气，有脓血，辨是四者而已。胃热者，脉数或紧，必有口苦舌干烦渴之证；胃寒者，脉弦而迟，必有冷逆，不食，大小便自利之证；水气者，先渴后呕，膈满，怔忪；若胃脘脓血，则腥气、燥气奔逆上冲，经所谓呕家有痈脓不须治，脓尽自愈。"这种内科杂症的治疗思路也在一定程度上影响着他的伤寒理论。此外，在方剂的运用上，杨士瀛治疗内科病证多选用仲景方药作为辨证论治的准则，书中四十六种内科病证，有三十七种运用经方，扩大了《伤寒论》方的使用范围（窦迎春，2002：41）。

（四）评价与影响

杨士瀛的伤寒理论本于张仲景的《伤寒论》与朱肱的《活人书》，又参以诸家论说，以承袭为主，发挥较少。杨士瀛对后世影响较大的是他关于脾胃生理、病理及其症治规律的学说与他对儿科常见病的研究，他的伤寒理论反而较少为人所关注。然而他的优势正在于从一个大内科的视角看待伤寒，尽管尚有许多误解与不足，为后世伤寒与内科杂症辨证思路的交融开启了大门。

附一 李子建的《伤寒十劝》

《伤寒十劝》，李子建撰。李子建，两宋之交人。自序谓其撰写之由："予每念父祖俱死于伤寒，及取仲景所著，深绎熟玩。八年之后，始大通悟，阴阳经络，病证药性，俱了然于胸中。缘此年江淮之民冒寒避寇，得此疾者颇众，遂依仲景法，随证而施之药，所活不啻数百人。仍知伤寒本无恶证，皆是妄投药剂所致。因追悼父祖之命，皆为庸医所杀，而又叹人无间于贫富贵贱，于此不能自晓，则轻付一命于庸工之手也。今辄撷其流俗多误，有害于命者，略闻其说，目曰《伤寒十劝》。其言不欲成文，冀人易晓，而以为深戒云。"

是书在宋代已附刊于《活人书》，故较为流行。台湾图书馆藏元刊本《增注类证活人书》卷一"旧本经络穴殊不详明，间有方论阙略，字画讹谬。

今重增注校正，仍附入释音、药性及近时李子建《伤寒十劝》。凡可备校阅者写作大字刊行，以广其传"。《医方类聚》卷三十引陈自明《管见大全良方》曰："今有李氏子立作《伤寒十劝》，虽未尽圣人之万一，其中多有可取，亦不出《活人》之书。"子立似当作子建。又引《经验良方》曰："伤寒与他证不同，投药一差，生死立判。李子健《伤寒十劝》不可不知。人家有病，招医未至，或无医者，若如此十劝，则不致有误，所益非轻。"

《伤寒十劝》现存的版本常见者主要有以下几种。

①《医方类聚》卷三十《无求子活人书》卷首有《伤寒十劝》，间有校语。

②《医统正脉全书》本朱肱的《增注类证活人书》，《伤寒十劝》附刊于卷二十二。

③卢祖常的《续易简方论后集》卷三收录《伤寒十劝》。

④李知先的《类编伤寒活人书括指掌图论》卷一引《伤寒十劝》。

⑤孙一奎的《赤水玄珠》卷十七作《十劝歌》，题彭用光撰。按彭用光，明代医家，庐陵人，精医术，喜言太素脉，另著有《潜溪续编伤寒蕴要》《简易普济良方》六卷等，孙一奎当采自彭书，故误为彭用光所撰。

⑥朱橚的《普济方》卷一百二十二《伤寒门》引《伤寒十劝》。

其中，《医统正脉全书》本朱肱的《增注类证活人书》所附《伤寒十劝》与卢祖常的《续易简方论后集》本、《医方类聚》卷三十《无求子活人书》本《伤寒十劝》文字大致相同，而与其他三个版本文字差异略大，当是来源不同。

《伤寒十劝》内容较为简单，大致教人辨别阴阳，如阳证不可服热药，伤寒在里不可轻用发汗药等。多是概要之论，故张介宾的《景岳全书》卷七论《十劝》之害，谓十劝中唯最后三劝得理，其余七劝皆有不当之处。然以其简洁便宜，流传亦广。《医方类聚》引《大全良方》曰："李子立《跋》：陈总领云：夫此十劝，大有益于世，余所至官所，常刊以济人。"随着《活人书》及其他引用医书的广泛流传，《伤寒十劝》也渐为更多人所知。

附二 汤尹才的《伤寒解惑论》

《伤寒解惑论》，汤尹才撰。汤尹才，号龙溪隐士，福建龙溪人。《万卷堂书目》《国史经籍志》皆著录《伤寒解惑论》，汤尹才撰。《医藏书目》著录《伤寒解惑》一卷，题韩玉撰，盖因卷末有韩玉跋文而误。是书单行本未见，皆与钱闻礼《伤寒百问歌》合刊，版本情况详见《伤寒百问歌》。

《伤寒解惑论序》谓"将伤寒或两证相近而用药不同者；或汗下失度而辨证不明者；冷厥热厥之异宜；阳毒阴毒之异候；其间错综互见，未易概举，辄备举而别白之"。书中所论述的问题大致有以下几个：论不妄汗下；辨伤寒、中暑、中湿、风湿、湿温；论下法之当与不当；辨阴证似阳与阳证似阴；辨热厥与冷厥；论大便不通有不可攻者；论小便不利有不可利者；论伤寒小柴胡汤五证；辨谵语郑声；论白虎汤与五苓散证；辩虚烦烦躁；论伤寒两感；论发汗；辨阴毒阳毒；论温病；辨结胸痞证；论伤寒多眠；论劳复食复及阴阳易；论古今方剂升两。

汤尹才特推重朱肱之说，谓："本朝政和之初，有朱肱奉议致仕，将仲景之书，析为百问，该载诸说，首尾几二十一年，前后仅九万余字，遣男直诣阙投进，被旨令国子监镂板颁行天下，寥寥千百年间，使仲景之书，大备于我宋，神而明之，固有所待，使君臣无夭枉之期，夷夏有延龄之望，岂小补哉。"是书所论，多本于朱肱的《活人书》。其中"论虚烦烦躁"与"论伤寒、中暑、中湿、风湿、湿温等"直称"《百问》有方"，其他数条多引朱肱原文，稍变以己意。《伤寒解惑论》可以目之为朱肱《活人书》的精简荟要版，由此亦可见《活人书》在当时的广泛影响。

汤尹才在书中引用史书所载的医案讨论汗下之法，如记后周姚僧坦以大黄治帝疾来说明"医者当先明强弱虚实，察脉之沉浮"，方可用药。又记徐文伯以火烧地治范云之疾来说明仲景"发汗不避晨夜却宜便治"之理。此二则又见于许叔微《伤寒发微论》及《伤寒九十论》中，似自许叔微书抄出。

附三 孙志宁的《伤寒简要十说》

《伤寒简要十说》，孙志宁撰。孙志宁，永嘉人，师从陈言，尝被诏审验徐元杰暴卒案（《宋史》卷四百二十四），著有《增修易简方论》。是书不见于诸家书目著录，仅收录于《医方类聚》卷三十四《王氏易简方》后，题"孙氏志宁伤寒简要十说"。

此十说在形式上模仿李子建的《伤寒十劝》，对治疗伤寒中容易混淆的症状进行了辨析，但多是抄撮前说，无多发明。第一说论发热数种，来自成无己的《伤寒明理论·发热第一》《潮热第五》《寒热第四》。第二说论恶寒、恶风之别，录自《伤寒明理论·恶寒第二》《恶风第三》。第三说论伤寒头疼数证，源于朱肱的《活人书》卷九第二十九问。第四说论手足厥冷，来自《活人书》卷四第二十八问。第五说论伤寒腹痛，源于《活人书》卷十一第九十四问。第六说论伤寒自利，本于《活人书》第十一卷九十六问。第七至第十说则直接承袭《伤寒十劝》。

后有宋卢祖常撰《辩孙氏伤寒简要七说》《又辩孙氏伤寒简要五说》（《医方类聚》卷三十四）驳难之。然过于苛责，并非中肯之论。

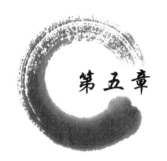

第五章　散佚宋代伤寒著述考

一、高若讷的《伤寒类要》

《伤寒类要》，《宋史·艺文志》著录四卷，高若讷撰，今佚。《通志·艺文略》著录《伤寒类要方》十卷，或为同一书。高若讷（997—1055），字敏之，榆次人，后徙家卫州。天圣间进士，累官起居舍人，知谏院。时范仲淹坐言事贬，余靖、尹洙论救亦遭贬斥。欧阳修移书责若讷身为谏官不辨曲直。若讷怒，奏贬修，以此为时论所讥。官至参知政事，为枢密使。事见宋祁《高文庄公若讷墓志铭》《宋史》卷二百八十八。高若讷又有《素问误文阙义》一卷（《宋史·艺文志》）。

《伤寒类要》已佚，今韩祗和的《伤寒微旨论》、唐慎微的《经史证类备急本草》（以下简称《证类本草》），以及《永乐大典》中存佚文数则。已有学者辑录（郭秀梅等，2003：34—38），但未为全面。

在体例上，是书按病症分为数门，每门中先述症状，次以方药。韩祗和的《伤寒微旨论》卷下引《伤寒类要》两则可窥其体例之一斑："仲景只云于寒湿中求之，即不曾别立方药。后有《伤寒类要·治黄疸门》中：'夫热，发黄已久，变成桃花色，心下有坚，呕逆，不下饮食，小便极赤少，四肢逆冷。脉深沉，极微细迟者，不宜服茵陈汤，使下必变哕也。宜与大茵陈汤，除大黄，与生地黄五两，服汤尽，消息看脉小浮出，形小，见不甚沉微，便可治也。脉浮见者，黄当明，不复桃花色，浮，指下自觉也。'此《类要》中但只云脉浮大可治，脉沉细不可治。又于本卷《治阴黄门》

中：'《病源·阴黄候》：阳气伏，阴气盛，热毒加之，故身面色黄，头疼而不发热者，名为阴黄也。'"从来源上看，《治黄疸门》数语见于今本《千金要方》卷三十四，《治阴黄门》悉引《诸病源候论》。

《证类本草》一书引录《伤寒类要》文字最多，今排比佚文的辑佚来源及高若讷的引文出处如表5-1所示。

表 5-1 《伤寒类要》出处对照表

条目	《证类本草》	《伤寒论》	《肘后方》	《千金要方》	《千金翼方》	《外台秘要》
石钟乳	卷三	—	—	—	卷十八※	卷四
雄黄	卷四	—	卷二	—	—	—
又方	卷四	—	—	卷二十二	—	—
凝水石	卷四	—	—	—	—	卷四
伏龙肝	卷五	—	—	卷三	—	—
又方	卷五	—	—	卷三	—	—
胡粉	卷五	—	卷二	—	—	—
甘草	卷六	第311条◆	—	—	—	—
又方	卷六	第117条◆	—	—	—	—
木香	卷六	—	—	卷三十二◆	—	—
茜根	卷七	—	—	—	卷十八※	卷四
又方	卷七	—	卷七	—	—	—
干姜	卷八	第392条◆	—	—	—	—
葛根	卷八	—	卷二	—	—	—
又方	卷八	—	—	卷三	—	—
栝楼	卷八	—	—	—	—	卷四
苦参	卷八：无	—	—	—	—	—
麻黄	卷八	—	—	—	—	卷四
艾叶	卷九：无	—	—	—	—	—
又方	卷九	—	—	—	—	卷二
大黄	卷十	—	—	—	—	卷四
葶苈子	卷十	—	—	—	卷十八※	卷四
蔄茹	卷十一	—	卷二	—	—	—
蛇莓	卷十一	—	—	—	—	卷三

续表

条目	《证类本草》	《伤寒论》	《肘后方》	《千金要方》	《千金翼方》	《外台秘要》
构脂	卷十二	—	—	—	—	卷四
槐实	卷十二	—	—	—	—	—
蘗木	卷十二	—	卷二	—	—	—
淡竹叶	卷十二	—	—	—	—	卷二
秦椒	卷十三	—	—	—	卷十八※	卷四
髪髲	卷十五	—	卷四	—	—	卷四
头垢	卷十五	—	—	卷三十三	—	卷二
人屎	卷十五	—	—	—	—	卷三
猪屎	卷十八	—	—	卷十一	—	—
又方	卷十八	—	—	—	—	卷四
尾下轴垢	卷十八	—	卷四	—	—	—
石蜜	卷二十	第233条				
牡蛎	卷二十：无	—				
鲫鱼	卷二十					
鳖甲	卷二十一	—	—	卷十七	—	卷二十二
桃核	卷二十三	—	卷四※	—	—	卷四
又方	卷二十三	—	卷二	卷五十八※	—	卷三
又方	卷二十三	—	—	卷二十九	—	—
又方	卷二十三	—	—	卷二十九◆	—	—
又方	卷二十三	—	—	卷十一	—	—
杏核人	卷二十三	—	—	卷三十三	—	—
生大豆	卷二十五	—	—	—	—	卷四
大豆黄	卷二十五	—	卷二	—	—	卷三※
丹黍米	卷二十五	—	—	—	—	卷二
大麦▲	卷二十五	—	—	—	—	卷四◆
又方▲	卷二十五	—	—	卷六十七	—	—
曲	卷二十五	—	—	卷三十三※	—	卷二
豉	卷二十六	—	—	卷十五	—	卷二
稻米	卷二十六	—	—	—	—	卷二
芜菁	卷二十七	—	—	卷二十九	—	卷四

续表

条目	《证类本草》	《伤寒论》	《肘后方》	《千金要方》	《千金翼方》	《外台秘要》
又方	卷二十七	—	—	—	—	卷四
瓜蒂	卷二十七	—	—	—	—	卷四
又方	卷二十七	—	—	—	卷十八※	卷四
菘菜	卷二十七	—	—	—	—	卷四
又方	卷二十七	—	—	—	—	卷二十四
葱汁	卷二十八：无	—	—	—	—	—
苦瓠▲	卷二十九	—	—	—	—	卷四
又方▲	卷二十九	—	—	—	—	卷四

注：※ 若同一药方有多处出处，标明文字最接近的出处；

◆ 引文是概括引用，文字有较大差异；

▲ 又见于《永乐大典》。

从表 5-1《证类本草》所引《伤寒类要》方剂出处可见以下几点。

第一，在名义上，是书虽然题作"伤寒类要"，但表 5-1 中见于今本《伤寒论》的内容仅四条，并且有三条症状相同而方药与之不同。其他内容在《外台秘要方》与《千金要方》的分类中属于天行病或黄疸病的范围，仅有几条在"伤寒门"中。因此，高若讷所谓的"伤寒"更接近《素问·热论》中"今夫热病者，皆伤寒之类"的定义，并非专指外感风寒之邪，感而即发的狭义"伤寒"。

第二，《伤寒类要》是一部汇录纂辑体的著作，其中所收药方直接来源于《肘后方》《千金要方》《外台秘要》等前代医书。据曾巩的记载，高若讷博览医书，虽国医相与辩论必为所困，然而"拘古方书"，治疾少效（《隆平集》卷十一）。其医学知识的来源——古方书也从一个侧面透露出此书编纂的线索。

第三，从《证类本草》的引用来看，《伤寒类要》所收录的单方或较为简单的复方占了多数，在这些方剂中大多数是经验方，缺乏系统的理论统领。与这些引文的来源相对照后发现，《伤寒类要》在征引复方时，似对其进行了删节。例如，《证类本草》甘草条下所引以下两条。

其一："甘草治伤寒三、二日，咽痛者，与甘草二两炙，水三升，煮取一升半，服五合，日三。"《伤寒论》第 311 条作："少阴病，二三日，咽痛者，可与甘草汤。甘草汤方：甘草二两。中一味，以水三升，煮取一升半，去滓，温服七合，日二服。"

其二："脉结代者，心悸动。方甘草二两，水三升，煮取一半，服七合，日二。"《伤寒论》第 177 条作："伤寒脉结代，心动悸，炙甘草汤主之。炙甘草汤方：甘草四两炙，生姜三两切，人参二两，生地黄一斤，桂枝三两去皮，阿胶二两，麦门冬半升去心，麻仁半升，大枣三十枚擘。右九味，以清酒七升，水八升，先煮八味，取三升，去滓，内胶烊消尽，温服一升，日三服。"

以上的引用与删节应是受到《证类本草》编纂体例的限制而非《伤寒类要》的原貌。《证类本草》作为一部药物学著作，它突出的是单味药的气味、性状及主治，并不以记载方剂为目的，故所引方剂以单方为主，间有少数复方。倘若仅仅以《证类本草》的征引来拟测《伤寒类要》的内容，则不能得其全豹。

除了上面的引文外，常器之的《伤寒补治论》也曾引用高若讷《伤寒类要》中的方剂。今常器之著作已佚，少数引文见于郭雍《伤寒补亡论》中。郭雍书中提及《伤寒类要》方剂计七次四首，分别为芍药地黄汤、蘖皮汤、小建中汤、四味橘皮汤。但由此可见，《伤寒类要》一书并非以纂辑单方为主。王好古的《医垒元戎》引录《伤寒类要》三则，其引文与《证类本草》大致相同，似自《证类本草》出。

《伤寒类要》流传似不广，作于南宋淳熙八年（1181）的《伤寒补亡论序》谓："近世诸家伤寒书，如高文庄《伤寒类要》，未得本。"由于高若讷著述的散佚与相关史料的阙如，今已不能得见其伤寒学术的全貌。高若讷身居高位而兼通医术，对后世伤寒学发展影响颇大。宋代的名医如孙兆、杜壬、董汲、刘寅等都直接或间接地受到了他的影响（周益新，2003：50－52）。曾巩批评高若讷"拘古方书，以升量汤剂多过而用性温平药，治疾少效"（《隆平集》卷十一）。但《宋史》本传的评价更为公允："张仲景《伤寒论诀》、孙思邈方书及《外台秘要》久不传，悉考校讹谬行之，世始知有是书。"因此，高若讷的意义也许不在于他治病的效与不效，而在于对散失医籍的重新发掘整理与对仲景伤寒学术的研读传播，《伤寒类要》正是这一性质的著述。

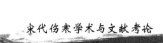

二、宋迪的《阴毒形证诀》

《通志·艺文略》著录《阴毒形证诀》一卷，宋迪撰，今佚。许叔微的《类证普济本事方》卷九述其撰述始末："熙宁中，邠守宋迪因其犹子感伤寒之初，不能辨其症，医见其烦渴而汗多，以凉药解治之，至于再三，遂成阴毒，六日卒，迪痛悼之，遂著《阴毒形症诀》三篇。"是书又名《伤寒阴证诀》（《伤寒百证歌》卷四）。宋迪，字复古，洛阳人，宋道弟，第进士，工山水（郭若虚，《图画见闻志》卷三）。官历荆湖南路转运判官（《宋会要辑稿》职官六五之二四），度支员外郎（沈括，《梦溪笔谈》卷十七），尝知莱州（《宋会要辑稿》职官六五之二四）。其为邠守事今不见记载，其兄宋道尝知邠州（范纯仁，《忠宣集》卷一三《朝请大夫宋君墓志铭》）。

是书今存佚文计六条，皆在许叔微著作中。《伤寒论发微》卷上"鼻中煤烟"下注："宋迪《阴证诀》云：阴毒渐深，则鼻中黑如煤烟。""指甲黑青"下注："宋迪《阴证诀》云：阴毒甚，则指甲黑青。""手背冷汗"下注："宋迪云：额上、手背有冷汗者，阴毒也。"《伤寒百证歌》卷一第十四证"阴证阴毒歌"注："宋迪云：积阴盛于下，则微阳消于上，故其候须重。四肢逆冷，脐腹筑痛，身疼如被杖。"卷二第三十六证"可灸不可灸歌"注："宋迪《阴证诀》云：阴毒汗不止，腹胀，肠鸣，面黑黧色，指甲青者，速灸关元一百壮至三百壮。"卷四第七十五证"自汗歌"注："宋迪《伤寒阴证诀》云：阴病，额上手背皆有冷汗，三二日中尚可行。"

是书体例似裒辑历代医书中有关阴毒的论述并略加分析。对于阴毒之治法，现存材料中仅有"速灸关元一百壮至三百壮"一条。唐代杜光庭的《广成先生玉函经》卷上已言阴毒伤寒之灸法："尺部伏似树无根，阴毒伤寒合其类。回阳灼艾后仍看，切骨若无堪下泪。"宋黎民寿注谓："阴毒伤寒，脉必沉伏，宜以桂枝甘草干姜附子辛甘之剂，仍灸关元、气海，令阳气复回，若服前药加之灼艾，脉转沉伏者死。"关元、气海当为治疗阴毒的主要穴位。后朱肱、许叔微等对阴毒一症颇有讨论，朱肱的《活人书》卷四："或时郑声，指甲面色青黑，六脉沉细而疾，一息七至已来，有此证者，速于气海与关元二穴灸三二百壮，以手足和暖为效。"许叔微的《普济本事方》论阴毒更详，析为"始得阴毒候""阴毒渐深候""阴毒沉困候"三目，每目下有症状、脉象及治法。宋迪之论，盖启宋代阴毒论治之先鞭。

三、刘元宾的《通真子伤寒括要》

（一）《通真子伤寒括要》简述

衢本《郡斋读书志》卷十五著录《通真子伤寒诀》一卷，谓："右题曰通真子而不著名氏。用张长沙《伤寒论》为歌诗，以便览者，《脉诀》之类也。"《直斋书录解题》卷十三《脉要新括》条云："（通真子）自言尝为《伤寒括要》六十首，其书未之见。"《通志·艺文略》著录《伤寒括要诗》一卷。丹波元简疑《伤寒诀》《伤寒括要》为同一书，可从。

宋代刘昉的《幼幼新书》卷四十《万全方》下有小注云："刘元宾撰，元宾字子仪，号通真，主邵州邵阳县簿。"《医籍考》中丹波元坚考证谓："子仪初为邵阳主簿，而后任潭州司理。"刘元宾的著作还有《补注王叔和脉诀》《脉诀机要》《脉要新括》《神巧万全方》等。考《脉要新括》及《补注王叔和脉诀》自序，一作于熙宁九年（1076），一作于元祐五年（1090），知其为神宗哲宗时人。刘元宾并无世家医学渊源，《补注王叔和脉诀自序》云："予昔因母氏多病，积有年矣，学古之外，元慕此术，凡百家方书，罔不究览。"（《医籍考》引）后终成名医。

《伤寒括要》一书现保存在15世纪朝鲜金礼蒙等纂辑《医方类聚》中。《医方类聚》卷二十九与卷五十四分别引录《通真子伤寒括要诗》一百二十首及《通真子伤寒括要》三十一方。其中，诗歌部分每篇七言四句，在形式上与晁公武所见《通真子伤寒诀》相合。方药部分大多出自《伤寒论》，在形式上继承了孙思邈《千金翼方》对《伤寒论》的编排，将同一方剂的适应证汇集在一起，以方类证编次。此二处所引，应为同一书。按照《医方类聚》引书通例，同一本书常常根据其内容分别抄隶于不同门类，卷二十九所引内容属伤寒通论部分，卷五十四所引内容属医药方剂部分。这两次引录《伤寒括要》皆在引录《神巧万全方》与《无求子活人书》之间。并且，在《医方类聚》卷首的征引书目中，只有《通真子伤寒括要》一书。是书体例似为先诗歌后方剂，这与《金匮玉函经》、唐本《伤寒论》等《伤寒论》古传本前论后方的形式相一致。

《通真子伤寒括要》前六十首诗歌绝大部分源自《太平圣惠方》，后六十首则问题较多。作于熙宁九年（1076）的《脉要新括自序》云："或者谓余曰，君为《伤寒括要》六十首传于世，颇开医者之耳目。"然《医方类聚》引《通真子伤寒括要诗》共一百二十首，二者篇数不同。丹波元胤谓："较之其所自言，数实倍之。先子曰：意子仪始作六十首，后又补之者。"细考前后六十首诗，确有不同，非一时之作。

第一，按照《医方类聚》本的引用顺序，前六十首与后六十首中有题目重复的篇目，但内容各不相同而互相补充，比如第29条与第110条同题"伤寒烦燥候"，第30条与第109条同题"伤寒谵语候"，第39条与第99条同题"伤寒呕候"，第59条与第70条同题"伤寒阴阳易"。

第二，就其出处而言，前六十首多源自《太平圣惠方》。自《伤寒太阳候》（四）、《伤寒阴阳易候》（五十九）共五十六条，除六条外皆出《太平圣惠方》，大致次序亦与之一致。至而后六十首的来源则较为驳杂。

第三，从方剂来看，前六十首中引用方剂较少，而后六十首在正文加小注中引用了近百首方剂，其中约有一半来源于张仲景的《伤寒论》与《金匮要略》，而其他则出自《肘后方》《千金方》《圣惠方》等。

第四，从前六十首的编排顺序来看，《伤寒劳复候》（五十七）、《伤寒食复候》（五十八）、《伤寒阴阳易候》（五十九）在《伤寒论》《诸病源候论》《太平圣惠方》等书中多在伤寒之末，这也意味着前六十首在最初编排时是一个整体。

第五，从小注来看，前六十首小注多描述病证，解释病机，提示治法，仅有少数条目注中有方剂，并且针药并用。而后六十首小注则较为简单，绝大多数是方剂的加减，并且无针熨等疗法。

第六，前六十首除《伤寒坏证》（三十六）、《伤寒大便不通》（五十）、《伤寒小便不通》（五十一）三则外，其余诸条皆以"候"结句。而后六十首中则"证"与"候"错杂，"中暑"称"证"（七十六），"中湿"则称"候"（八十），"风湿"称"证"（八十一），"湿温"则称"候"（八十二）。细绎之，尽管"证"与"候"似无区别，但这与前六十首统一用"候"结句已判然不类。

由此可见，前六十首与后六十首非一时之作。今本《通真子伤寒括要诗》的前六十首成于熙宁九年（1076）之前，后六十首作于何时，已不可考，也可能为后人补入。

刘元宾伤寒理论之渊源，除张仲景《伤寒论》外，大部分来自《太平圣惠方》。他所纂辑的另一部方书《神巧万全方》亦是如此，丹波元坚谓其"采之《圣惠》者十居七八，多可施用"（《医籍考》）。倘考其伤寒学术渊源，应将二书合看。《太平圣惠方》伤寒门首列"叙论"概述伤寒病因病机，次辨伤寒脉候，次述伤寒受病日数次第病证，次六经病，次诸可与不可，次三阴三阳应用汤散诸方，次伤寒病诸候。刘元宾的伤寒理论，延续了《太平圣惠方》的框架，同时结合自己的临床实践对此一框架略有发展。

在对伤寒的定义上，刘元宾以张仲景的说法为本，"以冬受寒毒之气，即发者为伤寒，其寒毒藏于肌骨之间，至春而发者为温病，至夏而发者为热病。又以冬气温，春气寒，夏气冷，秋气热，为时气"（《医方类聚》卷二十九《神巧万全方·伤寒总论》）。将伤寒、温病、热病、时气从名义上区别开来，并批评今人的混淆不清，"今人通谓之伤寒已失之也"（《四时病名不同候（一）》），又谓"伤寒有五，治之亦异，今人一例看之，有失也"（《五种伤寒候（三）》）。

对于伤寒受病日数次第病证，刘元宾并未一味崇古，他提出"今人多数日数，此治无病之人可也，若治有病者，则失之必然矣"，关键在于"但看脉候分表里"（《伤寒传变不定候（十）》）。

在六经病的问题上，《伤寒括要》已经注意到根据六经来辨别不同症状，比如，《伤寒口燥咽干》（一百零二）云："口燥咽干脾藏热，致令津液少如然。少阳口苦阳明渴，若遇少阴急与宜。"同一口燥咽干的症状，若在少阳则口苦，以小柴胡汤和解；若在阳明则烦渴，宜白虎汤、人参汤下之；若在少阴当急下阳明以救之。又如，《伤寒多眠候》（一百零三）云："少阴多睡频频利，少阳胁痛可详看。"都有多眠的症状，若病在少阴则多眠并发频利，宜四逆汤；若在少阳则胁痛，宜小柴胡汤。

在伤寒辨证上，刘元宾恪守"能别阴阳，不妄汗下"八字（《神巧万全方·伤寒总论》）。所谓阴阳也包括表里、虚实、寒热，即后世所谓八纲辨证。《伤寒括要》中始终贯穿着这一思想，《伤寒阴证似阳》（六十六）、《伤寒阳证似阴》（六十七）、《伤寒表里寒热候》（六十三）、《伤寒阴阳表里》（七十一）等篇尤为突出。

对于遣方用药，刘元宾既本之经典医书，也结合其自身的临证经验，以理推阐。比如，《瘴气论》根据岭南的气候特点折中伤寒药量，谓："（岭南）节气多温病，药小寒于岭北，时用热药，亦减其锱铢三分去二。"（《神巧万全方·瘴气论》）又如，《针三阳三阴候》自言"疗伤寒，见太阳证，则泻太阳补阳明；见阳明证，则泻阳明补少阳，而病皆多愈。或者见问予曰：'此古人无道也。'……夫病者已受邪，今泻其处邪之经，而补其未病之经，实则邪不能传，所以多愈。"（《神巧万全方·论三阳三阴内外证候》）古人虽未尝道，刘元宾却能以理推之而治，病皆多愈，这些都来源于他行医实践的归纳总结，其"间出己意"之处也正是他对伤寒学的贡献所在。

（二）《通真子伤寒括要》方剂部分辑佚

按照《医方类聚》的纂辑凡例，"一门内一药重出而治证、药材、服法无加减，则于初见处书某方同；大同小异，则其异者分附；小同大异，则全方附录"。通检是书《伤寒门》三十七卷，其间有小字注文谓"通真子伤寒括要"作某某字样共七首方剂，当是凡例所说的"大同小异，则其异者分附"，据此我们可以还原此书的佚文。《医方类聚》卷五十四引《通真子伤寒括要》三十一首方剂的排列顺序与《太平圣惠方》卷八《伤寒三阴三阳应用汤散诸方》所引药方顺序相同，唯缺十九方，而此七首方剂恰在所缺的十九首方中。今据《医方类聚·伤寒门》的引录，以《太平圣惠方》先后为序，辑其佚文如下。

1. 桂枝附子汤证（出自卷五十三《神巧万全方·四时伤寒并时气发汗后方》）

太阳病发汗，遂漏不止，恶寒，小便难，四肢急，难以屈伸者，宜服之。

桂枝附子汤方：

桂枝一两　　附子一两，炮裂，去皮脐　　赤芍药一两　　甘草半两，炙微赤，剉上为粗末，每服四大钱，水一盏，生姜五片，枣二枚，同煎至七分盏，去滓，不以时候，温服，下余依此。

2. 瓜蒂散证（出自卷四十六《太平圣惠方·伤寒三阴三阳应用汤散诸方》）

少阴病，其人饮食则吐，心中温温欲吐，复不能吐，手足寒，脉弦迟，此胸中实，不可下，当服必愈。

瓜蒂散方：

瓜蒂一两　赤小豆四两

上件药，捣细罗为散，每服二钱，以温水调服，药下便卧，即当有吐，候食顷，若不吐，即再服之，如更不吐，即增药服之，以吐为度。吐出青黄如菜汁者为佳。若吐少，病不除者，次日如前法更服，可至再三，不令虚也。药力过时不吐，即服热汤一盏，以助药力。若服药过多者，饮冷水解之。

3. 橘皮汤证（出自卷四十六《太平圣惠方·伤寒三阴三阳应用汤散诸方》）

太阳病不解，心烦，下痢十余行而自止，所以止者，皆脾家实，腐秽已去故也。虚烦病，若呕者，并宜服之。

橘皮汤方：

陈橘皮一两，汤浸去白瓤，焙　生姜一两

上件药，细剉和匀，分为四服，每服以水一中盏，煎至六分，去滓，不计时温服。

4. 半夏泻心汤证（出自卷四十六《太平圣惠方·伤寒三阴三阳应用汤散诸方》）

太阳病，汗后胃中不和，心下痞坚，干噫食臭，胁下有水气，腹中雷鸣而利者，宜服之。

半夏泻心汤方：

半夏二两，汤洗七遍，去滑　黄芩一两　干姜一两，炮裂，剉　人参一两，去芦头　黄连一两，去须　甘草半两，炙微赤，剉

上为粗末，每服四钱，水一盏半，生姜五片，枣二枚，同煎至六分，去滓温服，不拘时候。

5. 玄武汤证（出自卷四十五《千金方·发汗吐下后》）

太阳病，发汗，汗解后，其人仍发热，心下悸，头眩身体瞤动者，少阴病，四肢厥，心腹痛，小便不利，或咳，或呕，或有水气者，宜服之。

玄武汤方：

赤茯苓一两　赤芍药一两　附子一两，炮裂去皮脐　白术一两

上件为末，每服四大钱，水一盏半，生姜五片，枣一枚，同煎至六分盏，去滓，不计时候热服。

6. 大承气汤证（出自卷五十三《神巧万全方·四时伤寒并时气下方》）

阳明病，不吐下而烦者，宜服之。阳明病其脉迟，虽汗出，不恶寒，其体必重，腹满而喘，有潮热，可攻其里，手足漐然汗出，为大便已坚，宜服之。阳明病脉实者。阳明病，其人多汗，津液外出，胃中干燥，大便必坚，坚者，则谵语，宜服之。阳明病，谵语妄方，发潮热，其脉滑疾者，宜服之。阳明病，发作有时，汗不解，腹满痛者，宜服之。阳明与少阳合病，而自利脉浮者，为顺也，滑而数者，有宿食，宜服之。少阴病，口燥咽干，急宜下之。少阴病，脉细沉数，病在里，不可发，宜服之。少阴病，其人腹满，大便坚急者，宜下之。

大承气汤方：

川大黄一两，剉碎，微炒　厚朴半两，去皮，用生姜汁涂，炙熟　枳实一两，麸炒微黄　川芒硝一两

上件药，捣筛为散，每服四钱，水一盏，煎至六分，去滓，不计时候，温服，以利为度。

7. 桃花汤证（出自卷四十六《太平圣惠方·伤寒三阴三阳应用汤散诸方》）

少阴病，下利脓血者。

桃花汤方：

桃花石二两，捣碎 干姜半两，炮裂，剉 粳米半合

上件药，以水二大盏，煎至一大盏，去滓，分为二服，食前服之。

四、韩祗和的《伤寒微旨论》

《伤寒微旨论》，《直斋书录解题》著录二卷，"不著作者，序言元祐丙寅（1086），必当时名医也，其书颇有发明"。《国史经籍志》亦著录二卷，不题撰人。《天一阁书目》著录《伤寒微旨》一卷，"抄本，宋淇川韩祗和撰，许昌滑寿校"。《四库全书提要》谓："今检《永乐大典》各卷内此书散见颇多，各条悉标韩祗和之名，而元载良《九灵山房集》亦称，自汉张机著《伤寒论》，晋王叔和、宋成无己、庞安常、朱肱、许叔微、韩祗和、王宾之流，皆互有阐发，其间祗和姓名与《永乐大典》相合，是祗和实北宋名医以伤寒为专门者，特《宋史·方技传》不载其履贯，遂不可考。"《伤寒微旨论》的刻本早已亡佚，现存最早的辑本是《四库全书》本，现存其他版本皆来源于此。

1. 《四库全书》本

《伤寒微旨论》明末亡佚，后四库馆臣自《永乐大典》中辑出，凡十五篇。《四库全书》本卷前《提要》谓："向惟王好古《阴证略例》中间引其文，而原本久佚。今采掇荟粹，复成完帙，依原目釐为上下二卷。"上卷分为伤寒源篇、伤寒平脉篇、辨脉篇、阴阳盛虚篇、治病随症加减药篇、用药逆篇、可汗篇、可下篇。下卷分为总汗下篇、辨汗下药力轻重篇、温中篇、小便大便篇、畜血证篇、阴阳证篇、劳复证篇。附方论及治案三十九道。卷末为韩祗和的《后序》。

王好古的《医垒元戎》卷七征引韩祗和的《温中篇》全文，《四库全

书》本辑佚时将王好古按语一并收录，作小字双行附入正文之下。王好古的《医垒元戎》引用韩祗和之书，多以意转引，并非直录原文。其引用原文者尚有卷六"韩氏微旨论和解因时法"一大段，今在《可汗篇》中。此外，王好古在《医垒元戎》中也间或引用韩祗和的一些药方，如卷四引地黄汤、生漆汤等，今亦收入辑本《伤寒微旨论》中。

2. 《墨海金壶》本

《墨海金壶》为清嘉庆中张海鹏所辑丛书。张海鹏（1755—1816），字若云，一字子瑜，江苏常熟人。乾隆四十年（1775）补博士弟子员，后三试不中，遂绝意名禄，笃志于坟典。喜藏书、刻书，刻有《学津讨源》《借月山房彙抄》等。《墨海金壶》所选多为宋代以后著作，分经、史、子、集四部，计一百十七种，七百二十七卷。张氏谓此丛编"悉本《四库》所录，其从宋刻旧抄录出者，什之二三。余则以文澜阁本为多，首取其原本久佚，辑之《大典》者，次取其旧有传本，版已久废者。书必完帙，不取节录，若原有残缺，无可补抄，则就所见梓之。至于校订精谨，不惮再三，若彼此互异，未敢遽定，则间附小注两存之"。嘉庆二十二年（1817）版成。

《伤寒微旨论》收入丛书子部中。卷前有《伤寒微旨提要》。正文半叶十一行，行二十三字，小字双行同，黑口，左右双边。卷端题"伤寒微旨论卷上 墨海金壶子部宋韩祗和撰"。

3. 《珠丛别录》本

《珠丛别录》，钱熙祚辑。钱熙祚（1800—1844），字锡之，一字雪枝，江苏金山人。生平好古今秘籍，收藏极多。于祠堂后建阁以贮书，名曰守山阁，与好友校书于此。道光间以张海鹏的《墨海金壶》残版重刻补辑成《守山阁丛书》，计一百一十种。后又辑二十八种刊为《珠丛别录》。文史而外，凡农圃、医药、百工，有一得可观者，咸加甄录。其中，《伤寒微旨论》一书与《墨海金壶》本版式相同，当为重刻本。正文半叶十一行，行二十三字，小字双行同，黑口，左右双边。卷端题"伤寒微旨论卷上 / 宋韩祗和撰 金山钱熙祚锡之校"。

4. 《长恩书室丛书》本

《长恩书室丛书》，庄肇麟辑刻。庄肇麟字木生，江西新昌人。精于鉴别，藏书甚丰。林则徐为其藏书楼题名曰"长恩书室"。所藏尤多今罕见之本，另有藏书楼曰醉竹轩、过客轩，有《醉竹轩书目》。咸丰四年（1854）辑刊《长恩书室丛书》甲、乙集。

其中《伤寒微旨论》一书收入甲集。卷前有《钦定四库全书提要》，正文半叶十一行，行二十三字，小字双行同，黑口，左右双边。卷端题"伤寒微旨论卷上 / 宋韩祗和撰　新昌庄肇麟木生校刊"。

5.《半亩园丛书》本

《半亩园丛书》，吴坤修辑。吴坤修（1816—1872），字子厚，号竹庄，江西新建人。道光间以监生捐纳从九品，后因镇压太平军功，累官至安徽布政使、署理安徽巡抚。雅好书画，酷嗜古籍，藏书万卷，有《三耻斋集》。《半亩园丛书》收录图书三十种，同治中于皖城刊毕。

卷前有《钦定四库全书提要》，正文半叶十一行，行二十三字，小字双行同，黑口，左右双边，卷端题"伤寒微旨论卷上 / 宋韩祗和撰"。版心下镌"半亩园藏书"。

6.《豫恕堂丛书》本

沈善登的《豫恕堂丛书》中收录《伤寒微旨论》，沈善登（1830—1902？），字谷成，号未还道人，浙江桐乡人。同治七年（1868）进士。专精易学，旁通内典，兼涉西方学术。喜藏刻图书，著有《证心集》八卷、《需时眇言》十卷等。光绪间辑刻《豫恕堂丛书》，未成书，今上海图书馆藏有红格写样本《伤寒微旨论》二卷。是书以红色印刷行格，每行三线，正中有一中线作为每行之中准，方便缮写，行间空白中亦有一中线，为刻印后之界行。正文半叶十行，行二十一字，单鱼尾，版心下为"豫恕堂藏板"。卷端题"伤寒微旨论卷上 / 宋韩祗和撰"。

以上辑本皆源出《四库全书》本，除此之外，萧源等辑《永乐大典医药集》（人民卫生出版社，1986 年版）中又有尚未被四库馆臣辑入的佚文《戒桂枝汤篇》与《辨桂枝葛根麻黄汤》两篇。另据学者研究，明代刘纯的《伤寒治例》《普济方》、王肯堂的《伤寒证治准绳》、汪机的《伤寒选录》、张卿子的《张卿子伤寒论》，清代陆懋修的《伤寒论阳明病释》、沈金鳌的《伤寒论纲目》等医著中，也保存着一些韩祗和的佚文。从内容来看，有些是对《伤寒论》原文的注释，因此，也不能排除韩祗和有其他著作的可能（程磐基，2014：27－30）。

《伤寒微旨论》在其他医书中亦见引用，然非径引原文。例如，宋刊本朱肱《重校正活人书》卷六第四十九问"白虎加苍术汤"下有小注谓"此方出《伤寒微旨》，亦做《金匮》白虎加桂汤"。王履的《医经溯洄集》《阳虚阴盛阳盛阴虚论》引《伤寒微旨》曰："此阴阳指脉之尺寸言，尺脉实大，寸脉短小，名阴盛阳虚，可汗。寸脉实大，尺脉短小，名阳盛阴虚，可下。苟汗证已见而脉未应，必待尺脉力过于寸而后行。下证已见而脉未应，必待寸脉力过于尺而后用。"《医垒元戎》卷六征引《韩氏十四药定经》曰："调脉汤，阳明少阳也。葛根柴胡汤，阳明少阳也。人参桔梗汤，太阳阳明也。薄荷汤，阳明也。防风汤，阳明也。香芎散，阳明也。六物麻黄汤，太阳阳明也。七物柴胡汤，太阳少阳也。发表汤，太阳也。人参汤，阳明少阳也。石膏汤，阳明少阳也。解肌汤，太阳阳明也。芍药汤，太阳阳明也。知母汤，太阳阳明也。"王好古按云："右韩氏十四药，以经络求之，各有部分，轻重缓急，自有所宜，运气加临，各极其当，因而在其中矣，不必分至之远近，寒暑之盛衰，而谓之因时也。"

韩祗和治疗伤寒，不外汗、下、温三法，其云："凡治伤寒病，若能辨其汗下者，即治病之法得其十全矣。"（《总汗下篇》）其辩证用药详见本章第二节所论，除此之外，韩祗和的伤寒理论在其他一些问题上也常常自出新见，颇有发明。

第一，他首次阐述了伤寒传手不传足的现象，《总汗下篇》云："人之生也，禀天地阴阳气，身半以上，同天之阳，身半以下，同地之阴。或四时有不常之气，阳邪为病，则伤于手经也，阴邪为病，则伤于足经也，故冬毒之气则中于足经矣。"下引《易》及《素问》《太阴阳病论》《至真要大论》《脉要精微论》为证，详述原因。

第二，继承仲景治三阴病之意，揭示温法的意义，别立《温中篇》发明之。以脉象为依据，推求仲景理中汤、四逆汤之理，根据病人脉象症状创温中汤、橘皮汤、七物理中丸、厚朴汤、白术汤、橘叶汤、二苓汤、羊肉汤计八方以时投之。

第三，在《阴黄证篇》中，韩祗和详论阳黄与阴黄之别，认为"阴黄者，乃心病也。心火为湿所折，即遍身发黄与伤寒黄病异矣。伤寒病发黄本自脾弱，水来凌犯，又胃中空虚而变为黄，是与阴黄不同耳"。又分别述其证候，"病人始于二三日务求汗下为胜，或服发汗温中药太过，加以厚衣盖覆，仍于阴湿不通风处坐卧，或以火劫之，变为黄病，此乃阳黄也"。"病人三五日后服下药太过，虚其脾胃，亡津液，引水浆，脾土为阴，湿加之，又与暑相会，至第六七日变为黄病，此乃阴黄也"。这就纠正了"伤寒病发黄者古今皆为阳证治之"的说法，为后世黄疸诸证的诊断鉴别开启了思路。

第四，在用药上，他特别强调要根据今人之体质与节气之变化酌用古方，《戒桂枝汤》谓："治伤寒病发表药，无出仲景桂枝汤，最为古今发表药之精要。于今时之用，即十中五六，变成后患。非药之过，乃医流不知其时也。"其原因在于世异时移，人之体质多不同。"方今之时，太平久矣。居民忧逸相传，近及数世。恣酒嗜欲，耗散精血，筋骨柔脆。其于豪贵之家，多是服芳草石药，为养命之术。因兹肌体之间，阳气多而阴气少。阳气既多，时遇邪气为害，若至热药发表，足可以助阳为病。兹知其桂枝汤不可容易与人服也。"他认为当时之人阳气多阴气少，因此像桂枝汤这样的热药就不便多用，以免助阳为病。

总体来说，韩祗和以脉理、阴阳虚盛、温解汗下为基础形成了自己独特的伤寒辨证用药体系。然其论治略偏保守，他强调必待阴阳偏盛方可投药，若尺寸相等，或俱浮，或俱长，或俱弦，或俱沉细，或俱微缓，则是"邪气传受三阳三阴之经，故见此脉，不可妄投发表药及投下药。当候两手脉浮沉中，或关前力小，关后力大，或关前力大，关后力小，此亦是阴阳气之偏胜，即依脉证投药治之"（《总汗下篇》）。故其论治，强调以"慎守"为要，宁迟勿早。他不妄汗下的初衷不可否认，若直候阴阳偏胜方以药投之，则不免延误了某些急性病的病情。正如《四库总目提要》所批评的："惟以早下为大戒，盖为气质羸弱者言，然当以脉证相参，知其邪入阳明与否，以分汗下，不宜矫枉过直，竟废古方。"

五、常器之的《伤寒补治论》

《伤寒补治论》，常器之撰。常器之，字颖士，约为神宗、哲宗时人，与当时士人多有交，如韩维（叶梦得《玉涧杂书》）、史叙源（陈自明《外科精要》）等。喜读医书，尝言：“人生游艺无如读医书，其益尤多。”（邹浩，《道乡集》卷十二《读袁柬之书》自注）郭雍的《伤寒补亡论序》谓：“常器之《补治论》，虽略有传而不得善本。”今《伤寒补治论》有一部分内容保存于郭雍的《伤寒补亡论》与王好古的《医垒元戎》中。

郭雍的《伤寒补亡论自序》言其引常器之书时“有文阙者补之，讹舛者正之，疑不敢用者去之，庶不累其名”，故其引文多为节引，然亦可从中窥见是书之体例。常氏多补充仲景治法之未备，故名曰“补治论”。他将《伤寒论》中未写明治法的条文以《伤寒》原方或《金匮》之法补充完整。补以《伤寒》原方者，比如《伤寒补亡论》卷四《太阳经证治上》：“仲景曰：伤寒一日，太阳受之，脉若静者为不传，颇欲吐，若躁烦脉数急者为传也，常器之曰：宜辨中风、伤寒，有汗、无汗，用麻黄桂枝二汤。”又如，“太阳病发热而渴，不恶寒者为温病”条，常器之《补治论》曰：“转下火熏，皆为逆也。可白虎加人参汤、桂枝柴胡各半汤、桂枝去芍药加蜀漆龙骨牡蛎救逆汤。”采探《金匮》之法者，比如，卷六《阳明经证治》：“阳明病不能食，攻其热必哕。常云：可温中汤。《金匮》方小半夏汤亦可。”卷九《不可吐五条》：“太阳病吐之者，但太阳病当恶寒，今反不恶寒，不欲近衣者，此为吐之内烦也。常氏云：可《金匮》竹皮汤、竹叶石膏汤。”

除补充治方外，常器之的《补亡论》中也包括对病症的议论，比如，王好古的《医垒元戎》卷十一转引常器之论厥云：“凡厥，当求得病之因，若初得病，便四肢逆冷，脉沉细而不数，或身上粟起，下利清谷，或清便自调，谓大小便如常者为寒厥也。若初得病，便身热头痛，外别有阳证，至二三日乃至四五日方发厥，故须至三二日后也，更以余证参之。”

常器之尊崇仲景之论，但对现存的《伤寒论》传本并非一概信任，对其中出现的疑误也提出了自己的看法，比如，《伤寒补亡论》卷四《太阳经证治上》：“伤寒不大便六七日，头痛有热者，与承气汤。其小便清者，知不在里，仍在表也，当须发汗。若头痛者，必衄，属桂枝汤。常氏云：疑其误也。设须发汗，当用麻黄汤，不然，用桂枝麻黄各半汤，取小小汗出而已。”卷六《阳明经证治》：“阳明病初欲食，小便反不利，大便自调，其人骨节疼，翕翕如有热状，奄然发狂，濈然汗出而解者，此水不胜谷气，与汗共并，脉紧则愈。常氏云：疑阙麻黄汤一法。"卷十三《心下痞》"十枣汤条"常器之言"此证传写之误"。

常器之除精于伤寒外，亦擅疮疡。陈自明的《外科精要》卷上称其为"疡医"，并记其疗太学史叙源母病一则。《普济方》卷二百八十九痈疽门载之更详。《本草纲目》卷十四引常器之论疮疡谓："凡气血闻香即行，闻臭即逆。疮疡皆由气涩而血聚，最忌臭秽不洁，触之毒必引蔓。"陈自明的《妇人大全良方》卷十又记其论妇人一则，谓："有人以妇人无子，问西京常器之者，乃曰：女人自少多病，服燥药无节，使天癸耗动且早，故终身无子。"

常器之重为国医，与王实、娄昌言、宋道方齐名（叶梦得，《建康集》卷三《书伤寒治要后》）。其补充仲景之论、对《伤寒论》条文提出疑问的思路被郭雍等名医所承，成为后人进一步发展仲景学说的起点。

六、王实的《伤寒证治》

（一）《伤寒证治》简述

《伤寒证治》，衢本《郡斋读书志》卷十五著录三卷，谓："右皇朝王实编。实谓百病之急，无踰伤寒，故略举病名法及世名医之言为十三篇，总方百四十六首。或云颍州人，官至外郎。庞安常之高弟也。"《宋史·艺文志》亦著录《伤寒证治》作三卷。

王实，字仲弓，王陶子，韩持国婿（王明清，《挥麈后录》卷六）。少从司马光学，超然不以仕宦进取为意。元祐初，右丞梁焘荐于朝，为藉田令，崇宁初守信阳。靖康之难南渡，卒于鄂之咸宁。遗命不为铭文，自志其大略纳之圹中（陆友仁，《研北杂志》卷上；陆心源，《宋诗纪事补遗》卷二十七）。与苏轼（《诗话总龟》卷十一）、黄庭坚（《山谷内集诗注》卷二《题王仲弓兄弟巽亭》《寄尉氏仓官王仲弓》）、苏过（《斜川集》卷一《和王仲弓雪中怀友之什》）、邹浩（《道乡集》卷二《与王仲弓分韵得东字》）、叶梦得（《虞美人·同蔡宽夫置酒王仲弓出歌人声甚妙》）等有交游往来。

后人称王实又作王朝奉。王肯堂的《证治准绳》卷四十九"发斑"一节"赵活人（嗣真）"下引王仲弓语曰："下之太早，热气乘虚入胃故也。下之太迟，热留胃中，亦发斑。或服热药，多亦发斑。微者赤，五死一生，剧者黑，十死一生，皆用白虎加人参汤，一名化斑汤，及阿胶大青汤。"王好古的《医垒元戎》卷二"王朝奉瘢论"条云："发瘢者，下之太早，热气乘虚入胃故也。下之太迟，热留胃中，亦发瘢。或服热药，过多亦发瘢，微者赤瘢出，五死一生，剧者黑瘢出，十死一生也。皆当用白虎人参汤，一名化瘢汤，及阿胶大青汤。孙兆云：兼与紫雪大妙。"（文渊阁《四库全书》本）李知先的《伤寒活人书括》《伤寒问答四十六证歌·发斑》条云："《证治论》用化斑汤（乃白虎加人参汤别名也），孙兆用紫雪。"（《医方类聚》引录本）三者同出一源，故王朝奉为王实无疑（杜勇，2003：16－17）。

《伤寒证治》一书今佚，但仍有一些内容保存在后世的医书中，据此可考见是书体例。其中，李知先的《伤寒活人书括》与王好古的《医垒元戎》引用较多。前者引作《证治论》，后者则引作王朝奉。二者相对照，许多条目多相近，如表5-2所示。

表5-2　《伤寒活人书括》与《医垒元戎》征引《伤寒证治》对照表

卷数	《伤寒活人书括》引文	卷数	《医垒元戎》引文
《一十六证伤寒歌·痉病》	《证治论》：柔痉，桂枝栝楼汤、桂枝栝楼葛根汤。刚痉，麻黄葛根汤。	卷二	王朝奉刚柔二痉三药：金匮括萎桂枝汤（有汗者弱也属阴）、桂枝加葛根汤括萎汤（治症如前）、金匮葛根汤（无汗者刚也属阳）。
《伤寒问答四十六证歌·咳逆》	《证治论》：呕哕手足逆冷者，小橘皮汤。呕哕胸满，虚烦不安，大橘皮汤。	卷八	王朝奉呕哕论：呕哕手足逆冷者，小陈皮汤。呕哕胸满，虚烦不安，大橘皮汤。
《伤寒问答四十六证歌·结胸》	《证治论》：诸结胸宜擿酌用药，不愈者，增损理中丸。	卷四	王朝奉云：大小陷胸汤丸不效，宜增损理中丸。
《伤寒问答四十六证歌·干呕》	《证治论》：干呕而利者，黄芩半夏生姜汤。	卷八	王朝奉呕论：干呕而利者，黄芩加半夏生姜汤。
《药评·白虎汤》	《证治论》：白虎汤性凉，惟夏至后可用。谓如地土，七八月犹热处，有壮热为病犹度，尚可用白虎汤服，自然汗解。然白虎汤用石膏，故亦治伤寒，不专治暍也。或问孙兆曰：杜壬、张翼皆言夏月若果见麻黄桂枝证，亦岂得不用而用白虎乎。兆：此说尤妙，但临时看证用之，假如虚弱人、老人，不可亦用白虎也，盖白虎性凉耳。若得之，下利腹痛者，可勿服，改服小柴胡也。白虎用石膏亦治伤寒，不必专治暍也。	卷一	王朝奉桂枝白虎问答云：春初秋末冬月，方用桂枝麻黄。五六月壮热不用白虎，若用桂枝麻黄，则内热发黄生斑，必死。二月三月四月温病宜阳旦汤。七月八月犹热病壮热尚宜白虎，自然汗解。或问孙曰：杜张皆言夏若果见桂枝麻黄证，亦岂当得不用只白虎证？孙曰：此说甚妙，但临时看证用之。老弱之人不宜白虎。白虎治伤寒，亦治暍证。

后世引录《伤寒证治》的医书除以上提及的几种外，尚有许叔微的《伤寒百证歌》《伤寒九十论》、郭雍的《伤寒补亡论》。在这些引文中，王好古的《医垒元戎》中引用最多，并且多引原文，其他数种医书的引录多括其大意。

晁公武谓是书"略举病名法及世名医之言为十三篇"。从此书的佚文可推之，此十三篇的内容大致包括仲景活人例（《医垒元戎》卷一）、阴阳毒（《医垒元戎》卷一）、痉（《医垒元戎》卷二）、发斑（《医垒元戎》卷二）、结胸（《医垒元戎》卷四）、谵语（《医垒元戎》卷四）、藏结（《医垒元戎》卷六）、喘（《医垒元戎》卷七）、呕（《医垒元戎》卷八）、悸（《医垒元戎》卷九）、阴阳证（《医垒元戎》卷九）、厥（《医垒元戎》卷十一）、心下痞（《伤寒补亡论》卷十三）。具体辑佚情况详见后文。

全书十三篇皆围绕《伤寒论》《金匮要略》中的症状，分类辨析，推求义例。王实尊奉仲景之说，尝谓"张仲景书在世如法家有刑统，苟用之，皆当可使天下无冤人"（叶梦得，《建康集》卷三《书伤寒治要后》）。在《伤寒证治》中，他征引《伤寒论》已直接称作"经曰"（《医垒元戎》卷四），益见其推重仲景之说。

《伤寒证治》以伤寒病的主要症状为纲，强调辨证。比如，论谵语一症，则排比《伤寒论》中有关谵语之材料，分为胃实谵语、合病谵语、少阳汗谵语、火劫谵语、汗多亡阳谵语、下后谵语、热入血室谵语、经水适来谵语、肝乘脾谵语九种谵语症状加以讨论。在讨论每一个症状时，王实不仅局限于仲景之说，《诸病源候论》《千金要方》等其他医书也是诊断与用药的重要参照。《伤寒证治》中也引用了许多时代医家的观点，比如，在讨论悸证时，引用了钱昏、易老的观点。在讨论厥证时，引用常器之、张翼、孙兆、高保义四家之说，针对阴厥阳厥的症状给出了不同的治法，以补仲景之未备。这些医者的论述也正赖王实之书而留存于世。在论述症状治法后，《伤寒证治》多附以相应方药，以便检用。

从现存的佚文来看，王实用仲景方颇为谨慎，不妄用峻药。郭雍的《伤寒补亡论》卷十三《结胸》一节引王仲弓言曰："治结胸当用小陷胸汤甚佳，大陷胸汤太峻，如不得已则用大陷胸汤丸。"大陷胸汤的药物组成为大黄、芒硝、甘遂。甘遂全株有毒，为泻热遂水之峻药，故王实惮用之。大陷胸丸则去甘遂，代之以葶苈、杏仁，破结缓下，峻药缓攻，故王实谓不得已用之。卷十三《心下痞》一节又引王实言曰："生姜泻心、半夏泻心二汤和平，宜常用之。"王实谓此二汤和平，当与大黄黄连泻心汤与附子泻心汤相对而言。大黄黄连泻心汤泻热消痞，附子泻心汤兼扶阳固表。二方中大黄、附子皆为大寒大热之品，较生姜泻心、半夏泻心二汤峻烈，故王实慎用之。许叔微的《伤寒九十论》中亦谓王实用药谨慎，其云："青龙一证尤难用，须是形证谛当，然后可行。王实大夫《证治》中止用桂枝麻黄各半汤代之，盖慎之也夫。"

晁公武谓王实乃庞安时之高弟。然现存《伤寒证治》的佚文中尚未见引用庞安常之论。只有陈鹄的《西塘集耆旧续闻》卷四中记载的一段话似乎可以辅证二人的关系："王仲弓《伤寒证治》论汤剂注云：古方三两当今一两，三升当今一升。"此论当本之庞安时说，庞安时的《伤寒总病论》卷一《太阳证》谓："古之三两，准今之一两。古之三升，今之一升。"叶梦得的《书伤寒治要后》又谓其"与前世娄昌言、常颖士、宋道方诸人游"。娄昌言为民间名医，尝被招诊御脉（曾布，《曾公遗录》卷七）。常颖士为国医，精于伤寒。宋道方亦以医名，迁医学录（翟汝文，《忠惠集》卷九），尝与朱肱辩难，肱怃然自失（张杲，《医说》卷九）。王实伤寒学术或亦得于与此三人之交游切磋。此外，从现存的佚文来看，其引录的医家包括杜壬、常器之、张翼、孙兆、高保义、钱乙、易老等，皆当时名医，可见王实伤寒思想博采诸家、集众之长。

王实之书后世流传不广，唯郭雍颇赞之，谓"后来者惟王仲弓监丞一书，颇有发明"（《伤寒补亡论自序》）。由上文征引的佚文来看，王实虽推重仲景之方，但对仲景方的理解尚显不足，比如大、小陷胸汤与大陷胸丸的区别并不仅仅在于峻与缓的差别，而是病因、病机、病位的不同。小陷胸汤主痰热互结于心下，大陷胸汤峻利故主结胸病位偏于中下部，大陷胸丸峻药缓攻，故主水热互结，病位偏上。倘不分病位，一味守成，仅用小陷胸汤，则必不能十全。

（二）《伤寒证治》辑佚

《伤寒证治》现存部分佚文于许叔微的《伤寒百证歌》《伤寒九十论》、郭雍的《伤寒补亡论》、李知先的《伤寒活人书括》、杨士瀛的《仁斋伤寒类书》、王好古的《医垒元戎》等书中，其中以《医垒元戎》保存佚文最多。《医垒元戎》引《伤寒证治》多系直接引用，故可直录其文。其他医书多以意转引，今一并辑录。辑佚依《医垒元戎》原文先后为序，每条各拟标目，倘有可与参证者，则附以按语。辑佚所用版本如下：王好古的《医垒元戎》用明嘉靖二十二年顾遂刻本。许叔微的《伤寒百证歌》用《中华再造善本》影印元刊本、《伤寒九十论》用《续修四库全书》影印清光绪董氏云瑞楼木活字本，杨士瀛的《仁斋伤寒类书》用《中华再造善本》影印宋刊本，郭雍的《伤寒补亡论》用清朝道光年间长洲心太平轩刊本，《活人书括》用金礼蒙编《医方类聚》本。

1. 不可汗、不可吐、不可下（《医垒元戎》卷一《王朝奉集仲景活人例》）

　　大法：春宜吐，夏宜发汗，秋宜下。凡用发汗及吐下汤药，皆中病便止，不必尽剂也。○少阴病，脉微不可发汗，亡阳故也，宜附子汤。○阳已虚，尺中脉弱涩，复不可下之，宜小柴胡汤。○动气在左，在右，在上，在下，并不可发汗，宜柴胡桂枝汤。○少阴病，脉细沉数，病在里，不可发汗，宜当归四逆汤。○少阳不可发汗，宜小柴胡汤。○咽中闭塞，咽喉干燥，亡血、衄家、淋家、疮家，不可发汗，已上六证并小柴胡汤。○下利清谷，不可发汗，宜理中汤、四逆之类。若四逆厥及虚家，皆不可吐，厥宜当归四逆汤，虚宜附子汤。○有热入可黄芪人参建中汤。○少阴病，隔上寒，干呕不可吐，宜小半夏加橘皮汤、温中丸。○咽中有动气不可下，咽中闭塞不可下，宜乌扇汤。○诸外实者不可下，诸四逆厥者不可下，虚家亦然，厥宜当归四逆汤，虚宜附子汤。○有热入，黄芪人参建中汤。本虚，攻其热必哕，小柴胡汤。○脉浮而紧，法当身痛，宜以汗解，假令尺中迟者，不可发汗，荣气不足，血少故也，宜小柴胡汤。○脉濡而紧，濡则卫气微，紧则荣中寒，阳微卫中风，发热而恶寒，荣紧卫气冷，微呕心内烦，此不可汗，宜小柴胡汤。○脉濡而弱，不可发汗，宜小柴胡汤。○脉浮而大，浮为气实，大为血虚，小便当赤而难，胞中当虚，今反小便利而大汗出，法应卫家微，可与小建中汤。今反更实，津液四射，荣竭血尽，干烦而不得眠，此不可下，宜与小柴胡汤。○脉浮大，应发汗，宜柴胡桂枝汤，而反下之，为大逆。○脉浮而紧者，不可下，宜桂枝麻黄各半汤，数不可下，宜柴胡桂枝汤。○下之必烦利不止，宜葛根黄芩黄连汤。○脉濡弱浮数不可下，宜小柴胡汤。○脉濡弱微涩，微则阳气不足，中风汗出而反躁烦，涩则无血，厥而且寒，不可下，宜桂枝甘草龙骨牡蛎汤。○结胸脉浮大，不可下，下之即死，宜小陷胸汤。○夫阳病多者热，下之则鞕，宜小柴胡汤。○太阳发汗不彻，转属阳明，微汗出，不恶寒，若太阳证不罢，不可下，下之为逆，宜桂枝麻黄汤。○太阳病有外证未解，不可下，下之为逆，宜桂枝麻黄汤。○病致于阳而反下之，热入，因作结胸。病发于阴而反下之，因作痞。○病脉浮而紧，而复下之，紧反入里，则作痞。○太阳与阳明合病，喘而胸满，不可下，宜麻黄杏子甘草石膏汤。○太阳与少阳合病，心下硬，颈项强而眩者，不可下，宜小柴胡汤。○四逆厥及虚家皆不可下，厥宜当归四逆汤，虚家宜附子汤。○病欲吐者不可下，宜小半夏加橘皮汤。○太阴腹痛，吐食，自利，腹痛，下之必胸下结硬。○厥阴病，阳气上冲心，心中热，既不欲食，食则吐蛔，下之利不止。○少阴病，饮食入口则吐，心中温温欲吐，复不能吐，始得之手足寒，脉弦迟者，此胸中寒实，不可下也，宜温中汤、生姜汁半夏汤。○无阳证强大便硬者，下之必清谷腹满，宜用蜜煎导等法。○伤寒五六日，不结胸，脉濡而虚，复厥者，不可下，此亡血也，宜当归四逆汤。误下即死，宜四逆加人参汤。○藏结无阳证，不往来寒热，其人反静，舌上胎滑者，不可攻也，宜用小柴胡汤，针关元穴。○伤寒呕多，虽有阳明证，不可攻之，宜小柴胡汤。○阳明病，身面色赤，攻之必发热，宜调胃承气汤。色黄者小便不利也，宜五苓散。○阳明病，心下硬满者，不可攻之，宜生姜泻心汤。○半夏泻心汤攻之利不止者，死，宜四逆汤。○不可汗吐一条三法，利害非轻，前人多列经后，大抵医之失，只在先药，药之错则变生。若汗下不差，则永无亡阳、生黄、畜血、结胸、痞气及下利洞泄、协热利、痉急、虚劳等证生矣，以其如此，故录大禁忌于前，使医者当疾之初不犯也。

又三忌：

时忌：春夏不宜桂枝，秋冬不宜麻黄。

药忌：已汗者不得再发，已利者不得再泄。

病忌：虚人不宜用凉，实人不宜用热，其所犯之剂，当从缓而轻。

按：诸本《医垒元戎》卷一《内伤论》最末有"王朝奉集仲景活人例"九字。窃谓此九字原非附于此，当另起一行，置于下一节《不可汗不可下不可吐》之前，而下一节正是"王朝奉集仲景活人例"的内容，也就是王实《证治论》的内容。理由如下：第一，王好古引书体例，言诸家用药体例者皆置于篇首，如卷四"王朝奉集注谵语例"、卷五"《活人》妊妇伤寒加减例"、卷六"仲景瓜蒂散例"、"仲景治百合例"、卷七"王朝奉治喘例"等。只有引用方剂时才间于药方后标明出处。第二，《不可汗不可下不可吐》一篇最末有王好古按语"海藏云"。按照是书体例，故知"海藏云"以前的内容皆为转引他书。第三，《内伤论》一篇皆为王好古一己之议论，并无出自《伤寒论》与《活人书》者，而《不可汗不可下不可吐》一篇则多是纂辑二书有关汗吐下的禁忌之法，与"王朝奉集仲景活人例"正相一致。第四，杨士瀛《仁斋伤寒类书》卷四引《证治论》："咽中闭塞，乌扇汤。"正在《不可汗不可下不可吐》一篇中。因此，《不可汗不可下不可吐》一篇当即"王朝奉集仲景活人例"，为《证治论》佚文无疑。

2. 桂枝白虎问答（《医垒元戎》卷一《太阳证·王朝奉桂枝白虎问答》）

春初秋末冬月，方用桂枝麻黄，五六月壮热，不用白虎，若误用桂枝麻黄汤，则内热发黄生瘢，必死。二月三月四月温病，宜阳旦汤。七月八月犹热，病壮热，尚宜白虎，自然汗解。或问，孙曰：杜、张皆言变，苦果见桂枝麻黄证，亦岂得不用，只用白虎也？孙曰：此说甚妙，但临时看证用之。老弱之人，不宜白虎。白虎治伤寒，亦治渴证。

按：李知先的《伤寒活人书括·药评·白虎汤》亦引《证治

论》此节，文字略有出入，其云："白虎汤性凉，惟夏至后可用。谓如地土，七八月犹热处，有壮热为病相度，尚可用白虎汤服，自然汗解。然白虎汤用石膏，故亦治伤寒，不专治暍也。或问孙兆曰：杜壬、张翼皆言夏月若果见麻黄桂枝证，亦岂得不用而用白虎也。兆曰：此说尤妙，但临时看证用之，假如虚弱人、老人，不可亦用白虎也，盖白虎性凉耳。若得之，下利腹痛者，可勿服，改服小柴胡也。白虎用石膏亦治伤寒，不必专治暍也。"

3. 刚柔二痓论（《医垒元戎》卷二《太阳证·王朝奉刚柔二痓三药》）

《金匮》栝蒌桂枝汤（有汗者弱也，属阴）

太阳证其证备，身体强，兀兀然脉沉迟为痓。

栝蒌根三两　桔梗去浮皮，三两　芍药三两　甘草炙，二两

每服五钱，水二小盏，姜七片，枣二枚，煎至一盏，去滓服，汗不出，食顷，啜热粥以发之。

桂枝加葛根栝蒌汤（治症如前）

桂枝　芍药各一两　甘草　葛根　栝蒌根各二钱半

右㕮咀，每服五钱，水二盏，姜五片，枣二枚，煎至一盏，去滓服。

《金匮》葛根汤（无汗者刚也，属阳）

太阳病无汗而小便少，反气上冲胸，口噤不得语，欲作刚痓。

葛根四两　麻黄三两，去节　桂枝二两，去浮皮　甘草炙，二两　生姜三两，切　芍药二两　大枣二十枚

右㕮咀，水一斗，先煮麻黄、葛根一二沸，去上沫，内诸药，煮取三升，去滓温服，取微汗。

按：《伤寒活人书括·一十六证伤寒歌·痓病》引《证治论》云："柔痓，桂枝栝楼汤、桂枝栝楼葛根汤。刚痓，麻黄葛根汤。"

4. 癍论（《医垒元戎》卷二《太阳证·王朝奉癍论》）

发癍者，下之太早，热气乘虚入胃故也。下之太迟，热留胃中，亦发癍。或服热药过多，亦发癍。微者赤癍出，五死一生；

剧者黑癍出，十死一生也。皆当用白虎人参汤，一名化癍汤，及
阿胶大青汤。孙兆云：兼与紫雪大妙。可下者用调胃承气汤。暑
月病，阳重，常宜体后见微癍，当急治之。

5. 阴阳毒论（《医垒元戎》卷二《太阳证·王朝奉议论并方》）

　　阴阳毒不可以常法治之。《金匮》云：阳毒之为病，面赤，
癍癍如绵纹，咽喉痛，唾脓血，五日可治，七日不可治。阴毒之
为病，面目青，身疼如被杖，咽喉痛，死生与阳毒同。升麻鳖甲
汤并主之。《千金》阳毒汤治伤寒一二日变成阳毒，或服药吐下
后变成阳毒，身重，腰脊背痛，烦闷不安，狂言，或走或见鬼，
或吐血，下利，其脉浮大，面赤，癍癍如锦纹，咽喉痛，吐脓血
者，五日可治，七日不可，治宜升麻汤。阴毒汤治伤寒初病一二
日变成阴毒，或服药六七日已上，至十日变成阴毒，身重背强，
腹中纹痛，咽喉不利，毒气攻心，心下坚强，短气不得息，呕逆，
唇青面黑，四肢厥冷，其脉沉细紧数。仲景云：此阴毒之身，如
被杖，五六日可治，七日不可治也，方一百七甘草汤。

　　又，阴旦汤治伤寒肢节疼痛内寒外热虚烦者。

　　阴阳毒升麻鳖甲汤

　　升麻、当归、甘草各三两　蜀椒去汗，一两　鳖甲煮、雄黄半两，研

　　右㕮咀，每服五钱，水二盏，煎至一盏，去滓温服。

　　《肘后》《千金》阳疸用升麻，无鳖甲，有桂，阴毒用甘草，
无雄黄。

　　阳毒升麻汤（此二药与《活人》特异，当有别议）

　　升麻半两　当归，蜀椒，雄黄，桂各一两

　　右每服五钱，水一盏半，煎至一盏，去滓温服。覆手足取汗，
得吐亦佳。

　　阴毒甘草汤

　　甘草、升麻各半两　当归、蜀椒、鳖甲一两

　　右每服五钱，水一盏半，煎至一盏，去滓服。不汗再服。

　　阳旦汤（二旦方皆出《活人》，大同小异）

　　桂枝汤加黄芩二两，余同本方加减法。自汗者去桂加附子一
枚；晹者去桂加栝蒌根三两；利者去芍药加干姜三两，附子一枚，

炮；心下悸者去芍药加茯苓四两；虚劳里急，正阳旦汤主之，若脉浮者，不可与之。

按：《医垒元戎》卷一亦载《活人》阳旦汤方，谓"王朝奉阴旦、阳旦汤与《活人》同"，与此略有不同，并录于下。

《活人》阳旦汤　治中风伤寒脉浮，发热往来，汗出，恶风，项强，鼻鸣，干呕。

桂枝三　芍药三　甘草二　黄芩二

右剉如麻豆大，每服五钱，水一盏半，枣一个，生姜三片，煎至一盏，取八分，清汁温服。

自汗者加附子，渴者加桂加栝蒌，主利者去芍药，名当归建中汤。若产后半月，每日三服，令人可壮。

阴旦汤

芍药、甘草各二两　干姜、黄芩各三两　桂四两

右每服五钱，水二盏半，煎至一盏，去滓服。

治伤寒肢节疼，内寒外热，虚烦者。

按：《医垒元戎》卷一亦载《活人》阴旦汤方，并录于下。

《活人》阴旦汤　治伤寒股节疼痛，内寒外热，虚烦。

桂心三　芍药三　甘草一　大枣十五枚　干姜一　黄芩二，此一味酌量加减

右剉如麻豆，大每服五钱，水一盏半，煎至八分，去滓温服，日三夜二。

甘草汤治咽喉痛，阴阳毒未效。

甘草一味，五钱，水一盏煎，去滓服。

6. 谵语论（《医垒元戎》卷四《阳明证·王朝奉集注讝语例》）

谵语无次也，凡胃实有燥屎，则谵语，故经曰：实则谵语，虚则郑声。郑声者，重语也。非轻重之重。谵语有数种，有胃实谵语可下证也。有合病者谵语。三阳合病，腹满身重，口不任，面垢，谵语，遗尿，白虎汤证。有少阳汗谵语，少阳不可发汗，只宜小柴胡汤。有火劫谵语，以火劫发汗，热气入胃故也，救逆汤。有汗多亡阳谵语，不可下也，宜柴胡桂枝汤和其荣卫，以通津液自愈。有下后谵语，伤寒八九日，下之胸满烦惊，小便不利，

谵语，身重，不可转侧者，柴胡加龙骨牡蛎汤。有热入血室谵语，阳明病下血，谵语者，热入血室，但头汗出，刺期门。又妇人中风，经水适来谵语，为热入血室，小柴胡汤，刺期门穴。有肝乘脾谵语，伤寒腹满，谵语，寸口脉浮而紧，此肝乘脾，也名曰横，刺期门穴。有昼则明了，夜来谵语，此热入血室，无犯胃气，及上二焦不治自愈。"

7. 结胸（《伤寒补亡论》卷十三）

杜壬云：伤寒在表误下者宜急频与理中汤丸，更加人参，多得解，不作结胸。若大腹转损，发厥者，愚与四逆汤便安。若胃中虽和而病不退候，再有里证，再下之。

治结胸当用小陷胸汤甚佳，大陷胸汤太峻，如不得已则用大陷胸汤丸。脉浮者，不得用大陷胸丸，宜用小陷胸枳实理中丸。结胸用黄连巴豆灸法得解。心下痞硬，宜旋覆代赭汤，若外尚未解，胸满胁痛者，宜小柴胡汤。

8. 藏结（《医垒元戎》卷五《少阳证·舌胎滑例王奉朝证治论藏结附》）

藏结如结胸状，饮食如故，时时下利，脉浮，关脉小，沉细，名曰藏结。舌上胎滑者难治，可刺关元穴。藏结无阳证，不往来寒热。（一云寒而不热，其人反静，舌上胎滑者难治也，可刺关元穴。）服小柴胡汤佳，阳明病脉浮而紧，咽燥口苦，腹满而喘，发热汗出，不恶寒，反恶热，身重，若下则胃中虚，客热熏膈，心中懊憹，舌上胎滑者，服小柴胡汤，胃气和，汗出而解。

9. 心下痞

生姜泻心、半夏泻心二汤和平，宜常用之。（《伤寒补亡论》卷十三）

（下利，心下痞硬，干噫食臭，腹鸣，甘草泻心汤、生姜泻心汤。）《证治论》用桂枝人参汤（《伤寒类书》卷五）。

10. 喘论（《医垒元戎》卷七《太阴证·王朝奉治喘例》）

夫喘者，麻黄汤表证也，小青龙汤挟水证也。然麻黄汤主喘也，太阳证下之喘者，表证未解，桂枝加厚朴杏仁汤。喘家用桂枝汤加厚朴杏仁亦佳。发汗下后不可更行桂枝。若汗出而喘，无大热者，可用麻黄杏仁甘草石膏汤。太阳桂枝证，医反下之，痢不止，脉促者，表未解，喘而出汗者，葛根黄芩黄连汤。

按：王好古《汤液本草》卷下又引其论喘方谓："王朝奉治伤寒气上喘冲逆者，麻黄汤内加杏仁、陈皮，若气不喘，冲逆者，减杏仁、陈皮，知其能泻肺也。"

11. 呕论（《医垒元戎》卷八《太阴证·王朝奉呕论》）

呕者，《病源》云：热在脾胃也，胃家虚冷亦呕也。哕者，胃家虚冷也。又，病人本虚，伏热在胃，则胃满，故冷气逆故哕。伤寒证桂枝证、小柴胡证，合病葛根加半夏证、黄芩加半夏证、小青龙证、四逆证、真武证、栀子等汤证，皆有呕，各自主治。然小柴胡汤专主呕也。呕而发热者，小柴胡也。呕而胸满者，吴茱萸汤；干呕吐涎沫者，吴茱萸汤。《金匮》诸呕吐谷不得下者，小半夏汤去茯苓；胸中似喘不喘，似呕不呕，似哕不哕，彻心愦然无奈者，生姜汁半夏汤；哕逆陈皮竹茹汤；干呕而利者，黄芩加半夏生姜汤；呕哕手足逆冷者，小陈皮汤；呕哕胸满虚烦不安，大橘皮汤。

12. 悸论（《医垒元戎》卷九《少阴证·王朝奉悸论》）

悸者，动也。《病源》内有虚热则渴而饮水，水气乘心，振寒而心悸也。伤寒二三日，心中悸而烦，小建中汤。发汗，脐下悸，欲作奔豚。发汗过多，心下悸，欲得按者，桂枝甘草汤。发汗止，仍发热，心下悸，身𥆧动，真武汤。伤寒脉结代，心悸动，炙甘草汤。少阳不可发汗，发汗则谵语，此属胃，胃不和顺而悸，小柴胡汤。伤寒厥而心下悸，宜先治水，茯苓甘草汤，却治其厥，不尔，上渍入胃，必作利矣。中风往来寒热，或心下悸，小柴胡汤。钱昏：肾病见夏，水胜火，肾胜心也，当治肾。轻者病退，重者当悸动者，小搐也。易老云：肾水乘心者悸，仲景不治木火，调其水也。

13. 阴阳证论（《医垒元戎》卷九《少阴证·王朝奉论阴阳证》）

夫病发热而恶寒者，发于阳也；不发热而恶寒者，发于阴也。发于阳者，可攻其外；发于阴者，可温其内。发表以桂枝，温里以四逆汤。张仲景论少阳通脉四逆证，面色赤；又少阴下利，脉沉迟，而色小赤，此二证似阳，然皆下利清谷为异也。凡少阴证无汗，类麻黄汤，麻黄汤证脉阴阳俱紧，少阴脉微细为异也。又汗出为阳微，故仲景云：阴不得有汗，脉阴阳俱紧而反汗出为亡阳，属少阴也。仲景论伤寒脉浮，自汗出，小便数，脚挛急，反与桂枝攻表误也。常器之云：便合用桂枝加附子汤治之，若误服桂枝汤，即便有发厥、吐逆、谵语等证治，其本论太阳上篇中。孙兆云：阳证即头痛，身热，脉洪数也。阴证则头痛而身不热，脉沉细迟缓。凡阴病宜与四逆理中辈，皆自愈。若夏月得阴证，亦虑四逆大热，宜与理中最佳也。又云：大抵发热恶寒者是表证，属太阳也，只恶寒，是阴证也。然阴证即有发热者，盖是表热里寒，其脉必沉迟，或手足微厥，或下利清谷，更以别证验之可知也。又云：本是阴病，医与热药过多，却见热证者，亦斟酌以凉药解之。又云：阴证形静无发狂者，惟饵温药过多，胸中热实，或大便硬，有发狂者，亦宜用承气汤辈下之，不可轻用。本是阳病热证，医误吐下过多，遂或阴证者，却与理中四逆辈温之。《病源》云：伤寒病过经而不愈，脉反沉迟，手足厥逆者，此为下部脉不至，阴阳隔绝，邪客于足少阴之经，毒气上熏，故咽喉不利，或痛而生疮。

14. 厥论（《医垒元戎》卷十一《厥阴证·王朝奉厥阴例》）

夫厥者，手足厥逆也。有阴厥，有阳厥，误投药则死，可不审乎？脉滑而厥者，表有寒，里有热，白虎汤。常器之云：应下者宜用柴胡加芒硝汤，此阳厥也。张翼云：冷厥者，四肢逆冷，脉沈微而不数，足多挛，卧恶寒，或引衣自覆也。其伏热在内而厥者，脉虽沉伏，按之至骨而来数也，其人或引饮，或扬手掷足，烦躁不得眠，或发狂，或大小便不利，所见皆热证也，宜随证下之。假令大便难，谵语发狂，宜承气汤下之，小便不利，发黄，宜茵陈蒿汤下之。若善忘，大便下黑物，是兼有瘀血，以桃仁承气汤下。若发斑，宜白虎汤紫雪之类。若两脉俱不见者，亦止以外证辨冷热也，后须参以脉为准。常器之云：凡厥当求得病之因，若初得病，便四肢逆冷，脉沉细而不数，或身上粟起，下利清谷，或清便自调，谓大小便如常者，为寒厥也。若初得病，便身热头痛外别有阳证，至二三日乃至四五日发厥，故须至三二日后也更以余证参之。孙兆云：阳病深热而厥，毕竟脉紧，外证须狂语，揭衣被也，阴厥，按之脉沉迟，而形静也。若证不明，未辨阴阳者，且与四顺丸试之。是阳厥便见热证，若阴厥便见寒证，可渐进理中四逆也。四顺丸即理中丸加甘草一倍是也。高保义云：寒厥则证多静而了了，脉虽伏若实，按之迟而弱也。热厥则证多昏塞，脉虽伏若实，按之须挟数而有力也。

15. 伤寒两感（《伤寒补亡论》卷十三）

本论言两感俱作，治有先后，发表攻里，本自不同。近时张翊云：论有伤寒，医下之，利不止，身疼痛者，急当救里。后身疼痛，清便自调者，急当救表。今可依仿而治。既云治有先后，则宜先救里，内才温则可医，然救表亦不可缓也。

又，《伤寒活人书括·伤寒两感歌》云："《证治论》并《活人书》解仲景治有先后之说，皆云治有先后，宜先救里，内才温，则可医矣，然救表亦不可缓也。"

16. 杂论及治方

①伤寒五症（《伤寒补亡论》卷十三）。

凡似伤寒症有五：一曰痉，二曰湿，三曰暍，四曰霍乱，五曰虚烦。

②衄家不可汗（《伤寒补亡论》卷十三）。

　　久衄之家，既已亡血，故不可汗。今缘失发其汗致衄，当分其津液乃愈。

　　③口疮赤烂(《伤寒活人书括·伤寒问答四十六证歌·咽喉》)。

　　口疮赤烂，蜜渍黄柏咽汗，又升麻六物汤。

　　按：《仁斋伤寒类书》卷四："《证治论》：口疮赤烂，用蜜浸黄柏一宿，取汁含咽。热甚，升麻六物汤。咽中闭塞，乌扇汤。"

　　④吐血(《伤寒活人书括·伤寒问答四十六证歌·吐血》)。

　　(吐血)三黄泻心汤，又柏皮汤，又地血散。

　　按：《伤寒类书》卷五作："《证治论》用地血散、柏皮汤、三黄泻心汤。"

　　⑤气结(《医垒元戎》卷四《阳明证·王朝奉集注谶语例》)。

　　(王朝奉举常器之云：有大小便不通气结一条。)有大便不通，连服三承气汤及诸下汤不通者，多是气结，必死矣。可针阴会穴，在两阴之间，此数有救得者因此，亦有承气内兼巴豆下而通者，不可不知加郁李仁佳。蜜导、姜锐二法在后，气结者《食疗》云：酒服郁李仁四十九粒，更泻，尤良。

　　⑥引杜壬语(《医垒元戎》卷五《少阳证》)。

　　王朝奉举杜壬云：凡春夏宜发汗，秋冬不宜汗。秋冬伤寒只用小柴胡，顿服自愈，无汗亦愈。若未便伤寒疑是风气痰壅等，皆治之，若浑身痛，小柴胡加桂尤妙也。

　　⑦风温湿温(《仁斋伤寒类书》卷三)。

　　(脉浮，身重，汗出，汉防己汤。误汗，用防己黄芪汤救之。)《证治论》用小柴胡汤、未醒者，柴胡桂枝汤，取微汗。

　　⑧温毒(《仁斋伤寒类书》卷三)。

　　(治法通用玄参升麻汤、黑膏亦主之，或用败毒散加紫草。咳闷而呕清汁者，葛根橘皮汤。)《证治论》黄连橘皮汤。

　　⑨劳复(《仁斋伤寒类书》卷四)。

　　《证治论》愈后余热用柴胡桂枝汤。

　　⑩小便尿血(《仁斋伤寒类书》卷五)。

　　小便尿血，《证治论》用延胡索散。

　　⑪麦门冬汤(《医垒元戎》卷三《阳明证》)。

　　王朝奉录《千金方》，此方本意出竹叶石膏汤例，以此知仲景群方之祖也。治劳复能起死人气欲绝者，煮之有效，用麦门冬汤。

麦门冬汤

麦门冬一两　甘草炙二两　粳米半合

右麦门冬，去心为细末，水二盏煎，粳米令熟，去米，约得汤一小盏半，入药五钱，枣二枚，去核，新竹叶十五片，同煎至一盏，去滓，大温服。不能服者，绵滴口中。后人治小儿不能灌去者，宜用之绵滴法。此方不用石膏，以其三焦无大热也。兼自欲死之人，阳气将绝也，故不用石膏，若加人参，尤妙。

⑫增损理中丸（《医垒元戎》卷四《阳明证·结胸例》）。

王朝奉云：大小陷胸汤丸不效，宜增损理中丸。

干姜炮，半两　人参、括蒌、甘草、牡蛎各三两　枳实炒，二十四个　黄芩去皮，枯一两　白术二两

右细末，炼蜜丸弹子大，白汤半盏煎服，不歇复与之，不过五六服，胸中豁然矣。用药神速，未尝见也。本方渴加瓜蒌根，不渴者除之；汗者加牡蛎，不汗者勿用。

⑬小柴胡汤证治。

淋家、衄家、疮家以至四动脉不可发汗者，王实皆用小柴胡汤。（《伤寒百证歌·第二十三证伤寒歌》）

按：《仁斋伤寒类书》卷四云："咽干喉塞，亡血，淋家，衄家，疮家，动气，并不可汗，《证法论》皆用小柴胡汤。"

（少阳病脉弦细，头能，发热，误汗之，必谵语，转属胃，胃和则愈。胃不和则烦悸而大便硬，属调胃承气汤。然调胃承气汤太峻。）《证治论》只用小柴胡汤。（《仁斋伤寒类书》卷六）

⑭桂枝麻黄各半汤证治（《伤寒百证歌·第二十五证伤寒见风脉中风见寒脉歌》）。

仲景云：脉微弱，汗出恶风者，不可服之，服之厥逆，筋惕肉瞤，此为逆也。故王实止用桂枝麻黄各半汤。

⑮柴胡桂枝汤证治（《伤寒活人书括·一十六证伤寒歌·风温》）。

风温用小柴胡汤，未能了了者，可柴胡桂枝汤取小汗，然不可大汗也。

按：《伤寒活人书括·伤寒问答四十六证歌·不可表》又谓："动气不可汗，仍不可下，《证治论》用柴胡桂枝汤。"《仁斋伤

寒类书》卷四云："腹中左右上下动气，筑触，并不可汗下，《证治论》用柴胡桂枝汤。"

七、杨介的《四时伤寒总病论》

（一）《四时伤寒总病论》简述

《四时伤寒总病论》，《宋史·艺文志》著录六卷，题杨介存撰。冈西为人《宋以前医籍考》谓："存字疑衍。杨介，崇宁中编《存真图》。"可从。

杨介，生卒年不详，号吉老，泗州人，北宋末年人，以医术闻四方（王明清，《挥麈余话》卷二）。尝为太医生（何薳，《春渚纪闻》卷四），为徽宗诊脾疾（张杲，《医说》卷五）。著有《存真图》。"崇宁间，泗州刑贼于市，郡守李夷行遣医并画工往，亲决膜，摘膏肓，曲折图之，尽得纤悉。介校以古书，无少异者，比欧希范《五脏图》过之远矣。实有益医家也。"（衢本，《郡斋读书志》卷十五）与当时士人多有交往，如黄庭坚（《杨子建通神论序》）、张耒（《张右史文集》卷十三《秋日喜杨介吉老寄药》）、贺铸（《庆湖遗老诗集》卷四《游盱眙南山示杨介》）、吕本中（《东莱先生诗集》卷六《泗上赠杨吉老二首》）、吴则礼（《北湖集》卷一《赠泗州杨吉老》《比以补陁刻寄少冯有诗复盦之并示杨吉老释介然》）、周紫芝（《太仓稊米集》卷二十九《次韵杨吉老秋怀古风》）等。

《四时伤寒总病论》今佚。黄庭坚的《杨子建通神论序》谓："余有方外之友曰杨介，尝为余言《本草》《素问》之意，且曰五运六气视其岁而为药石，虽仲景犹病之也。至于《本草》，则仲景深矣。"故知杨介精于《素问》《本草》及仲景《伤寒论》。其书名于"伤寒"前冠以"四时"二字正表明杨介以五运六气疗伤寒，"视其岁而为药石"。洪迈的《夷坚支志》己卷八记其医案云：

　　杨立之自广府通判归楚州，喉间生痈，既肿溃，而脓血流注，晓夕不止，寝食俱废，医者为之束手。适杨吉老来赴郡守招，立之两子走往邀之。至，熟视良久，曰：不须看脉，已得之矣。此疾甚异，须先啖生姜片一斤，乃可投药。否则无法治也。语毕即去。子有难色，曰：喉中溃脓痛楚，岂宜食姜？立之曰：吉老医术通神，其言必不妄，试以一二片啖我，如不能进，则屏去无害，遂食之。初时殊为甘香，稍复加益。至半斤许，痛处已宽。满一斤，始觉味辛辣，脓血顿尽，粥饵入口无滞碍。明日，招吉老谢而问之。对曰：君官南方，必多食鹧鸪。此禽好啖半夏，久而毒发，故以画制之。今病源已清，无用服他药也。

杨介仅以一味生姜治半夏所发之毒，黄山谷谓杨氏精于本草，由此可窥见一斑。又如，《本草纲目》卷五引王璆《百一选方》云："王定国病风头痛，至都梁求明医杨介治之，连进三丸，实时病失。恳求其方，则用香白芷一味，洗晒为末蜜炼丸弹子大，每嚼一丸，以茶清或荆芥汤化下，遂命名都梁丸。"此亦见其用善用单味药。杨介在当时与士人交游甚密，应颇有影响，然其书皆不传。唯许叔微的《普济本事方》引杨介地黄圆、羚羊角汤、乌头汤、治气虚头疼二方、白芷圆共六首，谓效用神良。兹辑录如下。《普济本事方》用日本宫内厅书陵部藏南宋本影印本，收入《海外回归中医古籍善本集粹》第19册（中医古籍出版社，2005年版）。

（二）《四时伤寒总病论》辑佚

同官歙丞张德操，常言其内子昔患筋挛，脚不能屈伸者逾年，动则令人持抱，求医于泗水杨吉老。吉老云：此筋病也，宜服下三方，服一年而愈。

1. 治筋极养血地黄圆，春夏服之

熟干地黄十分　顽荆一分　山茱萸五分　黑狗脊炙、地肤子、白术、干漆、蛴螬干之，炒　天雄、车前子各三分　萆薢、山芋、泽泻、牛膝各一两

右细末，炼蜜和杵如梧子大，每服五十元，温酒下，空心夜卧服。

2. 治筋痹肢节束痛羚羊角汤，秋服之

羚羊角、皮桂、附子、独活各一两三钱半　白芍药、防风炙、川

芎各一两

右为粗末，每服三大钱，水一盏半，生姜三片同煎至八分，取清汁服，日可二三服。

3. 治寒冷湿痹留于筋脉挛缩不得转侧乌头汤，冬服之

大乌头、细辛、川椒、甘草、秦艽、附子、官桂、白芍药各七分 干姜、白茯苓、防风炙、当归各一两

右为粗末，每服三钱，水一盏半，枣二枚同煎至八分，去滓，空心食前服。（以上《普济本事方》卷一）

4. 治气虚头痛方

大附子一枚，剜去心，全蝎二个，入在内以取者，附子，同钟乳一分，面少许，水和裹炮熟，都碾为末，以焦黄为度，葱茶调下一钱或半钱。

5. 又方

大川芎二个，锉作四片 大附子一个，和皮生为末

右以水和附子末如面剂，裹芎作四处，如附子末少，入面少许，裹毕，以针穿数孔子，用真脑麝熏有穴处，内香再捻合穴子，如未觉内有香，即再熏一炷，细罗灰，用铫子内热灰炮熟末之。每服半钱，葱茶调下，不拘时候。

上泗水杨吉老二方，神良。

6. 治气虚头晕白芷圆

白芷、石斛、干姜各一两半 细辛、五味子、厚朴、肉桂、防风、茯苓、甘草、陈皮各一两 白术一两一分

右为细末，炼蜜圆如梧子大，每服三十元，清米饮下，不肌不饱服。

乡人致远，年八十有三，有此疾，得此方，数服即愈，渠云杨吉老传。（以上《普济本事方》卷二）

贺铸的《庆湖遗老诗集》卷四《游盱眙南山示杨介》小序谓："介善方药，著书甚多。"杨介除《四时伤寒总病论》，尚有《伤寒论脉诀》一书。《世善堂藏书目录》卷下著录一卷。《明一统志》卷七《凤阳府》："杨介，盱眙人，善医，著《伤寒论脉诀》行于世。"是书今已佚。杨介精于脉学，亦教徒有方，王明清《挥麈余话》卷二："杨介吉老者，泗州人，以医术闻四方。有儒生李氏，子弃业愿娶其女，以授其学，执子婿礼甚恭。吉老尽以精微告之。一日，有灵璧县富家妇有疾，遣人邀李生以往。李初视脉云：肠胃间有所苦邪。妇曰：肠中痛不可忍，而大便从小便中出，医者皆以谓无此证，不可治，故欲屈君子。李曰：试为筹之，若姑服我之药，三日当有瘳，不然非某所知也。下小元子数十粒，煎黄耆汤下之，富家依其言，下脓血数升而愈。富家大喜，赠钱五十万，置酒以问之。曰：始切脉时，觉芤脉现于肠部，王叔和《脉诀》云：寸芤积血在胸中，关内逢芤肠里痈。此痈生肠内，所以致然。所服者乃云母膏为丸耳。"儒生李氏或得杨介之传。张仲景《伤寒论》中有《平脉》《辨脉》二篇，或谓王叔和所作，杨介所著《伤寒论脉诀》之体例疑仿《脉诀》而括辑《伤寒论》脉法为口诀。

八、罗适的《伤寒救俗方》

《直斋书录解题》卷十三著录《伤寒救俗方》一卷，谓："宁海罗适正之，尉桐城。民俗惑巫，不信药。罗以药施人，多愈。遂以方书召医参校刻石，以救迷俗。绍兴中，有王世臣彦辅者序之以传。"《宋史·艺文志》作王世臣撰，盖误以序者为作者。罗适（1029—1101），字正之，"治平二年（1065）进士，学于四明楼钥。为吏健敏，颇为苏子瞻、刘贡父诸公所知，台士有闻于世，自适始"（《直斋书录解题》卷十七《赤城集》）。《宋元学案》卷一谓："少从乡先进朱绛学，后与徐中行、陈贻范友善，得闻胡安定之教，遂以私淑称弟子。第治平进士。尉桐城，移泗水，改著作郎，知济阳县，徙江都。政化大行，民知其长者，不忍欺。每郊行，召耆老问以疾苦及所愿，为罢行之。迁推官。两浙苏秀水灾，朝议赈恤，以先生为提点刑狱。后移京西北路。尝有与苏文忠公论水利，凡兴复者五十有五。既去，民思之，置生祠祀焉。"

是书今佚，唯宋王衮《博济方》卷一顺气散一方，小注谓："见罗适《伤寒救俗方》。"逐录其方如下，《博济方》用文渊阁《四库全书》本。

治伤寒脾胃气不和，汗前汗后，呕逆，腹胀，虚气攻刺，心肋疼痛，及治咳嗽。

厚朴去粗皮，姜汁浸，炒黄；茴香炒，陈皮浸，去瓤焙，枳壳汤浸，去瓤麸，炒黄；川芎炒，桔梗，苍术米泔浸一宿，炒；白芷炒，甘草炙，麻黄去节，杏仁去皮尖，炒

右各等分为末，杏仁别研一处和匀。每服二钱，葱白三寸，姜二片，枣二枚同煎，至七分热，服此药。调理伤寒汗后气虚，甚有奇效。凡病人若手足逆冷，呕恶，有阴毒伤寒之证，急并三五服，自然回阳顺气汗出。如服了，觉身热，汗久未行，却并服金沸散表之。年老伤寒，不问阴阳二毒，并先服顺气散三两，服后方服金沸散，表汗又少。壮者若是阳毒，并先表汗后用此药调气，若被风雨逼湿，并宜服之。

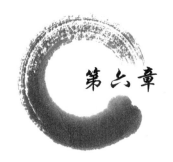

第六章　宋代伤寒著述存目

一、贾祐的《伤寒纂要》

周守忠的《历代名医蒙求》卷上引《名医录》云："江夏贾祐，世之名医也。庆历中，撰《伤寒纂要》三卷行世，又撰《人神论》一卷，《脉须知》三卷，乃前贤未著之妙者矣。"

二、丁德用的《伤寒慈济集》

《通志·艺文略》著录《伤寒慈济集》三卷。《宋史·艺文志》作《医伤寒慈济集》三卷，丁德用撰。丁德用，嘉祐间济阳人，有《难经补注》。

三、钱乙的《伤寒指迷论》

《东宝医鉴》"内景篇"卷一《历代医方》著录《伤寒指迷论》，宋钱乙撰。钱乙（1032—1113），字仲阳，山东郓州人，儿科专家，著录《小儿药证直诀》。

四、上官均的《伤寒要论方》

《通志·艺文略》著录上官均集《伤寒要论方》一卷。上官均（1038—1115），字彦衡，邵武人。熙宁三年（1070）进士，授大理评事，任北京留守推官、国子直讲。元丰间授监察御史里行。为窦莘明冤，谪知光泽县。

哲宗即位，擢开封府推官。元祐初，复为监察御史。绍圣初，召拜左正言。以忤章惇迁工部员外郎。寻提点京东、淮东刑狱，历梓州淮南转运副使、知越州。徽宗立，入为秘书少监，迁起居郎，拜中书舍人、同修国史兼《哲宗实录》修撰，迁给事中。崇宁初，与元祐党籍，夺职，主管崇禧观。政和中，复集贤院修撰、提举洞霄宫。久之，复龙图阁待制，致仕。著有《曲礼讲义》二卷、《奏议》十卷、《广陵文集》五十卷。事具《宋史》卷三百五十五本传。

五、杨介的《伤寒论脉诀》

陈第的《世善堂藏书目录》卷下著录《伤寒论脉诀》一卷，杨介撰。杨介，徽宗时人，著有《存真图》《四时伤寒总病论》。

六、许叔微的《治法八十一篇》

《直斋书录解题》卷十三谓："（许叔微）又有《治法八十一篇》。"张金吾的《爱日精庐藏书志》卷二十二著录旧抄本《伤寒九十问》一卷，谓："陈振孙曰：叔微有《伤寒治法》八十一篇，未知即此书否。"

七、许叔微的《仲景脉法三十六图》

《直斋书录解题》卷十三谓："（许叔微又有）《仲景脉法三十六图》。"许叔微以伤寒脉与杂病脉不同，故别撰此书，以明伤寒脉法。许叔微的《伤寒发微论》卷下以弦动阴阳二脉为例详论二者不同，其中谈及自撰之书，引如下文："仲景云：脉大浮数动滑，此名阳也。脉沉涩弱弦微，此名阴也。《脉诀》以动脉为阴，以弦脉为阳，何也？此是开卷第一行疑处，而世人不知讲。予谓《脉诀》所言分七表八里而单言之也，此之所论，兼众脉而合言之也。大抵杂病各见一脉，唯伤寒必兼众脉而见，何以言之？仲景之意若曰：浮大者阳也，兼之以动数滑之类，安得不为阳？沉细者阴也，兼之以涩弦数之类，安得不为阴？故仲景论动脉则曰：阳动则汗出，阴动则发热。数脉见于关上，上下无头尾，如豆大，厥厥动摇，名曰动也。又结胸证云：脉浮而动，浮则为风，动则为痛，故兼数与浮而言。动脉则阳脉阳病也宜矣。仲景论弦脉则曰：弦者状如弓弦，按之不移，弦则为减。又曰：支饮急弦。又少阴证云：手足寒，脉弦迟。故此兼迟而言，弦则为阴脉阴病也宜矣。故仲景伤寒脉不可与杂病脉同日而语。今阳证往往浮大而厥厥动摇，其沉细而弦者，必阴证也，何疑之有哉。不特此也，至如曰高、曰章、曰网、曰慄、曰卑、曰损，有纵有横，有逆有顺，趺阳太豁之类极多，予尝撰《仲景三十六种脉法图》。故知治伤寒，当以仲景脉法为本。"

八、许叔微的《翼伤寒论》

《直斋书录解题》卷十三谓："（许叔微又有）《翼伤寒论》二卷。"钱曾的《读书敏求记》卷三谓："《翼伤寒论》二卷，疑即《发微论》。"冈西为人的《宋以前医籍考》小注谓："按《读书敏求记考证》、《铁琴铜剑楼藏书目》、《仪顾堂题跋》，皆以《翼伤寒论》为《发微论》，详见于《百证歌》'考证'及'序跋'下。然俱逞臆测而言之而已，非有确证也。"

九、许叔微的《活人指南》

《活人指南》，许叔微撰。楼钥的《增释南阳活人书序》谓："许学士知可近世推尊其术，《本事方》之外为《活人指南》一书，谓伤寒惟《活人书》最要、最备、最易晓、最合于古典，余平日所酷爱。"（楼钥，《攻媿集》卷五十三）

一〇、王实的《伤寒治要》

《伤寒治要》，王实撰。是书为王实《伤寒证治》之简编本。叶梦得的《建康集》卷三《书〈伤寒治要〉后》谓："又恐流俗不可遍晓，复取其简直明白，人读而可知者刊为《治要》。"自谓："苟能原疾之所从来，而验之以候，按我书而用之，虽不问医，十可得八九。"

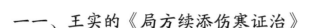

一一、王实的《局方续添伤寒证治》

《宋史·艺文志》著录《局方续添伤寒证治》一卷，王实撰。

一二、卢昶的《伤寒片玉集》

《伤寒片玉集》三卷，卢昶撰。元好问的《遗山先生文集》卷第二十四《卢太医墓志铭》："卢尚药讳昶，世家霸州文安，今为大名人。以方伎有名河朔。政和二年，补太医奉御，被旨校正《和剂局方》，则补治法，累迁尚药局使。自幼传家学，课诵勤读，老不知倦。岐黄雷扁而下，其书数百家，其说累数百万言，闳衍浩博，纤悉碎杂，无不通究，而于孙氏《千金》尤致力焉，故其诊治之验，颇能似之。春秋虽高，神观精明，望之知为有道之士。年寿八十有七，自剋死期，留颂坐睡。著《医镜》五十篇，《伤寒片玉集》三卷。今其书故在。"

是书不见诸家记载，以其言鄙理疏故也，《医方类聚》卷三十引陈自明的《管见大全良方》谓："卢氏集数篇名《伤寒片玉》，语词鄙俚，言不尽意，要之不可为法，是以识者不观览。"

一三、李椿的《伤寒治法撮要》

《伤寒治法撮要》，李椿撰，李椿字与几，姑孰人。宣和辛丑（1121）进士，以易学知名。著有《伤寒要旨》等。程迥的《医经正本本》谓："椿又作《伤寒治法撮要》，发明《活人书》，去其繁芜，撮其精要。"

一四、李浩的《伤寒钤法》

焦竑《国史经籍志》著录《伤寒钤法》十卷，李浩撰。《万卷学书目》同。又见《（同治）临川县志》卷五十《艺文·书目》。李浩（1116—1176），字德远，一字直夫，号橘园，其先建昌人，迁临川。登绍兴十二年（1142）进士第。为饶州司户参军，迁金州教授，太常寺簿。孝宗朝历知静江府，吏部侍郎，除秘阁修撰，帅夔州。事具《宋史》卷三百八十八、《宋元学案》卷五十八。

一五、王炎的《王炎伤寒论》

王炎（1138—1218），字晦叔，婺源人。乾道五年（1169）进士，调明州司法参军，初官鄂州崇阳簿，潭州教授，后除太学博士，迁秘书郎著作佐郎，兼实录院检讨。官至著作郎兼考功郎，吴兴郡王府教授，又兼侍左郎官，又兼礼部员外郎，除军器少监，主管武夷山冲佑观。历知饶州、湖州，官至中奉大夫。《新安文献志》卷七十《王炎传》谓："著有《读易笔记》、《尚书传》、《礼记论语孝经老子解》《春秋衍义》……《伤寒论》，总曰《双溪类稿》。"

一六、程迥的《活人书辨》

《活人书辨》，程迥撰。程迥，号沙随。朱熹谓："沙随有《活人书辨》，当求之。"（《晦庵先生朱文公文集》卷七十一《偶读漫记》）

一七、陈孔硕的《伤寒泻痢要方》

《直斋书录解题》卷十三著录《伤寒泻痢要方》一卷，直龙图阁长乐陈孔硕肤仲撰。《世善堂藏书目录》卷下同。陈孔硕，字肤仲，号北山，官侯人，衡子。从张栻、吕祖谦游，后偕其兄孔夙师事朱熹于武夷。淳熙二年进士（1175），历处州教授，邵武、瑞金知县，淮东、广西提举常平，终秘阁修撰（《（弘治）八闽通志》卷六十二）。有《大学中庸解》及《直斋书录解题》卷十八著录《北山集略》十卷。其《重刻脉经序》谓："硕少时母多病，课医率不效。因自誓学为方，求古今医书而穷其原。……嘉定己巳岁（1209），京城疫，朝旨命孔硕董诸医，治方药，以拯民病。"《宋会要辑稿》食货六八之一〇五记载："嘉定二年四月八日，八日，监行在登闻检院陈孔硕等言：'承降指挥，置局修合汤药，给散病民。其间请药之人，类皆细民，一染疫气，即便废业，例皆乏食。其间亦有得药病愈之后，因出求趁，再以劳复病患，委是可悯。已具申朝廷，蒙给降会子二

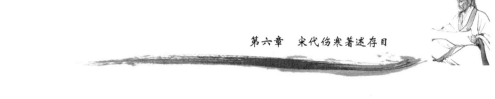

千贯、米一千石，除已措置支散外，所存不多，又有增添患民，必是支散不敷。乞照元申尽数给散钱、米，下局接续支散。'诏令封桩库更支降会子三千贯，丰储仓取拨米二千石，接续支散，毋得漏落泛滥。"其《序》中所谓董医治药者，当指此事，《伤寒泻痢要方》或撰于此时。

一八、平尧卿的《伤寒证类要略》

《直斋书录解题》卷十三著录《伤寒证类要略》二卷，汴人平尧卿撰，谓："专为伤寒而作，皆仲景之旧也，亦别未有发明。"《宋史·艺文志》同。

一九、平尧卿的《玉鉴新书》

《直斋书录解题》卷十三著录《玉鉴新书》二卷，汴人平尧卿撰。《宋史·艺文志》作一卷。

二○、何滋的《伤寒辨疑》

钱曾的《读书敏求记》卷三著录何滋《伤寒辨疑》一卷，谓："滋于乾道年间为何安大夫，诊御脉，并应奉皇太子宫。撮略仲景书，凡病证之疑似，阴阳之差殊，共三十种，悉为辨之。使人释然无疑焉。"《也是园藏书目》卷五同，《述古堂藏书目》卷四著录作："淳熙许补之《伤寒辨疑》一卷，抄。"盖误记。

淳熙三年（1176），许补之的《伤寒奥论》序记其撰著之义曰："昨留京，闻保安何大夫博采群书，于杂病罔不奏效，诚为当今医国手，然伤寒一出由切。今春会于临川道旅，扣其诊治之法。渠云，不患病之难治，但患不识其证耳。乃撮群书，撰《伤寒辨疑》以授予。其心盖欲使世之医者，释然无疑耳。"（《医籍考》引自陆彦功《伤寒类证便览》）

何滋，南宋孝宗时人，精于医术，屡次破格除授。乾道元年（1165）十一月二十二日，"中书门下省奏：'准降下圣旨，翰林医证、诊御脉、赐绯何滋医药有劳，特与赐紫服色。取到医官局状，检准《元丰令》，诸医官将恩例等改换服色者，候本色服及五年以上，方许改换。本局契勘，

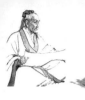

何滋自绍兴三十一年十月内服绯，至今未及五年，有碍前项条令。'诏特依今来指挥。"（《宋会要辑稿》职官三六之一一八）乾道三年（1167）六月九日，"臣僚上言：'伏见今年二月二十四日指挥，医官何滋为应奉汤药有劳，特与转行一官，仍不隔磨勘。臣已命词行下讫，今月七日又降旨，何滋特转一官，其请给、官序并依禄格支破。至今才及百日，未审合与不合又令改转。伏望圣慈详酌，如以滋应奉中宫果为宣力，特与荐行恩典，则乞再赐睿旨，臣敢不奉诏？如只是向来医事，已经转官，委是月日未久，诚恐难以便颁再命，亦乞特从寝罢。'特与转行"（《宋会要辑稿》职官三六之一一九至一二〇）。又，孝宗乾道七年（1171）十月十四日，"诏额外成安郎、诊御脉何滋特授额内成和郎"（《宋会要辑稿》职官三六之一〇五）。

二一、何滋的《伤寒奥论》

《伤寒奥论》，何滋撰。许补之的《伤寒奥论序》谓："（何滋）授予以仲景家藏《伤寒奥论》……是书诚足以发伤寒之秘奥……医者苟得是书而留意之，则治病之际有所主而不惑，受病之人有所恃而不恐。俾天下之人同跻寿域，仲景之心，视孙思邈、华佗，不啻过矣。予不敢秘，敬锓诸梓，以广其传。"（《医籍考》引自陆彦功《伤寒类证便览》）是书今佚。

二二、卢祖常的《拟进活人参同余议》

《续易简方论后集》卷三载卢祖常说谓："遇尝究朱肱之误，著于《拟进活人参同余议》之中矣。"丹波元胤的《医籍考》《续易简方论》条下有按语谓："卢祖常，永嘉人，别号砥镜老人。书中称'愚少婴异疾，因有所遇，癖于论医，吾乡良医陈无择先生每一会面，必相加议'。据此，祖常为绍兴已后人。"

《拟进活人参同余议》一书已佚，《续易简方论后集》卷三有卢祖常辩孙志宁《伤寒简要七说》及《又辩五说》，从中略可管窥卢祖常的伤寒学术。以上两文又见《医方类聚》卷三十四，题"卢氏祖常辩孙氏伤寒简要七说""卢氏又辩孙氏伤寒简要五说"。卢祖常推尊仲景之说，辩难皆引

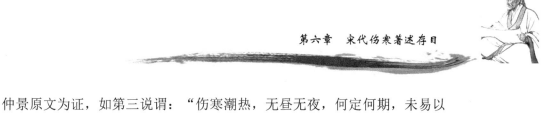

仲景原文为证，如第三说谓："伤寒潮热，无昼无夜，何定何期，未易以潮候拘之。若按仲景本法，全文云：阳明病谵语发潮热云云。"卢祖常读孙志宁之书，未能理解孙志宁之意便妄下断语，孙志宁蒙冤不浅，如第二说辨蒸蒸发热，孙祖常原意不过但区别各种发热之不同，非欲细辨证治。卢祖常引仲景原文，谓蒸蒸发热原有二证，"孙氏不作两证分载，使其分晓，若时人见志宁主说如此，才见蒸蒸发热，不识其欲作战后，便从其说，遽例以承气汤下之，立见其祸"。卢祖常所补固然有益辨证，但似过于苛责。

　　卢祖常对于半表半里的理解与孙志宁不同，这也是他对孙志宁诸说批评的主要内容。他认为，"即是太阳经病不解，传入少阳经为病，胁下硬满，干呕不能食，往来寒热一定之证，其小柴胡汤，乃治少阳经病一定之药，其证因太阳寒水传入少阳相火，水火气争，故作寒热往来，即非半在表，半在里"。他以五运六气的理论理解仲景的半表半里，故对孙志宁论半表半里之说一概否定，第四、第五、第六说皆是如此。比如第五说，孙志宁谓："邪居表多，则多寒；邪居里多，则多热。"孙志宁之意，本谓邪气半在表半在里的情况下，若偏表则多寒，若偏里则多热。卢祖常引申之谓："思之多寒则必有少热在其中，多热则必有少寒在其中。今按仲景一书，只有热多寒少之条，别无寒多热少之证。朱肱百篇，亦只有热多寒少之问，绝无寒多热少之目。"由"多寒""多热"妄增"少热""少寒"，已非孙志宁原意，又引仲景桂枝麻黄各半汤与桂枝二越婢一汤的"热多寒少"来批驳祖孙志宁，更不知边际所在。

　　卢祖常批驳朱肱之说，引朱肱见宋道方事云："朱肱《活人书》成政和初，尝尘乙览授医学博士，付国子监刊行，肱之可谓荣遇，道过豫章，闻名医宋道方，因携就见。宋留肱款话，坐中指驳数十条，皆有考据，肱惘然自失，即日解舟去。前之二说，既隐且简，乃在宋指驳之数，由是此书监不刊行。"以名医宋道方驳朱肱事为己说张目，其志可见。除了卢祖常对朱肱的批评，书中又多对孙志宁厉语相加，如"孙氏每发一言，便涉谬妄""孙氏往往不闻肱书之不尽善，但采其易简之言而愚世耳"云云，以偏概全，殊乖忠厚之风，远背涵谅之旨，以此推之，卢祖常的《拟进活人参同余议》大抵如是批驳之作。

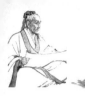

二三、李辰拱的《伤寒集成方法》

《伤寒集成方法》，李辰拱撰。《胎产救急方序》云："延年李辰拱，壮岁游三山，获从仁斋杨先生游，气味相投，因以《伤寒总括》见授，且语之曰：治杂病有方，治伤寒有法，一既通，其余可触类而长矣。来归旧隐，乃取先生治人括例，演而伸之，编为《伤寒集成方法》，研精覃思，三十余年，方克成编。"

二四、吴敏修的《伤寒辨疑论》

《伤寒辨疑论》，吴敏修撰。元许衡的《鲁斋遗书》卷八《吴氏伤寒辨疑论序》："先朝国医吴敏修著《伤寒辨疑论》，实得仲景伤寒之要。先生犹子璋乱后独有其书，顷尝幸得而详读之，概见先生医学所造之妙。尝谓医方有仲景，犹儒书有六经也。必有见于，此然后可与议医。然其文古其义隐，学者读之茫乎不可涯涘。今是书辨析疑似，类括药证，至发先贤之未发，悟后人之未悟，虽以愚之不敏，一读且有开益，彼专门业医者得是说而推之，则所谓茫乎不可涯涘者，当了然矣。目曰辨疑，夫岂徒云已。"吴敏修，第进士（刘子翚，《屏山集》卷九《处士刘公墓表》），尝为朝臣诊病（周必大，《文忠集》卷一百二十四《第三乞外劄子》）。

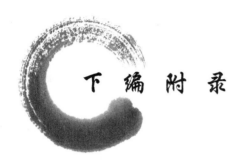

下 编 附 录

一、张果的《张果先生伤寒论》

《崇文总目》著录《张果先生伤寒论》一卷，《通志·艺文略》同，《宋史·艺文志》作《张果伤寒论》。

二、田谊卿的《伤寒手鉴》

《崇文总目》著录《伤寒手鉴》二卷，田谊卿撰。《通志·艺文略》同，《宋史·艺文志》作三卷。田谊卿今不可考。《新唐书·艺文志》著录段元亮《病源手镜》一卷，《崇文总目》作《病源手鉴》一卷，《宋史·艺文志》作《病源手鉴》二卷。改镜作鉴，盖避太祖祖嫌名也，故是书原题为"伤寒手镜"。所谓"手镜"，辽释行均《龙龛手镜序》谓："犹手持于鉴镜，形容斯鉴，妍丑是分。"古人著述有以此为名者，取简明撮要且便于检阅之义。譬如，《旧五代史》卷十有刘�《地理手镜》十卷，《元史·艺文志》著录《丹溪手镜》二卷。

三、《伤寒证辨集》

《崇文总目》著录《伤寒证辨集》一卷，不题撰人。《通志·艺文略》《宋史·艺文志》同。

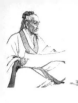

四、陈昌允的《百中伤寒论》

《崇文总目》著录《百中伤寒论》三卷，陈昌允撰。《通志·艺文略》同。《通志·校雠略》云："有应释者，有不应释者，《崇文总目》必欲一一为之释，间有见名知义者，亦强为之释，如郑景岫作《南中四时摄生论》其名自可见，何用释哉？如陈昌允作《百中伤寒论》其名亦可见，何必曰百中者取其必愈乎？"

五、《伤寒论后集》

《通志·艺文略》著录《伤寒论后集》六卷，不题撰人。

六、石昌琏的《石昌琏证辨伤寒论》

《通志·艺文略》著录《石昌琏证辨伤寒论》一卷。

七、《伤寒集论方》

《通志·艺文略》著录《伤寒集论方》十卷，不题撰人。

八、《孙王二公伤寒论方》

《通志·艺文略》著录《孙王二公伤寒论方》二卷，孙王二公已不可考。

九、朱旦的《朱旦伤寒论》

《通志·艺文略》著录《朱旦伤寒论》，一卷。《宋史·艺文志》作《朱旦伤寒论方》，一卷。

一○、陈昌祚的《明时政要伤寒论》

《通志·艺文略》著录《明时政要伤寒论》，三卷。《宋史·艺文志》

题陈昌祚撰。

一一、郑氏的《郑氏伤寒方》

《通志·艺文略》著录《郑氏伤寒方》一卷。

一二、曾谊的《曾谊伤寒论》

《通志·艺文略》著录《曾谊伤寒论》一卷。

一三、刘君翰的《伤寒式例》

《通志·艺文略》著录《伤寒式例》一卷，刘君翰撰。

一四、《伤寒证法》

《遂初堂书目》著录《伤寒证法》，不著卷数作者。冈西为人的《宋以前医籍考》注谓："右《伤寒证法》，或疑《伤寒证治》之讹软，其书王实所著。"

一五、《伤寒论翼》

《遂初堂书目》著录《伤寒论翼》，不著卷数作者。冈西为人的《宋以前医籍考》注谓："右《伤寒论翼》，或疑《翼伤寒论》之讹软。"《翼伤寒论》，许叔微撰（《直斋书录解题》卷十三）。

一六、《伤寒遗法》

《遂初堂书目》著录《伤寒遗法》，不著卷数作者。

一七、李涉的《李涉伤寒方论》

《宋史·艺文志》著录《李涉伤寒方论》二十卷。

一八、李大参家的《伤寒指南论》

《宋史·艺文志》著录《伤寒指南论》一卷，李大参家撰。

一九、《伤寒要法》

《宋史·艺文志》著录《伤寒要法》一卷，不著作者。

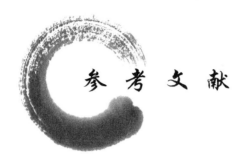

参考文献

安春平. 2004. 文本开放时代的医学嬗变——宋代医学与社会研究. 哈尔滨：黑龙江中医药大学博士学位论文.

北京中医学院. 1964. 中医各家学说讲义. 上海：上海科学技术出版社.

北京中医学院各家学说教研组. 1961. 中医各家学说及医案选讲义. 北京：人民卫生出版社.

晁补之. 鸡肋集. 四部丛刊本.

晁公武. 1990. 郡斋读书志校证. 孙猛校证. 上海：上海古籍出版社.

陈邦贤. 1937. 中国医学史. 北京：商务印书馆.

陈邦瞻. 1997. 宋史纪事本末. 北京：中华书局.

陈昊. 2010. 对宋代医学变化与整合的省思——评介郭志松《中国医学在宋代的演进（960—1200年）》. 国际汉学研究通讯，（1）：353－362.

陈言. 1957. 三因极一病证方论. 北京：人民卫生出版社.

陈元朋. 1997. 两宋的"尚医士人"与"儒医"——兼论其在金元的流变. 台北：台湾大学出版社.

陈造. 江湖长翁集. 明万历四十六年李之藻刻本.

陈振孙. 1987. 直斋书录解题. 上海：上海古籍出版社.

成无己. 2004. 注解伤寒论. 北京：人民卫生出版社.

成无己. 2009. 伤寒明理论. 北京：学苑出版社.

程颢，程颐. 二程遗书. 文渊阁四库全书本.

程迥. 医经正本书. 十万卷楼丛书本.

程俱. 2000. 张富祥校证. 麟台故事校证. 北京：中华书局.

程磐基. 2014. 韩祇和佚文佚书探讨. 上海中医药杂志，（9）：27-30.

程颐. 1981. 二程集. 北京：中华书局.

大明会典. 明万历内府刻本.

丹波元胤. 2007. 医籍考. 北京：学苑出版社.

丁光迪. 1991. 诸病源候论校注. 北京：人民卫生出版社.

窦迎春. 2002. 《伤寒论》方剂的文献研究. 济南：山东中医药大学博士学位论文.

杜勇. 2003. 王朝奉方论考略. 中医文献杂志，（3）：16-17.

杜正胜. 2006. 从眉寿到长生——医疗文化与中国古代生命观. 台北：三民书局.

范邦甸. 天一阁书目. 清嘉庆文选楼刻本.

范行准. 1985. 中国医学史略. 北京：中医古籍出版社.

范家伟. 2010. 宋代医学发展的外缘因素——评郭志松《中医药的演变：宋代（960—1200 年）》. 中国科技史杂志，（3）：328-336.

方勺. 1983. 泊宅编. 北京：中华书局.

福州市人民医院. 1984. 脉经校释. 北京：人民卫生出版社.

冈西为人. 2010. 宋以前医籍考. 北京：学苑出版社.

高桥芳郎. 2015. 宋至清身份法研究. 上海：上海古籍出版社.

郭蔼春. 1984. 中国分省医籍考. 天津：天津科学技术出版社.

郭蔼春. 1992. 黄帝内经素问校注. 北京：人民卫生出版社.

郭霭春. 1992. 黄帝内经灵枢校注语释. 天津：天津科学技术出版社.

郭立暄. 2015. 中国古籍原刻翻刻与初印后印研究. 上海：中西书局.

郭秀梅，等. 2003. 良相良医方寸间——高若讷医事述要与《伤寒类要》. 医古文医识，（1）：34-38.

郭雍. 1994. 伤寒补亡论. 北京：人民卫生出版社.

韩毅. 2014. 政府治理与医学发展：宋代医事诏令研究. 北京：中国科学技术出版社.

韩祗和. 伤寒微旨论. 文渊阁四库全书本.

湖北中医学院，等. 1987. 《伤寒总病论》释评. 武汉：湖北科学技术出版社.

华春勇. 2006. 宋代太医局医学教育诸问题初探. 兰州：西北大学硕士学位论文.

黄龙祥. 2001. 中国针灸学术史大纲. 北京：华夏出版社.

黄庭坚. 山谷老人刀笔. 元刻本.

黄以周. 2004. 续资治通鉴长编拾补. 北京：中华书局.

黄虞稷. 2001. 千顷堂书目. 上海：上海古籍出版社.

黄作阵. 2009. 《伤寒明理论》的训诂特点及成就. 北京中医药大学学报，（8）：530-536.

嘉兴府图记. 明嘉靖刻本.

贾得道. 1979. 中国医学史略. 太原：山西人民出版社.

江少虞. 1981. 宋朝事实类苑. 上海：上海古籍出版社.

金礼蒙，等. 1982. 医方类聚. 北京：人民卫生出版社.

孔健民. 1988. 中国医学史纲. 北京：人民卫生出版社.

李柽. 伤寒要旨. 中华再造善本.

李成文，等. 2005. 北宋政府中医政策对中医学发展的影响. 北京中医药大学学报，（6）：26-28.

李更. 2006. 宋代馆阁校勘研究. 南京：凤凰出版社.

李建民. 2005. 台湾学者中国史研究论丛——生命与医疗. 北京：中国大百科全书出版社.

李建民. 2007. 发现古脉——中国古典医学与数术身体观. 北京：社会科学出版社.

李建民. 2008. 生命史学——从医疗看中国历史. 上海：复旦大学出版社.

李经纬. 1989. 北宋皇帝与医学. 中国科技史料, （3）：3-20.

李经纬, 林昭庚. 2000. 中国医学通史·古代卷. 北京：人民卫生出版社.

李经纬, 张志斌. 2006. 中医学思想史. 长沙：湖南教育出版社.

李景荣. 1998. 备急千金要方校释. 北京：人民卫生出版社.

李駉. 1997. 黄帝八十一难经纂图句解. 北京：人民卫生出版社.

李林. 1997. 北宋官刻雕板医书浅谈. 中华医史杂志, （3）：148-152.

李茂如. 1994. 历代史志书目著录医籍汇考. 北京：人民卫生出版社.

李茂如. 2009. 医籍叙录集. 北京：中医古籍出版社.

李瑞良. 2000. 中国古代图书流通史. 上海：上海人民出版社.

李焘. 2004. 续资治通鉴长编. 北京：中华书局.

李玉清, 等. 1999. 《注解伤寒论》引书简考. 中医文献杂志, （1）：3-5.

李玉清, 等. 2001. 《伤寒明理论》的学术贡献及其对后世的影响. 山东中医药大学学报,
　　（2）：133-134.

李玉清. 1997. 成无己生平及《注解伤寒论》撰注年代考. 中华医史杂志, （4）：249-251.

李玉清. 1998. 《伤寒补亡论》引《伤寒论》文所据祖本之探讨. 中医文献杂志, （2）：1-3.

李致忠. 1990. 历代刻书考述. 成都：巴蜀书社.

李致忠. 2013. 元刊许叔微伤寒百证歌与伤寒发微论. 收藏家, （3）：41-46.

厉鹗. 宋诗纪事. 文渊阁四库全书本.

梁峻. 1995. 中国古代医政史略. 呼和浩特：内蒙古人民出版社.

梁峻. 1999. 北宋"翰林医官院"的创设及其评价. 中医教育, （5）：46-47.

梁峻. 1999. 略论宋代的医药文献工作. 北京中医药大学学报, （1）：26-27.

廖育群. 2006. 医者意也：认识中医. 南宁：广西师范大学出版社.

廖育群. 2010. 中国传统医药. 北京：五洲传播出版社.

廖育群, 等. 1998. 中国科学技术史·医学卷. 北京：科学出版社.

凌耀星. 1991. 难经校注. 北京：人民卫生出版社.

刘伯骥. 1974. 中国医学史. 台北：华冈出版部.

刘渡舟. 1991. 伤寒论校注. 北京：人民卫生出版社.

刘昉. 幼幼新书. 明万历陈履端刻本.

刘斧. 1983. 青琐高议. 上海：上海古籍出版社.

刘时觉. 2005. 宋元明清医籍年表. 北京：人民卫生出版社.

刘完素. 素问玄机原病式. 古今医统正脉全书本.

楼钥. 攻媿集. 武英殿聚珍版丛书本.

楼英. 1996. 医学纲目. 北京：中国中医药出版社

陆心源. 仪顾堂题跋. 续修四库全书本.

罗树宝. 1993. 中国古代印刷史. 北京：印刷工业出版社.

罗愿. 鄂州小集. 明洪武二年罗宣刻本.

马伯英. 1994. 中国医学文化史. 上海：上海人民出版社.

马义祖整理. 1962. 宋大诏令集. 北京：中华书局.

毛德华. 1991. 庞安时弟子考正. 江苏中医, （1）：43-45.

欧阳守道. 巽斋文集. 文渊阁四库全书本.

欧阳修. 欧阳文忠公集. 四部丛刊本.

潘天祯. 2002. 潘天祯文集. 上海：上海科学技术文献出版社.

庞安时. 1987. 伤寒总病论. 北京：人民卫生出版社.

庞安时，朱肱. 2006. 庞安时、朱肱医学全书. 北京：中国中医药出版社.

钱超尘. 1993. 伤寒论文献通考. 北京：学苑出版社.

钱超尘. 2009. 伤寒要旨药方考注. 北京：学苑出版社.

钱穆. 2010. 学龠. 北京：九州出版社.

钱闻礼. 1983. 伤寒百问歌. 北京：人民卫生出版社.

清通典卷五十. 文渊阁四库全书本.

任应秋. 1980. 中医各家学说. 上海：上海科学技术出版社.

任应秋. 1984. 中医各家学说. 上海：上海科学技术出版社.

汝企和. 2006. 北宋官府对医书的校理. 北京师范大学学报，（2）：141-145.

邵伯温. 1983. 邵氏闻见录. 北京：中华书局.

单庆修，徐硕. 嘉禾志. 文渊阁四库全书本.

申玮红. 2006. 朱肱"经络图"源流考. 北京：中国中医科学院博士学位论文.

沈括. 1957. 胡道静校注. 新校正梦溪笔谈. 北京：中华书局.

沈括，苏轼. 2009. 苏沈内翰良方. 北京：中医古籍出版社.

沈括，苏轼. 苏沈良方. 文渊阁四库全书本.

盛亦如，等. 2005. 中医教育思想史. 北京：中国中医药出版社.

司马光. 温国文正公文集. 四部丛刊本.

宋祁. 景文集. 武英殿聚珍版丛书本.

苏轼. 1985. 东坡志林. 北京：中华书局.

苏轼. 1992. 苏轼文集. 北京：中华书局.

苏辙. 1982. 龙川略志. 北京：中华书局.

苏辙. 1990. 栾城集. 北京：中华书局.

唐庚. 眉山唐先生文集. 四部丛刊本.

唐慎微. 1993. 证类本草. 北京：华夏出版社.

图娅，等. 1992. 探寻思想轨迹：中医学史的文化学研究. 北京：人民大学出版社.

脱脱. 1977. 宋史. 北京：中华书局.

万晓刚. 2001. 伤寒学术发展史略. 广州：广州中医药大学博士学位论文.

汪瓘. 名医类案. 文渊阁四库全书本.

王安石. 临川先生文集. 四部丛刊本.

王安中. 初寮集. 清乾隆翰林院钞本.

王好古. 医垒元戎. 文渊阁四库全书本.

王肯堂. 证治准绳. 文渊阁四库全书本.

王瑞祥. 2009. 中国古医籍书目提要. 北京：中医古籍出版社.

王焘. 1993. 外台秘要方. 北京：华夏出版社.

王兴臣，等. 1991. 论郭雍的伤寒学术思想. 山东中医学院学报，（5）：7-10.

王振国. 2006. 中国古代医学教育与考试制度研究. 济南：齐鲁书社.

魏隐儒. 1988. 中国古籍印刷史. 北京：印刷工业出版社.

魏之琇. 续名医类案. 文渊阁四库全书本.

文彦博. 文潞公文集. 明嘉靖五年刻本.

吴澄. 吴文正集. 文渊阁四库全书本.

萧源. 1986. 永乐大典医药集. 北京：人民卫生出版社.

谢观. 2004. 中国医学源流论. 福州：福建科学技术出版社.

宿白. 1999. 唐宋时期的雕版印刷. 北京：文物出版社.

徐松. 1957. 宋会要辑稿. 北京：中华书局.

许翰. 襄陵集. 文渊阁四库全书本.

许叔微. 1993. 许叔微伤寒论著三种. 北京：人民卫生出版社.

许叔微. 2006. 许叔微医学全书. 北京：中国中医药出版社.

许维遹. 1980. 韩诗外传集释. 北京：中华书局.

许逸民，常振国. 1987. 中国历代书目丛刊·第一辑. 北京：现代出版社.

薛清录. 2007. 中国中医古籍总目. 上海：上海辞书出版社.

严世芸. 1990. 中国医籍通考. 上海：上海中医学院出版社.

严世芸. 1993. 宋代医家学术思想研究. 上海：上海中医学院出版社.

杨士瀛. 2006. 杨士瀛医学全书. 北京：中国中医药出版社.

杨士瀛. 伤寒活人书括. 中华再造善本.

叶德辉. 1957. 书林清话. 北京：中华书局.

叶发正. 1995. 伤寒学术史. 武汉：华中师范大学出版社.

叶梦得. 1984. 石林燕语. 北京：中华书局.

叶梦得. 2006. 避暑录话. 郑州：大象出版社.

叶梦得. 建康集. 石林遗书本.

俞震. 1959. 古今医案按. 上海：上海科学技术出版社.

曾布. 2003. 曾公遗录. 郑州：大象出版社.

曾巩. 隆平集. 文渊阁四库全书本.

曾敏行. 1986. 独醒杂志. 上海：上海古籍出版社.

张灿玾. 1996. 针灸甲乙经校注. 北京：人民卫生出版社.

张方平. 乐全集. 文渊阁四库全书本.

张耒. 1993. 张耒集. 北京：中华书局.

张耒. 明道杂志. 丛书集成初编本.

张秀民. 1988. 张秀民印刷史论文集. 北京：印刷工业出版社.

张秀民. 1989. 中国印刷史. 上海：上海人民出版社.

章太炎. 1994. 章太炎全集. 上海：上海人民出版社.

张哲嘉. 2000. 官方医学分科与医学发展：以北宋疾病分类与伤寒研究为线索. "疾病的历史"会议研讨会论文. 台北："中央"研究院历史语言研究所：176-198.

赵佶. 圣济经. 十万卷楼丛书本.

赵璞珊. 1983. 中国古代医学. 北京：中华书局.

赵彦卫. 1996. 云麓漫抄. 北京：中华书局.

甄志亚. 1991. 中国医学史. 北京：人民卫生出版社.

郑樵. 1995. 通志二十略. 北京：中华书局.

职官分纪. 文渊阁四库全书本.

周鸿艳. 2007. 中国古代医学教育简史. 哈尔滨：黑龙江中医药大学博士学位论文.

周守忠. 历代名医蒙求. 天禄琳琅丛书本.

周益新. 2003. 宋代儒医高若讷对中医学的贡献. 山西中医，（5）：50-52.

朱肱. 1993. 活人书. 北京：人民卫生出版社.

朱熹. 1983. 四书章句集注. 北京：中华书局.

朱熹. 晦庵先生朱文公文集. 四部丛刊本.

朱熹. 孟子或问. 文渊阁四库全书本.

Goldschmidt, A. (郭志松). 2009. *The Evolution of Chinese Medicine：Song Dynasty*, New York：Routledge：960-1200.

Hinrichs, T. J. (艾媞捷). 2003. *The Medical Transforming of Governance and Southern Customs in Song Dynasty China (960～1279C. E).* (Unpublished doctoral. dissertation). History and East Asian Languages, Harvard University, Cambridge.

后　记

　　本书是在博士论文的基础上增改而成。博士论文是我以文献为基础探索中医理论的一个尝试。了解古人如何一步一步地推进认识、理解世界是我们解决当下问题的有益参照，也是我撰写论文的初衷。论文中所讨论的问题是我思考中医的起点。临床经验与理论建构是中医学术发展的两翼，其中仍有许多饶有兴趣的问题吸引我继续探索。

　　从事古籍保护与研究工作四年来，与古籍的亲密接触使我在版本上有了一些新的认识，这在本书的增改中有所体现。但由于时间与精力所限，尚有一些医书未及寓目，引以为憾。古人著述付梓，多累岁穷年，倾毕生之功，今困于稻粱，匆付剞劂，惶恐不已。但是，自另一角度视之，论文本身也是存在的一种见证，记录了彼时的所思所感。如是作想，便稍稍宽释。

　　感谢导师高路明先生四年来在学业上的不倦指导，生活上的悉心关怀。感谢董洪利、汪圣铎、骈宇骞、李洪晓、胡晓峰、杨忠、曹亦冰、廖可斌、吴鸥、王岚、李更诸位老师，为我的论文写作提出了宝贵意见。感谢陈云豪、徐奉先、马昕、董岑仕诸位同学在论文写作与答辩的各个环节所给予的帮助。感谢编辑王洪秀、王紫微女史的审裁照应，辛勤付出。感谢山东师范大学青年教师（人文社科）著作出版基金的资助。

　　为学需盈科而后进，今心多旁骛，力亦不逮，惟戒之勉之，方不负所望。

二〇一六年孟冬

于济南东仓